食品安全のための微量化学物質分析ガイド

佐々木正興

元 キッコーマン(株) 研究開発本部
農学博士

幸書房

まえがき

　食品の安全・安心への関心が特に高い昨今であるが，これは何も今に始まった問題ではなく，人類誕生以来の課題であろう．多くの犠牲と苦い経験を経て有毒な動植物を見分け，腐敗したものは体調を崩すので食べない等，安全を確保する知識を獲得し，医薬品や医療技術の進歩にも支えられ，次第に安全で豊かな食生活を安定して営めるようになった．しかし，人類は未だに食品に由来するリスクを完全に回避することができず，O-157，サルモネラ，ノロウイルス等の病原菌，増加する食物アレルギー等に苦しめられているし，人間の活動がもたらす物質による原材料の汚染，食品の加工や調理工程で生成する物質，さらには意図的に毒物が混入されるなど，食品における新たなリスクも生まれている．最近の分析技術と機器の発達は目覚しく，精度，感度がさらに向上し，将来，さらに新たなリスク要因が見いだされるかもしれない．しかし，これまでもそうであったように，分析技術と機器はリスク要因の解明および問題を解決するための強力な武器であり，その力を存分に発揮して来たし，これからも益々重要性が増すことであろう．

　本書は，過去に食品の安全・安心を脅かした，あるいは可能性のあった微量物質のいくつかを例にとり，危害要因の内容と当時の最新の分析技術と機器を駆使して解決していった足跡を記し，今後起こり得るリスクを回避するための参考になればという想いで執筆した．

　第Ⅰ編では，「食品分析のストラテジー」と題して，先ず「食品危害化学物質分析の重要性と研究者・技術者に求められる資質」，「食品分析に必要な情報の収集法」および「分析機器の最近の動向」などについて記載した．次に，微量物質を最新の装置を使って分析するためのサンプルを調製する際に必須となる，分析実験の基本である「ろ過」，「溶剤抽出」，「乾燥」および「濃縮」などの操作法を記述した．

　本来ならば，次に，最新の機器分析装置およびその利用法について記述すべきであるが，分析技術と機器の進歩は日進月歩であり，すぐれた成書も数多く出版されているので，本書では「化学分析と機器分析の差異」および「機器分析法の分類」について触れた後，食品危害物質の分析にとくに頻繁に使用され，物質の分離，同定にきわめて有用なクロマトグラフィーについて，その歴史と分類についての記述にのみ留めた．

第Ⅱ編では過去に話題になった食品危害因子について，リスクの内容および解決に至った分析法を具体例を挙げて説明した．

　食品危害因子には，①化学的因子 ②生物的因子 ③物理的因子および ④意図的因子とがあるが，本書では化学的因子と意図的因子のみを取り扱う．数多くの化学的因子のうち，マイコトキシン，アレルギー物質，残留農薬，アクリルアミド，クロロプロパノール類，トランス脂肪酸，カルバミン酸エチル，適正な量を使用することにより食品の製造，保存等に重要な働きをする食品添加物等および商品のクレームに関して大きな問題を占める異物・異臭について記載した．意図的因子ではメラミンを取上げた．

　掲載した化合物についてより詳細な情報を得たい場合を想定し，分子式，分子量および [CAS　No.] をなるべく記載するように心がけ，必要に応じて沸点，融点および化学構造式を図示した．

　巻末には，業務に役立つと思われる表を掲げたので，適宜利用して頂きたい．

　拙著が業務の遂行に少しでもお役に立てれば望外の喜びである．

　最後になりましたが，執筆の切っ掛けをつくって頂きました遠山技術士事務所所長の遠山茂雄様，執筆へのご理解と拙い原稿の刊行に対しまして多大のご尽力を賜りました㈱幸書房 夏野雅博社長，編集，校正に終始ご支援を頂きました編集部の方々，長年にわたり大変お世話になりましたキッコーマン㈱の皆様に心から感謝申し上げます．

　　2016（平成28）年8月

佐々木　正興

目　　次

第Ⅰ編　食品分析のストラテジー

序　論　分析・安全のエビデンス ………………………………………… 2

  0.1　食品危害化学物質分析の重要性と研究者・技術者に求められる資質 ……… 2
    0.1.1　食品危害化学物質分析の意義と重要性………………………………… 2
    0.1.2　対象物質は多種多様，しかも微量で分析は困難を伴う……………… 2
    0.1.3　食品危害化学物質を分析する技術者および研究者の資質と心構え……… 5
  0.2　食品分析に必要な情報の収集法 ……………………………………… 6
    0.2.1　用語等の検索法………………………………………………………… 6
    0.2.2　毒性，スペクトルデータおよび文献抄録などの情報の集め方……… 6
  0.3　食品の安全に関わる代表的な用語と国際機関等の一覧 …………… 8
    0.3.1　食品の安全に関わる代表的な用語…………………………………… 9
    0.3.2　国際機関等の一覧………………………………………………………13
    0.3.3　分析機器の最近の動向…………………………………………………16
  0.4　分析機器の攻略法と分析機器の購入に当たっての留意点 …………17
    0.4.1　分析機器の攻略法………………………………………………………17
    0.4.2　分析機器の購入に当たっての留意点…………………………………18

第1章　ろ過（限外ろ過，透析を含む）……………………………………21

  1.1　ろ過（filtration）…………………………………………………………21
    1.1.1　自然ろ過，普通ろ過（filtration under ordinary pressure）…………21
    1.1.2　減圧ろ過（filtration under reduced pressure）
           または吸引ろ過（filtration by suction）………………………………24
    1.1.3　加圧ろ過（pressure filtration）…………………………………………28
    1.1.4　遠心ろ過（centrifugal filtration）………………………………………31
  1.2　透析（dialysis）……………………………………………………………31
    1.2.1　拡散透析（diffusion-dialysis）…………………………………………31

1.2.2　電気透析（electro-dialysis）……………………………………………33

第2章　溶剤抽出法（分別抽出法，向流分配法，固相抽出法を含む）………34

2.1　溶剤抽出法（solvent extraction method）……………………………………34
　　2.1.1　振盪抽出法（shaking extraction method）　…………………………34
　　2.1.2　液-液抽出カートリッジ（liquid-liquid extraction cartriji）……………36
　　2.1.3　ソックスレー抽出器（Soxhlet's extractor）法　………………………37
　　2.1.4　ホモゲナイズ（homogenization）法…………………………………38
　　2.1.5　高速溶媒抽出（accelerated solvent extraction：ASE）法 …………39
　　2.1.6　マイクロ波抽出（microwave extraction）法　…………………………39
　　2.1.7　超臨界流体抽出（supercritical fluid extraction；SFE）法……………39
2.2　画分（fraction）による分離手法 ……………………………………………40
　　2.2.1　分別抽出（fractional extraction）法 …………………………………40
　　2.2.2　ステップワイズ溶出（stepwise elution）法……………………………41
　　2.2.3　向流分配（countercurrent distribution）法 ……………………………41
2.3　固相抽出（solid phase extraction：SPE）法 ………………………………45
　　2.3.1　固相抽出法とは……………………………………………………………45
　　2.3.2　固相（sorbent）の原材料 ………………………………………………46
　　2.3.3　固相の種類と試料保持のメカニズム………………………………………46
　　2.3.4　操作手順と使用溶媒………………………………………………………48
　　2.3.5　固相抽出カラム・サンプル前処理製品のメーカー対応表　……………50

第3章　乾　　　燥 ……………………………………………………………54

3.1　物質の三態の乾燥法 ……………………………………………………………54
　　3.1.1　固　　体………………………………………………………………54
　　3.1.2　液体および溶液……………………………………………………………55
　　3.1.3　気　　体………………………………………………………………56
　　3.1.4　凍結乾燥……………………………………………………………………57
3.2　乾燥剤の種類と特徴 ……………………………………………………………57
　　3.2.1　モレキュラーシーブ（molecular sieve）………………………………59

第4章 濃　　縮 ……………………………………………………………61

4.1 常圧による濃縮（ordinary pressure concentration or atmospheric concentration） 61
4.2 減 圧 濃 縮（concentration under reduced pressure） ……………………61
 4.2.1 ロータリーエバポレーター（rotary evaporator） ………………………62
 4.2.2 ロータリーエバポレーター以外の減圧下で使用する濃縮器…………63
4.3 濃縮液の取り扱い ……………………………………………………………66

第5章 化学分析と機器分析，機器分析法の分類および
　　　 クロマトグラフィーの歴史と分類 ………………………………67

5.1 化学分析と機器分析 …………………………………………………………67
5.2 機器分析法の分類 ……………………………………………………………71
5.3 クロマトグラフィーの定義 …………………………………………………76
 5.3.1 クロマトグラフィーの歴史 ……………………………………………76
 5.3.2 クロマトグラフィーの分類 ……………………………………………79

第Ⅱ編　食品中の危害成分と分析手法

は じ め に …………………………………………………………………………82

第1章 カビ毒（マイコトキシン） …………………………………………82

1.1 カビ毒の定義と健康被害リスク ……………………………………………82
1.2 我が国のカビ毒の研究小史 …………………………………………………83
 1.2.1 カビ毒研究の歴史の始まりは衝心脚気の原因究明から………………84
 1.2.2 カビ毒を世に知らしめたアフラトキシン ……………………………85
1.3 本書におけるカビ毒の選択基準 ……………………………………………86

(i) アフラトキシン …………………………………………………90

1.1 七面鳥"X"病の原因物質アフラトキシン …………………………………90
1.2 各種アフラトキシンの理化学的性質，起源および化学構造式 …………92

1.3 毒　　　性	96
1.3.1　急性毒性	96
1.3.2　発癌性	97
1.4　世界各国の規制値	98
1.5　分　析　法	100
1.5.1　公　定　法	100
1.5.2　公定法以外の分析法	105
1.5.3　最近の汚染状況	109
1.6　麹菌および醸造食品の安全性の証明研究	109
1.6.1　アフラトキシン問題と日本政府および研究者の対応	109
1.6.2　研究の実際	110
1.6.3　筆者らの研究の概要	112

(ii) オクラトキシン　123

1.1　発見の経緯	123
1.2　オクラトキシン類の化学構造と理化学的性質	123
1.3　生合成経路	125
1.4　産　生　菌	125
1.5　食品などへの汚染	126
1.6　毒　　　性	126
1.7　発　癌　性	126
1.8　規　制　値	127
1.9　分　析　法	129
1.9.1　機器分析法	129
1.9.2　ELISA 法	130

(iii) デオキシニバレノールとニバレノール　134

1.1　DON, NIV などのトリコテセン系マイコトキシン	134
1.1.1　トリコテセン系マイコトキシンとは	134
1.2　赤カビによる穀類汚染の被害の歴史	136

目　次

- 1.3　デオキシニバレノール（Deoxynivalenol：DON）および
ニバレノール（Nivalenol：NIV）について ……………………… 136
  - 1.3.1　発見の経緯と研究の進展 …………………………… 137
  - 1.3.2　産　生　菌 ………………………………………… 138
  - 1.3.3　規　制　値 ………………………………………… 138
  - 1.3.4　毒　　　性 ………………………………………… 139
  - 1.3.5　穀物の汚染調査結果 ………………………………… 140
- 1.4　分　析　法 ……………………………………………… 141
  - 1.4.1　公　定　法 ………………………………………… 141
  - 1.4.2　公定法以外の分析法 ………………………………… 141

(iv) パツリン ……………………………………………… 148

- 1.1　化学構造と理化学的性質 ………………………………… 148
- 1.2　産　生　菌 ……………………………………………… 148
- 1.3　産生条件と汚染防止法 …………………………………… 148
- 1.4　毒性と中毒例 …………………………………………… 149
  - 1.4.1　急性毒性 …………………………………………… 149
  - 1.4.2　発　癌　性 ………………………………………… 149
  - 1.4.3　中　毒　例 ………………………………………… 149
  - 1.4.4　基　準　値 ………………………………………… 150
- 1.5　分　析　法 ……………………………………………… 150
  - 1.5.1　告　示　法 ………………………………………… 150
  - 1.5.2　告示法以外の分析法 ………………………………… 151

(v) フモニシン ……………………………………………… 153

- 1.1　化学構造と理化学的性質 ………………………………… 153
- 1.2　産　生　菌 ……………………………………………… 153
- 1.3　産　生　条　件 ………………………………………… 155
- 1.4　毒　　　性 ……………………………………………… 155
- 1.5　規　制　値 ……………………………………………… 157
- 1.6　分　析　法 ……………………………………………… 158

　　　　　　(vi)　ゼアラレノン ………………………………………… 162
1.1　はじめに ……………………………………………………… 162
1.2　化学構造と理化学的性質と同族体の化学構造 ………………… 162
1.3　産　生　菌 ……………………………………………………… 164
1.4　産　生　条　件 ………………………………………………… 164
1.5　毒　　　性 ……………………………………………………… 164
　　1.5.1　急性毒性………………………………………………… 164
　　1.5.2　亜急性毒性……………………………………………… 165
　　1.5.3　変異原性と発癌性……………………………………… 165
1.6　規制値と耐容一日摂取量 ……………………………………… 165
1.7　食　品　汚　染 ………………………………………………… 166
1.8　分　析　法 ……………………………………………………… 166

第2章　食物アレルギー ……………………………………………… 170

2.1　食物アレルギーの定義とメカニズム ………………………… 170
2.2　食物アレルギーの症状 ………………………………………… 171
2.3　食品衛生法に基づく加工食品に対するアレルギー表示 …… 172
　　2.3.1　特定原材料の混入に関する表示……………………… 172
　　2.3.2　特定原材料等の代替表記方法………………………… 173
2.4　測　　定　　法 ………………………………………………… 174
　　2.4.1　アレルギー食品に含有されている蛋白質を抗体で検知する方法……… 174
　　2.4.2　アレルギー食品由来のDNAを検知する方法であるPCR法 ………… 176
　　2.4.3　イムノクロマト法……………………………………… 177

第3章　残留農薬 ……………………………………………………… 178

3.1　農薬問題がクローズアップされた背景 ……………………… 178
3.2　公　　定　　法 ………………………………………………… 180
　　3.2.1　旧法下における分析法………………………………… 180
　　3.2.2　新法下における分析法………………………………… 182
3.3　公定法以外の分析法 …………………………………………… 188

3.3.1　試料からの残留農薬の抽出法 ……………………………………… 188
　　3.3.2　抽出液の精製法 ………………………………………………………… 190
　　3.3.3　分析機器 ………………………………………………………………… 191
　3.4　農薬分析の難しさ …………………………………………………………… 193
　3.5　農薬分析を成功させる秘訣 ………………………………………………… 195
　　3.5.1　分析法の立案 …………………………………………………………… 195
　　3.5.2　予備実験結果の検証 …………………………………………………… 200
　　3.5.3　陽性の結果が出た場合の検証法 ……………………………………… 200
　　3.5.4　精度を維持するために ………………………………………………… 202
　　3.5.5　自社で分析設備をもっていない場合の，検査機関選択の見極め法 …… 203
　3.6　ELISA による分析 …………………………………………………………… 204
　3.7　この章のおわりに …………………………………………………………… 204
　3.8　農薬に関する情報源 ………………………………………………………… 204

第 4 章　アクリルアミド ………………………………………………………… 210

　4.1　アクリルアミドモノマーの食品からの発見の経緯 ……………………… 210
　4.2　アクリルアミドとは ………………………………………………………… 212
　4.3　食品中のアクリルアミド生成機構 ………………………………………… 212
　　4.3.1　分析法 …………………………………………………………………… 213
　　4.3.2　分析結果 ………………………………………………………………… 213
　　4.3.3　低減化の試み …………………………………………………………… 214

第 5 章　クロロプロパノール類および
　　　　　グリシドール脂肪酸エステル ……………………………………… 215

〈クロロプロパノール類〉

　5.1　注目されることになった契機 ……………………………………………… 216
　5.2　毒　　　性 …………………………………………………………………… 216
　5.3　生　成　経　路 ……………………………………………………………… 219
　5.4　市販食品中の実態調査結果 ………………………………………………… 221
　5.5　規　制　値 …………………………………………………………………… 226
　5.6　クロロプロパノール類の分析法 …………………………………………… 226

〈グリシドール脂肪酸エステル〉

5.7　注目されることになった契機 …………………………………………… 231
5.8　生 成 経 路 …………………………………………………………………… 232
5.9　ジアシルグリセロール（Diacylglycerol:DAG）含有食用調理油における問題点 ……………………………………………………………………… 233
5.10　グリシドール脂肪酸エステルの分析法 …………………………………… 235

第6章　トランス脂肪酸 ………………………………………………………… 242

6.1　脂質，油脂，中性脂肪，脂肪，そして脂肪酸 …………………………… 242
6.2　トランス脂肪酸 ……………………………………………………………… 243
6.3　トランス脂肪酸の生成 ……………………………………………………… 244
　　6.3.1　部分水素添加加工油 ………………………………………………… 245
　　6.3.2　肉類，乳製品に含まれるトランス脂肪酸 ………………………… 245
　　6.3.3　食用植物油の脱臭操作によって生じるトランス脂肪酸 ………… 245
6.4　トランス脂肪酸の分析法 …………………………………………………… 246
　　6.4.1　IR法 …………………………………………………………………… 246
　　6.4.2　GC法 ………………………………………………………………… 246
6.5　トランス脂肪酸の生理作用と健康への影響 ……………………………… 247
6.6　推定摂取量と摂取エネルギーに対する割合 ……………………………… 247
6.7　世界各国の規制状況 ………………………………………………………… 248

第7章　カルバミン酸エチル …………………………………………………… 250

7.1　カルバミン酸エチルとは …………………………………………………… 250
7.2　食品中の成因 ………………………………………………………………… 250
7.3　カルバミン酸エチルに関する最近の動向と議論 ………………………… 252
7.4　カルバミン酸エチルの分析法 ……………………………………………… 253

第8章　食品添加物 ……………………………………………………………… 255

8.1　食品添加物の概要 …………………………………………………………… 255
8.2　食品添加物に関する法規制と国際汎用添加物の指定 …………………… 256

8.3 食品添加物分析の重要性と分析法の進歩 ……………………………… 257
　8.3.1 食品添加物分析の重要性と難しさ………………………………… 257
　8.3.2 「公定法」,「準公定法」および「通知法」……………………… 258
　8.3.3 食品添加物分析法の進歩…………………………………………… 259
　8.3.4 食品の安全性確保のための分析と違反事例……………………… 261

第9章　異物と異臭 ……………………………………………………………… 263

9.1 異物・異臭等のクレーム問題は社内の多くの部門が関与する重要問題 … 263
9.2 異物・異臭・異味分析の特殊性と分析に対する心構え ……………… 264
9.3 問題解決のための必須事項 ……………………………………………… 265
　9.3.1 サンプルに関する正しい情報の入手……………………………… 265
　9.3.2 サンプルの現状保存………………………………………………… 265
　9.3.3 サンプルの綿密な観察と観察記録の作成………………………… 266
　9.3.4 原材料,副原料をはじめとする製造工程の熟知………………… 266
　9.3.5 設備機器の性能の把握……………………………………………… 266
　9.3.6 記録と経験の積み重ねによる感性の醸成………………………… 267
9.4 分析機器 …………………………………………………………………… 267
9.5 呈色反応などの利用 ……………………………………………………… 269
　9.5.1 蛋白質,アミノ酸…………………………………………………… 269
　9.5.2 でんぷん,糖………………………………………………………… 270
　9.5.3 植物繊維と動物繊維の識別………………………………………… 271
9.6 異物分析の具体例 ………………………………………………………… 271
　9.6.1 プラスチックス……………………………………………………… 271
　9.6.2 沈殿物や濁り物質…………………………………………………… 273
9.7 異臭,異味物質の具体例 ………………………………………………… 284
　9.7.1 カ ビ 臭……………………………………………………………… 284
　9.7.2 石 油 臭……………………………………………………………… 299
　9.7.3 食 用 油……………………………………………………………… 300
　9.7.4 食品の劣化に伴う異味,異臭……………………………………… 302

第10章 メラミン ……………………………………………………………… 322

10.1 中国粉ミルク等へのメラミン汚染の発端 …………………………… 322
10.2 メラミンおよびその関連物質の化学構造等 ………………………… 322
10.3 毒　　性 ……………………………………………………………… 323
10.4 分　析　法 …………………………………………………………… 324

付　　表 ………………………………………………………………… 326
索　　引 ………………………………………………………………… 335

第Ⅰ編　食品分析のストラテジー

序　論　分析・安全のエビデンス

0.1　食品危害化学物質分析の重要性と研究者・技術者に求められる資質

0.1.1　食品危害化学物質分析の意義と重要性

　ひとたび，食品中の有害微量物質に関する問題が発覚すると，安全・安心への関心の高さからたちまち不買行動が始まり，場合によっては製品の回収に追い込まれ，会社は甚大な損失を被ることになる．そればかりか会社の信用は失墜し，一度失った信用は長く尾を引き業績不振の原因にもなりかねない．そのような問題解決のために重要なことは，先ずは原因物質を素早く特定し，正確に定量する作業から始めなければならない．食品危害化学物質を分析する重要性と意義は，原因の特定と対策を立案するための基礎資料を得るためにある．

　安全・安心に関する問題には予防医学的側面があり，事が起こる前に未然に防ぐことが非常に重要になってくる．そのためには学会誌や業界紙に目を通し，報道番組からの情報も取り入れアンテナを高くして，問題になるかもしれない事項を察知し，予め解決方法を考え，日頃からそのための研究の準備をし，分析技術を磨いておくことが肝要である．

0.1.2　対象物質は多種多様，しかも微量で分析は困難を伴う

　食品の危害因子はその概要を表 0.1 に示したように，化学的，生物的，物理的および意図的因子に大別される．

　各因子のうち，化学的因子は化学物質であり，それらには ①汚染された原料に由来する物質と ②加工あるいは調理中に生成する物質とがある．前者には自然毒であるカビ毒（マイコトキシン），フグ毒等の魚貝毒，毒キノコ等の植物毒，環境汚染物質の重金属，残留性有機汚染物質（POPs：Persistent Organic Pollutants），有機物質の熱分解や化石燃料の燃焼等で生成するベンツ [a] ピレン（ベンゾ [a] ピレンともいう）で代表される多環式芳香族炭化水素類（PAHs：Polycyclic Aromatic Hydrocarbons）等があり，環境汚染物質は食物連鎖により生物濃縮される物質も多く，深刻な問題を含んでいる．生産過程で使用される農薬や動物医薬品等も使用方法を誤れば危害因子になり

序　論　分析・安全のエビデンス

表 0.1　食品危害因子の概要

危害因子の分類	危害因子	代表例，誘起原因等
1. 化学的	(1) 原材料への汚染物質	
	1) 自然毒	
	①カビ毒	アフラトキシン，オクラトキシン，パツリン，デオキシニバレノール，フモニシン
	②魚貝毒	テトロドトキシン，シガトキシン類
	③植物毒	毒キノコ，有毒植物
	2) 環境汚染物質	
	①重金属	砒素，カドミウム，メチル水銀
	②ダイオキシン類	ポリ塩化ジベンゾ-p-ジオキシン (PCDDs)，ポリ塩化ジベンゾフラン (PCDFs)，コプラナーPCB (Co-PCBs) 等の計222種類
	③残留性有機汚染物質 (POPs)	残留性農薬 (DDT，BHC)，ダイオキシン類等12種類
	④多環式芳香族炭化水素類 (PAH類)	ベンツ[a]ピレン等芳香環2個以上の炭化水素
	3) アレルギー原因物質	卵，乳，小麦，そば，落花生，えび，かに等の蛋白質
	4) 生産時使用物質	
	①残留農薬・動物用医薬品	適正量使用，散布時期遵守で回避
	(2) 食品への汚染物質	
	1) 加工，調理時由来物	
	①アクリルアミド	アスパラギンと還元糖との120℃以上の加熱
	②クロロプロパノール類	油脂製造時の脱臭工程等
	③トランス脂肪酸	硬化油製造時の水素添加等
	④カルバミン酸エチル	尿素＋エタノールやシトルリン＋エタノール
	⑤ベンツ[a]ピレン等のPAH類	高温，長時間加熱や火炎接触調理
	⑥食品添加物	適正量使用
	2) 容器由来内分泌攪乱物質	
	①ビスフェノールA	ポリカーボネートおよびエポキシ樹脂原料の未反応ビスフェノールAの溶出と樹脂の酸化分解
	②フタル酸エステル類	ポリ塩化ビニール等の可塑剤
	③ノニルフェノール	酸化防止剤，界面活性剤の原料と，その分解物
	3) 保存中の変化（腐敗，変敗，酸化），喫食	
	①ヒスタミン	魚肉腐敗細菌の繁殖
	②過酸化脂質	不飽和脂肪酸の酸化による低級脂肪酸，アルデヒドの生成
	③ニトロソ化合物	保蔵，調理中，胃酸酸性下のアミンと亜硝酸との反応

危害因子の分類	危害因子	代表例,誘起原因等
	4) 異物,異臭	昆虫,ガラス,毛髪,プラスチックス,カビ臭(ジェオスミン,2-メチルイソボルネオール等)
2. 生物的	病原微生物(食中毒) ①細菌	感染型(サルモネラ菌,腸炎ビブリオ,病原性大腸菌) 毒素型(黄色ブドウ球菌,ボツリヌス菌)
	②ウイルス	肝炎ウイルス,ノロウイルス
3. 物理的	放射能汚染	核実験,旧ソ連チェルノブイリ原子力発電所事故,福島第一原発事故
4. 意図的	化学物質のみならずあらゆる可能性	メタミドホス,メラミン,マラチオン

得る.また,食品あるいはその原料中の蛋白質に起因する食物アレルギーは,花粉症,喘息,アトピー性皮膚炎と同様,増加傾向にあり注目されている.一方,後者の加工時の生成物には,加熱が要因となるアクリルアミド,油脂の精製や改質工程が関与するクロロプロパノール類,トランス脂肪酸,製造過程で生成する物質どうしの反応物であるカルバミン酸エチル(ウレタン)などがある.前出のベンツ[a]ピレンは調理時にも生成し,特に肉類の高温,長時間加熱や,火炎を直接接触させる調理法で濃度が高くなるといわれている.食品添加物等も不適正な使用により危害要因となる.食品容器等から溶出する危害物質には内分泌かく乱物質(または外因性内分泌かく乱物質:endocrine disruptor 別名 環境ホルモン:enviromental hormones)とされるビスフェノールA,フタル酸エステル類,ノニルフェノールなどがあげられる.食品の保存条件が不適切であると,ヒスタミンや過酸化脂質の生成が促進され中毒の原因になる場合がある.異物では昆虫やガラス,プラスチックスなどが多く,異臭の内容は食品の種類によっても様々であるが,ジェオスミンや2-メチルイソボルネオールなどによるカビ臭がしばしば問題になる.生物的な要因の多くは,細菌やウイルスによる食中毒である.

食品危害化学物質は,分子量がそれぞれ71.08と89.03のアクリルアミドやカルバミン酸エチル等のような低分子化合物からアレルギーの原因物質である高分子の蛋白質,化学構造がよく似た多数の同族体,異性体の集合体であるダイオキシン,世界中で1,000種類ともいわれる農薬等の残留量は,いずれも一般的に超微量である.しかも,対象物質それぞれの分析には異なった困難が伴う.例えば,ダイオキシンの場合は化学構造,性質の極めて類似した物質群を区別して分析しなければならないのに対して,農薬の場合は逆に化学構造,理化学的性質等が大幅に異なる何百もの物質を一斉に測

定する必要がある．成分組成の極めて複雑な食品中から精度よく，確実に，しかも迅速にこれらを分析するには，最新の機器をもってしても簡単ではない．

0.1.3　食品危害化学物質を分析する技術者および研究者の資質と心構え

　これらのリスク要因の特定には長い時間をかけて解明される例も多いが，2007（平成19）年に発生したメタミドホスによる中国産冷凍餃子汚染事件における原因物質，あるいは食中毒発生時の原因微生物の特定の早さに驚かれた読者も多いのではなかろうか．アメリカ化学会発行の『Chemical Abstracts』誌で，使用される化学物質の登録番号である CAS No. の付与数が3,000万種類ともいわれる物質の中から極微量の目的物質を短時間に特定し，定量できるのは，分析機器の驚異的な進歩に依ることも非常に大きいが，分析技術者や研究者の日頃の研鑽によって培われた，「原因はこれではないか」と当たりをつける感性の寄与も見逃せない．

　分析の難しさ，時間的な制約に悩みながらも食の安全・安心を守るために，多くの研究者や技術者が日々地道な努力を続けている．科学技術，分析機器の進歩により新たな食品危害化学物質が見出されたり，意図的因子による新たなリスクが発生する可能性も否定できず，ますます重要度が高まるであろう食品危害化学物質の分析に的確に対処するためには，現状に甘んじることなく経験を積み重ねて感性と総合的な技術を磨く弛まぬ努力が必須であろう．

　分析の必要が生じたなら，先ず文献を読むことも1つの方法ではあるが，その前に当該物質の化学構造，分子量，融点や沸点などの基本的な情報を集め，先入観のない状態で，自分なりに分析法を組み立ててみる習慣をつけることも，オリジナリティーのある分析法や研究を完成させるうえで非常に大切である．分析のストラテジーや方法を構築した後に文献を読んでみると，考え方，技術，知識の足りなかった点や方向性の間違い，逆に自分の方が勝っている点等が明らかとなって得るところが大きいはずである．

　もし，まだこのような作業に自信のない，機器分析に関しての初心者は，分析機器に積極的に触れて慣れると同時に，原理や構造を理解することに注力することにより将来必ず役立つであろう．

　分析担当者は，製造部や広報部等関係部署から「早く結果を出すように」と急かされることも多々あるが，慌てず，ごまかさず，冷静・沈着に実験を進めることが肝要である．これまでの経験を後ろ盾として，「必ず正確な結果が出せる」との信念の下，自信と誇りをもって，高いモチベーションを維持するように心掛ける事が必要である．

0.2 食品分析に必要な情報の収集法

0.2.1 用語等の検索法
用語の解説については，以下にみることができる．

①食品安全委員会発行から 2015（平成 27）年 4 月に発行された「食品の安全性に関する用語集（第 5 版）」（PDF）食品安全委員会 ホームページ[註1]のトップページ「用語集」で閲覧可能．また，内閣府食品安全委員会事務局，「食の安全ダイヤル」[註2]に，食品の安全性に関する基本的な用語等が簡潔にわかりやすく説明されているので参考になる．

②（独）産業技術総合研究所 化学物質リスク管理研究センターの「詳細リスク評価書のための用語集」[註3]．

③農林水産省の用語解説：農林水産省ホームページで〔用語解説〕〔五十音順〕で検索[註4]．

④（独）製品評価技術基盤機構 化学物質管理センターから 2004（平成 16）年 3 月に発行されている「化学物質のリスク評価について―よりよく理解するために―」にもリスク評価の手法が平易に解説されているので参考になる．

0.2.2 毒性，スペクトルデータおよび文献抄録などの情報の集め方

化学物質の安全性・毒性などを調べるには，（独）科学技術振興機構（JST：Japan Science and Technology Agency）の「日本化学物質辞書（日化辞 Web）」が便利である．文字列検索では ①化学物質名 ②分子式 ③法規制番号 ④日化辞番号 ⑤ CAS 登録番号 ⑥用途語で検索できるほか，無償の Chem Draw Plugin をダウンロードすれば自分で描いた化学構造式からも検索が可能である．日化辞 Web は神奈川県環境科学センターが運営する「化学物質安全情報提供システム（Web Kis‐net）」，国立医薬品食品衛生研究所（NIHS：National Institute of Health Sciences）の既存化学物質毒性データベース（JECDB），（独）産業技術総合研究所（産総研, AIST:National Institute of Advanced Industrial Science and Technology）の有機化合物のスペクトルデータベース（SDBS）および（独）物質・材料研究機構（ニムス，NIMS：National Institute for Materials Science）の高分子データベース（PoLyInfo）等とリンクしてい

註 1：http://www.fsc.go.jp/
註 2：03-5251-9220・9221
註 3：http://unit.aist.go.jp/riss/crm/mainmenu/3-1.html
註 4：http://www.maff.go.jp/syohi_anzen/acrylamide/guide.html#a16

る．SDBS のデータベースでは，電子衝撃イオン化法による質量スペクトル（EI-MS），FT-IR（Fourier Transform Infrared Spectrometer）法による赤外分光スペクトル，^{1}H，^{13}CNMR（Nuclear Magnetic Resonance）スペクトル，ラマンスペクトルおよび電子スピン共鳴スペクトル（ESR：Electron Spin Resonance）等が収録されている．

アメリカ国立標準技術研究所（NIST：National Institute of Standards and Technology）が製作しているスペクトルデータベースがあり，UV・VIS（Ultraviolet Visible Detetor），IR，GC-MS などのスペクトルのほかガスクロマトグラムもみることができる．NIST Chemistry WebBook や"NIST"のキーワードでのアクセスも可能である．質量分析計のデータベースに特化すれば，NIST には 243,893 件の EI マススペクトル（212,961 化合物），John Wiley & Sons 社（米国）の Wiley Registry^{TM}，10th Edition Mass Spectral Library には 719,000 件のスペクトルと 684,000 の化合物が収納されている．もし，NIST 14 Library と合わせれば約 950,000 件のスペクトルと 760,000 の化合物になる．通常，GC-MS（GC-MS-MS）の装置には NIST EI-MS のスペクトルのデータベースが標準装備されている．

物質の化学構造，性状などの検索には(独) 製品評価技術基盤機構（NITE: National Insutitute of Technology and Evaluation）化学物質管理センター 化学物質総合検索システム[註5]が利用できる．

文献情報の集め方として学会誌に目を通すことはもちろんであるが，論文の抄録で広く効率よく情報を収集するには，アメリカ化学界の下部組織 CAS（Chemical Abstracts Service）が発行している 1907 創刊の『Chemical Abstracts（CA）』は化学および医薬，生化学，物理，工学等の関連分野の論文が網羅されていて重宝である．現在はすべての内容がデータベース化され，SciFinder（サイファインダー）によるオンラインで利用できる[註6]．

また，PubMed[註7]も論文の要旨を知るうえで重宝である．

国立医薬品食品衛生研究所 安全情報部から隔週で発行されインターネット上で閲覧できる「食品安全情報」[註8]は，食品の安全性に関する国際機関や各国公的機関等の最新情報が簡潔にまとめられており，食品の安全に関する動きを知るうえで重宝である．同研究所のホームページに掲載されている「食品中の化合物について」の「表1

註5：〒151-0066 東京都渋谷区西原 2-49-10　TEL：03-3481-1921, FAX：03-3481-1920　http://www.safe.nite.go.jp/

註6：問合せ先：JAICI 社団法人 化学情報協会　〒113-0021 東京都文京区本駒込 6-25-4 中居ビル
　　TEL：03-5978-3608

註7：http://www.ncbi.nlm.nih.gov/sites/entrez?cmd=Search&db=PubMed

註8：http://www.nihs.go.jp/hse/food-info/foodinfonews/index.html

揮発性化合物リスト」，表 2「化合物のにおいの説明」，表 3「臭いの閾値」，表 4「引用文献リスト」は異臭物質の検索に役立つ．

一方，輸入食品の検疫所のデータは，現在問題になっている健康危害要因を知るうえで非常に役に立つ．日本の食料自給率はカロリーベースで約 40% であり，半分以上を輸入に依存している．その輸入食品の安全・安心を確保するために，税関では病原性微生物，食品添加物，残留農薬，マイコトキシン，安全性未審査の遺伝子組み換え食品，規格基準不適合などについて監視を行うために膨大な分析が行われている．それらの結果は，厚生労働省ホームページから「行政分野ごとの情報」→「食品」→「分野別施策」→「輸入食品」→「違反事例」→「輸入食品等の食品衛生法違反事例速報」として閲覧できる．検疫所での検査には「自主検査（または指導検査）」，「モニタリング検査」，「命令検査」および「行政検査」がある．「自主検査」は輸入業者が書類で原材料，食品添加物，製造法，包装材料等が食品衛生法に適合していることを確認後，先行サンプルを厚生労働大臣指定検査機関に持ち込んで，実施する検査を指す．必要な検査項目は，検疫所または検査機関が指導してくれる．

「モニタリング検査」は，多種多様な輸入食品の種類ごとに，輸入量，輸入件数，違反率，衛生上の問題が生じた場合の危害度などを勘案し，毎年 3 月 25 日頃に公表される「輸入食品監視指導計画」に基づき検疫所で行われる検査で，費用は国が負担する．検査結果の判明を待たずに輸入することができる．

「命令検査」は，輸出国の事情，食品の特性，同種食品の違反事例から，食品衛生法に不適格の可能性が高いと判断される食品について，厚生労働大臣の命令により，輸入者自らが費用を負担し，厚生労働大臣指定または登録検査機関により行われる検査であり，検査に合格するまでは輸入することができない．

「行政検査」は，検疫所の人が現物にカビが生えていないか等の確認を行う検査である．

0.3 食品の安全に関わる代表的な用語と国際機関等の一覧

食品衛生に関する文献や情報では，食品の安全に関する用語や国際的あるいは各国機関の略号がしばしば出てきて戸惑うことがある．研究を進めるうえで役に立つと思われる頻出度の高い用語について簡単に解説する．以下の用語解説は，2006（平成 18）年 3 月 17 日に開催された農林水産省主催 平成 17 年度リスク管理検討会（第 3 回）で配布された「資料 4：リスクプロファイル用語集」（インターネットからのダウンロード可）等を参考に作成した．

0.3.1 食品の安全に関わる代表的な用語

①無毒性量（NOAEL：No Observed Adverse Effect Level）

被験物質の投与量を変えた毒性試験を複数の動物群に対して行い，<u>毒性</u>が対照群に対して統計学的に有意な差を示さなかった<u>最大投与量</u>．通常，1日当たり，体重1kg当たりの化学物質の量（mg/kg 体重/day）で表す．

②無作用量（NOEL：No Observed Effect Level）

被験物質の投与量を変えた毒性試験を複数の動物群に対して行った結果，対照群に対して生物学的に何らかの影響や，統計学的に有意な差を示さなかった<u>最大投与量</u>．NOAEL と同じく mg/kg 体重/day で表す．最近は，生体にとって有害である反応に限定した NOAEL を評価に使うことが多い．

③最小毒性量（LOAEL：Lowest Observed Adverse Effect Level）

被験物質の投与量を変えた毒性試験を複数の動物群に対して行い，毒性が対照群に対して統計学的に有意な差を示した最小投与量．

④最小作用量（LOEL：Lowest Observed Effect Level）

被験物質の投与量を変えた毒性試験を複数の動物群に対して行った結果，生物学的に何らかの影響が対照群に対して統計学的に有意な差を示した最小投与量．

⑤許容一日摂取量（ADI：Acceptable Daily Intake）

ヒトがある物質を毎日一生涯にわたって摂取し続けても，現在の科学的知見から健康への悪影響がないと推定される1日当たりの摂取量．許容一日摂取量は食品の生産過程で意図的に使用される食品添加物などに適用され，通常，mg/kg 体重/day で表示される．

⑥急性参照用量（ARfD：Acute Reference Dose）

残留農薬摂取による急性影響を考慮するために，1994（平成6）年に JMPR（The Joint FAO/WHO Meeting on Pesticide Residues：FAO と WHO の合同残留農薬専門家会議）が設定した概念．24時間，またはそれより短時間に経口摂取しても健康に悪影響が生じないと推定される量．動物とヒトとの差や，個人差（子供や妊婦などへの影響を含めて）を考慮して設定されている．例えば，JMPR によるマラチオンの評価値は ADI：0.3 mg/kg 体重/day（1997（平成9）年），ARfD：2 mg/kg 体重/day（2003（平成15）年）であり，メタミドホスの2008（平成20）年5月の食品安全委員会による評価値は ADI：0.0006 mg/kg 体重/day，ARfD：0.003 mg/kg 体重/day である．

⑦耐容一日摂取量（TDI：Tolerable Daily Intake）

摂取し続けても，健康への悪影響がないと推定される1日当たりの摂取量．TDI

とADIは同義語であるが，TDIは本来混入することが望ましくない汚染物質（カビ毒等）の場合に用いられる．

⑧耐容週間摂取量（TWI：Tolerable Weekly Intake）
　摂取し続けても，健康への悪影響がないと推定される1週間当たりの摂取量．

⑨半数致死量（Median Lethal Dose, Lethal Dose 50, 50% Lethal Dose, LD_{50}）
　化学物質の急性毒性の指標で，実験動物集団に経口投与などにより投与した場合に，統計学的に，ある日数のうちに半数（50%）を死亡させると推定される量で，通常 mg/kg 体重で示す．LD_{50} の値が小さいほど致死毒性が強い．

⑩安全係数（Safety Factor）
　動物実験の結果から，ヒトへの毒性を推定する場合に安全性を考慮するために用いる係数．通常，動物とヒトとの種差として「10倍」，ヒトとヒトとの間の個体差として「10倍」の安全率を見込み，それらをかけ合わせた「100倍」を安全係数として用いる．データの質や生物種の感受性によってはより大きい係数，あるいはより小さい係数が用いられることもある．

⑪ハザード（危害要因）（Hazard）
　ヒトの健康に悪影響を及ぼす可能性のある食品中の物質または食品の状態を指す．それらの要因には生物学的な有害微生物，化学的な汚染物質および物理的な放射線や食品の保存温度帯等がある．

⑫リスク（Risk）
　食品中のハザードによるヒトの健康に悪影響が起きる可能性と，その頻度と被害の深刻さを指す．

⑬ゼロリスク（Zero Risk）
　リスクの原因となるハザードの曝露がゼロであることを指す．近年，分析技術の向上などにより，食品安全にゼロリスクはあり得ないことが認識されたため，リスクの存在を前提に科学的に評価し，低減を図るというリスク分析の考え方に基づく食品安全行政が国際的に進められている．

⑭リスク分析（Risk Analysis）
　食品中のハザードの摂取によりヒトの健康に悪影響を及ぼす可能性がある場合に，程度と発生確率等の影響の大きさを科学的，客観的に解析し，リスク低減のための対策を講じること．成果をあげるにはリスク管理，リスク評価およびリスクコミュニケーションの円滑な運用が必須である．

⑮リスク評価（食品健康影響評価）（Risk Assessment）
　食品中のハザードの摂取により，どのくらいの確率でどの程度の健康への悪影響

が起きるかを科学的に評価すること．動物による毒性試験の結果等から，残留農薬や食品添加物の許容一日摂取量（ADI）を設定することなどが該当する．実際のリスク評価は，内閣府に設置された食品安全委員会が自らまたは関係各省からの諮問に応じて行う．

⑯リスク管理（Risk Management）

リスク評価の結果を踏まえ，すべての関係者と協議しながら，技術的な実行の可能性，費用対効果，国民感情など様々な事情を考慮し，リスクを低減するための適切な政策・措置（規格や基準の設定など）を決定，実施する行政のプロセスを指す．

⑰リスクコミュニケーション（Risk Communication）

リスク分析の全過程において，リスク管理およびリスク評価機関，消費者，生産者，事業者，流通，小売りなどの関係者がそれぞれの立場から，相互に情報や意見を交換すること．リスクコミュニケーションにより，検討すべきリスクの特性やその影響に関する知識と相互理解を深め，リスク管理やリスク評価を有効に機能させることができる．

⑱用量－反応曲線（Dose Response Curve）

ヒトや動物に化学物質を投与し，量を徐々に増やしていくと，最初は何の症状も出ないが，ある用量を超えると一気に毒性などが発現する最少の量（閾値）に達する．横軸に投与量の対数値，縦軸に症状・効果の強さ等，反応の指標（％）をとると，図 0.1 左に示したような S 字状のカーブ（シグモイド曲線）を描く．カーブが立ち上がる点が閾値であり，この曲線を閾値ありの用量－反応曲線という．

一方，発癌物質の場合は，たとえ 1 分子でも細胞の DNA に直接作用して遺伝子の突然変異を起こし発癌に至ると考えられており，生体は低用量から高用量にかけて，直線的に反応して毒性が発現するため閾値はなく，閾値なしの用量－反応曲線は直線を示す．

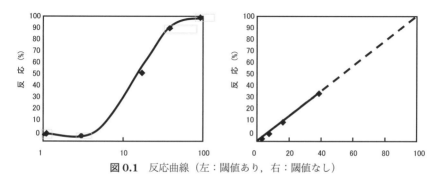

図 0.1 反応曲線（左：閾値あり，右：閾値なし）

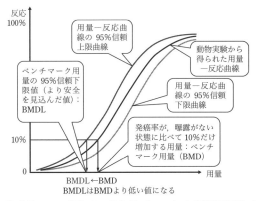

図0.2 発癌率が10%増加する投与量（BMD）と信頼下限値（BMDL）

⑲ベンチマーク用量（BD：Benchmark Dose）

ある毒性の発生率や生物的影響を予め決めた小さい確率（通常1〜10％）分だけ上げる物質の投与量．

⑳ベンチマーク用量信頼下限値（BMDL：Benchmark Dose Lowerboud）

複数の発癌性に関する動物試験結果から，用量－反応曲線を描き，その95％信頼限界の上限および下限曲線を描く．用量－反応曲線で，対照群に比べてある一定の割合だけ腫瘍の発生（発癌）が増加する投与量（ベンチマーク用量：BMD）の安全側（95％信頼下限）の信頼限界値をBMDLという．この方法では，少ない動物数の試験でも検出感度の補正ができ，より安全側からの推定ができる．増分の取り方は10％，5％，1％などが用いられ，少ないほど安全側に立った推定値となる．JECFA（Joint FAO/WHO Expert Committee on Food Additives：FAO/WHO合同食品添加物専門家会議）では腫瘍が10％増加する用量（$BMDL_{10}$）を採用している[1]（図0.2）．

㉑曝露幅または曝露マージン（MOE：Margin of Exposure）

ヒトの曝露量（摂取量）が毒性の基準となる量（NOAEL，NOEL，BMDLなど）とどの程度離れているかを示す指標で，NOAEL/曝露量により算出する．この値が大きいほど，現時点における曝露量はヒトや動物に対して有害性を発現するまでの余裕が大きいということを示している．非意図的に食品から摂取する遺伝毒性発癌物質の場合には，リスク管理の優先付けを行う手段として用いられる．例えば，アクリルアミドの平均摂取量（0.001mg/kg体重/day）と発癌に対するBMDL（0.3 mg/kg体重/day）の曝露幅は，MOE＝NOEL(0.3)÷摂取量(0.001)＝300と算出される．

遺伝毒性発癌性物質は，1分子でも細胞のDNAに直接作用して遺伝子の突然変

異・発癌を引き起こすと考えられていることから，毒性が発現する最小量（閾値）を設定することはできないと考えられており，遺伝毒性発癌物質の曝露幅についての議論がなされている．

欧州食品安全機関（EFSA）の場合は，BMDLと摂取量の曝露幅が10,000以上の値であれば，"国民の健康への懸念が低くリスク管理の優先度が低い"としながらも，10,000を健康への懸念を引き起こす閾値，またはリスク管理措置をとるべき基準とみなすべきではないとしている．曝露幅が大きい値である（懸念が小さい）からといって，リスク管理措置の検討（ALARA[註9]の原則に則った措置を含む）をやめるべきではないとしている．

JECFAも同様の解釈をしており，10,000という数字を境界として明示してはいないものの，曝露幅が10,000以上のものは"ヒトの健康への懸念は低い"としており，MOEがそれよりも小さいものは"懸念がある"としている．JECFAは，曝露幅に基づく評価や解釈を受け入れるかどうかはリスク管理者の判断であるが，リスク評価者（JECFA）は曝露幅算出の際の不確かさや変動性を考慮し，曝露幅の妥当性を判断する指標をリスク管理者に示すべきであろうとしている[1-3]．

0.3.2 国際機関等の一覧

食品危害分析関係の文献に頻繁に出てくる国際および各国の主な機関を表0.2にまとめて示したので，文献の調査をする場合等に参考にしてほしい．

表0.2 各機関の一覧表

機関の分類	略号	英名	和名	ホームページアドレス
国際	CAC	Codex Alimentarius Commission	コーデックス委員会	http://www.codexalimentarius.net/
	FAO	Food and Agriculture Organization of the United Nations	国連（国際連合）食糧農業機関	http://www.fao.org/
	IARC	International Agency for Research on Cancer	国際がん研究機関	http://www.iarc.fr/
	ICRP	International Commission on Radiological Protection	国際放射線防護委員会	www.icrp.org/

註9：ALARA（アララ，As Low As Reasonably Achievable）は，国際放射線防護委員会（ICRP：International Commission on Radiological Protection）が1977（昭和52）年の勧告で示した放射線防護の基本的考え方を示す概念．「すべての被ばくは社会的，経済的要因を考慮に入れながら合理的に達成可能な限り低く抑えるべきである」という基本精神に則り，被ばく線量を制限することを意味している．

機関の分類	略号	英　名	和　名	ホームページアドレス
	ILSI	International Life Sciences Institute	特定非営利活動法人国際生命科学研究機構	www.ilsi.org
	ISO	International Organization for Standardization	国際標準化機構	http://www.iso.ch/
	JECFA	Joint FAO/WHO Expert Committee on Food Additives	FAO/WHO 合同食品添加物専門家会議	http://www.fao.org/ag/agn/jecfa-additives/search.html
	JEMRA	Joint FAO/WHO Expert Meetings on Microbiological Risk Assessment	FAO/WHO 合同微生物学的リスク評価専門家会議	http://www.fao.org/ag/agn/agns/jemra_index_en.asp
	JMPR	Joint FAO/WHO Meeting on Pesticide Residues	FAO/WHO 合同残留農薬専門家会議	http://www.who.int/ipcs/food/jmpr/en/index.html
	OECD	Organization for Economic Co-operation and Development	経済協力開発機構	http://www.oecd.org/home/
	OIE	Office International des Epizooties	国際獣疫事務局	http://www.oie.int/
	WHO	World Health Organization	世界保健機関	http://www.who.int/en/
	WTO	World Trade Organization	世界貿易機関	http://www.wto.org/
ヨーロッパ	AFSSA	Agence Francaise de Securite Sanitaire des Aliments	仏食品衛生安全庁	http://www.afssa.fr/
	BfR	Bundesinstitut fur Risikobewertung	ドイツ連邦リスクアセスメント	http://www.bfr.bund.de
	BMELV	Bundesministerium fur Ernahrung, Landwirtschaft und Verbraucherschutz	独連邦食料・農業・消費者保護庁	http://www.bmelv.de/cln_173/EN/Homepage/homepage_node.html
	BVL	Bundesamt fur Verbraucherschutz und Lebensmittelsicherheit	独連邦消費者保護・食料安全庁	http://www.bvl.bund.de/
	CoEU	Council of the European Union	欧州連合理事会（閣僚理事会）	http://www.consilium.europa.eu/
	COM	Committee on Mutagenicity of Chemicals in Food, Consumer Products and the Environment	英国変異原性委員会	http://www.advisorybodies.doh.gov.uk/com/index.htm
	CVUA	Chemisches und Veterinäruntersuchungsamt (CVUA) Stuttgart	シュトゥットガルト化学・獣医学検査機関	http://www.cvuas.de
	DFG	Deutsche Forschungsgemeinschaft	ドイツ研究（振興）協会	www.dfg.de/
	DGF	Deutsche Gesellschaft fur Fettwissenschaft	ドイツ油脂科学協会	http://www.dgfett.de/
	EC	European Commission	欧州委員会	http://europa.eu.int/
	EC SSC	EC Scientific Steering Committee	EC 科学運営委員会	
	EFSA	European Food Safety Authority	欧州食品安全機関	http://www.efsa.eu.int/

機関の分類	略号	英　名	和　名	ホームページアドレス
	EFSA-SC	EFSA's Scientific Committee	欧州食品安全機関科学委員会	http://www.efsa.europa.eu/EFSA/ScientificPanels/efsa_locale-1178620753812_ScientificCommittee.htm
	UK-DEFRA	UK-Department for Environment, Food and Rural Affairs	英国環境・食料・農村地域省	http://www.defra.gov.uk/
	UK-HPA	UK-Health Protection Agency	英国保健保護庁	http://www.hpa.org.uk/
	UK-FSA	UK-Food Standards Agency	英国食品基準庁	http://www.foodstandards.gov.uk/
	UK-MHRA	UK-Medicines and Healthcare products Regulatory Agency	英国医薬品庁	http://www.mhra.gov.uk/index.htm
	UK-SEAC	UK-Spongiform Encephalopathy Advisory Committee, UK	英国海綿状脳症諮問委員会	http://www.seac.gov.uk/
	UK-VLA	UK-Veterinary Laboratory Agency	英国獣医学研究所	http://www.defra.gov.uk/corporate/vla/
	EMEA	European Medical Agency	欧州医薬品庁	www.emea.europa.eu
	EU	European Union	欧州連合	www.gen.gr.jp/eu.html
	EU-RASFF	EU-Rapid Alert System for Food and Feed	食物と飼料に関する緊急警告システム	http://ec.europa.eu/food/food/rapidalert/index en.htm
	EU-SCF	Scientific Committee on Foods	欧州食品科学委員会	http://ec.europa.eu/food/fs/sc/scf/index_en.html
	EVIRA	Finnish Food Safety Authority	フィンランド食品安全局	http://www.evira.fi/portal/en/
	NPHI	National Public Health Institute,Finland	フィンランド国立公衆衛生研究所	http://www.ktl.fi/portal/english/
アメリカ	CDC	Centers for Disease Control and Prevention	米国疾病管理予防センター	http://www.cdc.gov/
	CFSAN	Center for Food Safety and Applied Nutrition	米国食品安全・応用栄養センター	http://www.cfsan.fda.gov/
	CPSC	U.S. Consumer Product Safety Commission	米国消費者製品安全委員会	http://www.cpsc.gov/
	CSPI	Center for Science in the Public Interest	米国民間団体	http://www.cspinet.org/new/index.html
	EPA	Environmental Protection Agency	米国環境保護庁	http://www.epa.gov/
	FDA	Food and Drug Administration	米国食品医薬品局	http://www.fda.gov/
	FSIS	Food Safety and Inspection Service	米国食品安全検査局	www.fsis.usda.gov/index.htm
	NIEHS	National Institute of Environmental Health Sciences	米国環境健康科学研究所	http://www.niehs.nih.gov/

機関の分類	略号	英　名	和　名	ホームページアドレス
	USDA	United States Department of Agriculture	米国農務省	http://www.usda.gov/
カナダ	CFIA	Canadian Food Inspection Agency	カナダ食品検査庁	http://www.inspection.gc.ca/
	HC	Health Canada	カナダ保健省 ヘルスカナダ	http://www.hc-sc.gc.ca/english/index.html
オーストラリア	APVMA	Australian Pesticides and Veterinary Medicines Authority	オーストラリア農薬・動物医薬品局	http://www.apvma.gov.au/
	FSANZ	Food Standards Australia New Zealand	オーストラリア・ニュージーランド食品基準機関	http://www.foodstandards.gov.au/
ニュージーランド	NZFSA	New Zealand Food Safety Authority	ニュージーランド食品安全局	http://www.nzfsa.govt.nz/
韓　国	KFDA	Korean Food and Drug Administration	韓国食品医薬品安全庁	http://www.kfda.go.kr/

0.3.3 分析機器の最近の動向

　経験を積むこともなく短時間に，簡単に，微量物質の特定と定量が可能になることは喜ばしいことではあるが，便利になればなるほど装置の値段がますます高額になり，パソコンと同じで数年も経てば陳腐化してしまうことは困ったものである．機器メーカーの思惑もあって値段がある程度上がるのは仕方がないにしても，何千万あるいは億単位の装置を次々と購入しなければ食品の完全・安心を確保するための分析ができなくなり，分析のコストがどんどん上昇していくことには疑問を感じる．また，サンプルをオートサンプラーに載せれば分析操作はもちろんのこと，結果の解析，レポート作成まで自動で行ってくれるので，非常に便利である反面，装置はブラックボックス化されているため，データがどのように処理され，どのような経過を経て算出されているのかをうかがい知ることができない．そのために，サンプルの調製上あるいは装置の不具合，解析時のデータの採取方法の誤りなどによって，本来なら出るはずがない値であっても，経験が浅いとレポートの結果を鵜呑みにしてしまう可能性がないともいえない．いくら自動化されても数値の最後の判断は人であるということの意識が疎かになってしまってはならない．分析値が正しいか，ちょっとおかしくはないかなど，的確に見定める力をつけるためには機器の原理，構造，限界などを理解する必要がある．しかも，分析機器や分析技術は科学技術の進歩とともに日進月歩である．学会誌などに常に目を通し，新しい情報を取り入れ，研究に生かす努力と勉強を怠ってはならない．

最近は，機器メーカーのホストコンピュータの遠隔操作によって装置不具合の診断，稼働状況などの管理を一括して依頼することも可能になりつつある．分析は装置に，管理はメーカーに任せ，研究者や分析従事者は研究戦略を練ることなどに時間を割く方が賢明であるとの考えもあるかもしれない．しかし，どんな分野においても分析は研究の基礎であり，研究戦略の構築に当たっては，研究の開始および各進捗段階で必要となる分析対象物質とその濃度，分析精度などの分析レベル，それに対応できる機器を把握しなければ戦略を立てられるはずもない．そのためには，分析装置の仕組みを理解し，どういった分析に向く機器なのか，またサンプルの調製法など，分析全般について熟知する必要がある．分析あるいは研究に携る者は便利さに流されることなく，学会，文献や書物，あるいはメーカーの主催する講習会などを通じて基礎的な知識と新しい情報を入手し，研鑽を積むことが極めて大切ではなかろうか．

0.4　分析機器の攻略法と分析機器の購入に当たっての留意点

0.4.1　分析機器の攻略法

最近の分析機器の制御は，すべてコンピュータで各社，各装置ごとに操作法，アイコンの意味がそれぞれ異なる．そのため，取扱説明書をみながら操作法，操作順を覚えようとするととても大変な労力と時間が必要であり，異なるメーカーの装置が何台もあるとお手上げになってしまう．あまり苦労せずに操作法，分析法を会得するコツは，次のようなことである．

①装置の原理と仕組み，分析対象にできるサンプルとその形態，得られるデータの内容等を大雑把に理解し，研究目的に合致している装置か否かを判断する．

②合致している装置ならば，装置を構成している各部，例えば，ガスクロマトグラフなら注入口，カラムオーブン，検出器それぞれがどんな役割をもち，どんな働きをしているか全体のイメージを把握する．

③装置を制御しているコンピューター画面のメニューおよびツールバー上のアイコンを片っ端から開けて，装置を運転するのにどんな働きをし，役割を果たしているかを理解し，アイコン場所をおぼろげでよいので覚えておく．

④装置メーカーの人に，「これだけはやってはいけないこと」を確認する．例えば，ガスクロマトグラフではヘリウムや窒素ガスなどのキャリアガスを流さないでカラムオーブンを高い温度にすると，液相が変性して使い物にならなくなるので絶対にやってはならない．最近の装置はこのような誤操作を防止するシステムになっているが，もし古い装置の場合は充分気をつけた方がよい．

以上の順を踏んでから自分なりに装置を動かしてみることを奨める．初心者は「操作順を間違えると装置が壊れるのではないか」と躊躇するかもしれないが，そのような心配は無用と考えてよい．勇気をもって操作し，少し慣れてから取扱説明書を読むとよく理解できるし，操作法が間違っていれば直せばよいし，そのことで理解がより深まる．

多検体の連続分析の手順はどのメーカー，どの装置でも同じで，分析装置を目的に合致したように運転する「メソッド」といわれる指示書作りから始める．この指示書では運転時の温度，分析時間など，「パラメーター」といわれる数字などを入力して作成する．

次に，この指示書に基づいて連続分析するための「バッチテーブル」といわれる表を作る．この表には分析するサンプル名，分析順，データの保存先，分析に使用するメソッドなどを入力して，分析開始を指示する．

分析が軌道に乗っても，いろいろな問題が発生する．また，装置に表示される警告や故障など，速やかに対処しなくてはならない事態がしばしば起こる．トラブルが発生した時に操作法がわからなかったら，速やかにメーカーに電話で問い合わせるようにする．対処法や，サービスマンに修理を依頼する必要があるか否かも親切に教えてもらえる．軽微なトラブルなら指示に従って操作すれば直せるし，正常に戻れば自信にもなる．これらの状況，対処結果などの状況を記録するノート（筆者は「トラブルノート」と称している）を用意し，発生日時，症状，装置の状態を知るための標準物質と分析条件を予め決めておいて，感度，R.T.（保持時間：Retention Time）などを記録しておくと装置の状態を継続的に知り，機器を維持管理，使用するうえで非常に役に立つし，同じ症状が発生した場合はすぐに対処できる．特に1つの装置を複数の人が使用している場合，このような記録は必須であり，使用法，装置の状態等も付け加えるとより重宝する．記録をつけたノートは，サービスマンに修理をお願いする際に見せると役に立つ場合もある．また，修理作業中は仕事の邪魔にならないように充分配慮して，作業終了時などに日頃の疑問点をサービスマンに質問するのも勉強になる．修理中のサービスマンに付きっ切りで質問をしたり，装置の内部を見る人もいるが，作業の邪魔になるのでやめた方がよい．

0.4.2 分析機器の購入に当たっての留意点

分析機器の性能や使い勝手，さらにはアフターサービスの良し悪しが研究の進捗を左右することもある．しかも，高価であり，簡単に買い換えることができず長く使い続けることになるので，機器の選択は慎重にしなければならない．機種決定までには

次のような手続きを踏むことが大切である．
1) 機種決定から予算申請までの手続き
① 各社のカタログを取り寄せて研究目的に合っている機種か，予算内に収まるかなど慎重に比較，吟味する．購入の目的が研究ではなく，例えば製品の品質管理に使用する機器である場合もあろう．その場合は多機能である必要はなく，単機能で充分であることが多く，むしろ得られるデータがオペレーターの技術レベルによる個人差がなく，メンテナンスが容易で耐久性のある機種がふさわしいであろう．
② カタログの内容で疑問な点を，メーカーあるいは販売会社の担当者に質問する．
③ メーカーあるいは販売会社等に請求すれば納入先一覧表の提供を受けられるので，納入先の大学や企業で実際に装置を使っている人に，性能や使い勝手を電話あるいは訪問して質問する．
④ 営業担当者に，購入希望機器の見学を依頼する．その際，自分が分析しようとするサンプルを予め，あるいは訪問当日分析してもらうことを申し込む．
⑤ 以上の手続きの末，機種が決定したら複数の販売業者から見積書をとる．見積時の価格の交渉も大切で，研究機器，特に大型の装置では定価はあってないようなものなので交渉次第でかなり変動する．無理な要求は避けなければならないが，双方が納得できる妥協点，野球で例えるならストライクかボールかを審判が判定に迷うような球筋にも似た微妙な値段を探るようにする．経験を積むとおおよその額が何となくわかるようになる．経理担当者等による交渉の有無をメーカーに伝えることも大切で，見積額に影響する．使いそうもない余分な付属品は，購入リストから削除する．最後に各社の見積書の金額，購入後のサービス内容等を比較して購入業者を決定する．
⑥ 予算を申請する．
2) 予算決定から納品まで
幸いにして機器購入の予算が認められたら，以下のことを心がける．
① 見積書には期限が記入されているので，購入時期がそれ以降ならば，見積書を再提出してもらい，機種がモデルチェンジしていないか，価格が変わっていないかを確認する．輸入品ならば為替の変動で価格が変わっている可能性が高いので，特に注意をすること．
② 事前に設置基準書を提出してもらい，部屋の広さ，コンセントの形状，数および容量が適合しているかを確認する．

納品当日は据付の担当者が気持ちよく働けるような環境条件,雰囲気作りに努める.

◆ 文　献

1) 農林水産省ホームページ:「用語解説」(五十音順)
2) S.Barlow, A.G.Renwick, J.Kleiner, J.W.Bridges, L.Busk, E.Dybing, L. Edler, G.Eisenbrand, J. Fink-Gremmels, A. Knaap, R.Kroes, D. Liem, D.J.G. Mücher, S.Page, V. Rolland, J.Schlatter, A. Tritscher, W. Tueting, G. Würtzen : Risk assessment of substances that are both genotoxic and carcinogenic. Report of an International conference organised by EFSA and WHO with support of ILSI Europe. *Food & Chem. Toxicol.*, **44** (10), 1636-1650 (2006)
3) J.O'Brien, A.G. Renwick, A. Constable, E. Dybing, D.J.G. Muller, J. Schlatter, W. Slob, W. Tueting, J. van Benthem, G.M. Williams, A. Wolfreys : Approaches to the risk assessment of genotoxic carcinogens in food: a critical appraisal. *Food & Chem. Toxicol.*, **44** (10), 1613-1635 (2006)

第1章　ろ過（限外ろ過，透析を含む）

1.1　ろ過（filtration）

　「ろ過」は，溶液中の固体と液体とを分離して必要な画分を得る操作で，その機構には①溶液中の固体をフィルターの表面で捕捉する表面ろ過（サーフェイスろ過）②固体をフィルターの表面だけではなく内部でも捕捉する深層ろ過（デプスろ過）③フィルター表面に捕捉された固体自身がフィルターの役目をするケークろ過の，3種類があるとされるが，実際のろ過ではこれらの機構が組み合わされている．ろ過は操作時の圧力によって，①自然ろ過あるいは普通ろ過　②減圧ろ過，吸引ろ過あるいは真空ろ過　③加圧ろ過　④遠心ろ過の4種類に分類される．ろ材は，ろ紙やガラスろ過器（ガラスフィルター）を用いる一般ろ過と，メンブレンフィルターを用いる精密ろ過とに大別される．

　ろ材がろ紙しかなかった時代から，ガラス繊維ろ紙，メンブレンフィルター，限外ろ過膜，逆浸透膜等，多種類の高分子膜が開発され，ろ過は固体と液体とを分離するための手段に留まらず，分子量の大きさによる分画も可能となり応用が拡大している．さらに，最近ではメンブレンフィルターを微量溶存成分の分離濃縮に利用する試みもなされている．

　表1.1に，ろ過法と各種フィルターの細孔径（ポアサイズ；pore size）等をまとめて示した．

1.1.1　自然ろ過，普通ろ過（filtration under ordinary pressure）

　高純度のセルロース製のろ紙（filter paper）を4つ折り（分析折りともいう），またはひだ折りにしてガラス製の漏斗にセットするか，ガラスフィルター付きガラスろ過器を用いて，液体にかかる重力のみで行う最も単純なろ過方法で，粘度が低く，固体量が少ないサンプルに汎用される方法であるが微量分析ではあまり用いられない．

表 1.1 各種ろ過法の比較

名称	分離媒体	細孔径	分画分子量 (MWCO)※	操作圧力 (MPa)
1 ろ過 (Filtration)	ろ紙・ガラスフィルター Filter Paper・Glass Filter	10 μm〜1mm		減圧〜2
2 精密ろ過 (Microfiltration)	精密ろ過膜 Microfiltration Membrane (MF膜)	0.1 μm〜10 μm		減圧〜2
3 限外ろ過 (Ultrafiltration)	限外ろ過膜 Ultrafiltration Membrane (UF膜)	2nm〜0.1 μm (IUPAC 1996年の定義)	500〜500,000	0.1〜10
4 ナノろ過 (Nanofiltration) またはルーズ逆浸透 (Loose Reverse Osmosis)	ナノろ過膜 Nanofiltration Membrane or Nanofilter (NF膜) またはルーズ逆浸透膜 Loose Reverse Osmosis Membrane	1nm〜2nm (UF膜とRO膜との中間)	数百〜数千程度	2〜4
5 逆浸透 (Reverse Osmosis) または超ろ過 (Hyperfiltration)	逆浸透膜 Reverse Osmosis Membrane (RO膜)	2nm以下	200〜1,000	10〜100 (原液の浸透圧に依存)

※ MWCO：Molecular Weight Cut Off（分画分子量以上の大きさのサンプルを90％以上保持することを表す）

〈ろ材〉
(1) セルロース製ろ紙

ろ紙は，用途により大きさ，厚さ，灰分含有量，粒子保持能（μm）の異なる多くの製品が市販されている．

日本工業規格（JIS）P 3801 ろ紙（化学分析用）に規定されている内容の一部を表1.2に示した．メーカーのカタログには，より詳細な記載がなされているので参考になる．ろ紙に限らず，日本工業規格の内容の詳細は「日本工業標準調査会：データーベース検索―JIS 検索」をキーワードとしてインターネットで閲覧することができる．

表1.2　化学分析用ろ紙の規格の一部

種類	用途	ろ水時間（秒）	沈殿保持性
定性分析用			
1種	粗大ゼラチン状沈殿用	80 以下	水酸化鉄
2種	中位の大きさの沈殿用	120 以下	硫酸鉛
3種	微細沈殿用	300 以下	硫酸バリウム
4種	微細沈殿用の硬質ろ紙	1,800 以下	硫酸バリウム
定量分析用			
5種A	粗大ゼラチン状沈殿用	70 以下	水酸化鉄
5種B	中位の大きさの沈殿用	240 以下	硫酸鉛
5種C	微細沈殿用	720 以下	硫酸バリウム
6種	微細沈殿用の薄いろ紙	480 以下	硫酸バリウム

註　1）　ろ水時間：100 ml の水をろ過するのに要する時間（秒）
　　2）　沈殿保持性：表中の沈殿のろ液が透明になること
　　3）　上表で4種の用途は「微細沈殿用の硬質ろ紙」と記されているが，硬質ろ紙に対する「軟質ろ紙」という術語は存在しない．
　　4）　ろ紙は，ジメチルスルホキシド（Dimethyl sulfoxide, 略称 DMSO）には耐性がないので注意が必要である．

(2) 疎水性ろ紙（hydrophobic filter paper）

ろ紙に安定化シリコーンを含浸させることによって疎水性をもたせた製品で，有機相と水相とが共存する系から有機相のみを通過させることができる．分液漏斗がなくても分液が可能．分液ろ紙　No. 2S（ADVANTEC）や，Whatman（ワットマン）社製の液相分離ろ紙（Phase Separator Paper）等が市販されている．

(3) クロマトグラフィー用ろ紙

純粋なセルロース繊維から作られているため，紙質，表面の平滑度および吸水度が均一でデータの再現性にすぐれ，ペーパークロマトグラフィー用をはじめデンシトメトリー（Densitometry）用ペーパー，ブロッティング（Blotting）用吸収ペーパー，

液体シンチレーション（Liquid Scintillation）計測用ペーパー等の用途がある．

ペーパークロマトグラフィー用ろ紙のうち，分取用は多量の物質を分離する場合に使用され，厚みがあり吸収性に優れる．

1.1.2 減圧ろ過（filtration under reduced pressure）または吸引ろ過（filtration by suction）

磁性のブフナー漏斗（Buchner funnel，ドイツ語の Nutsche；ヌッチェ）やガラス製の桐山漏斗と吸引ビンあるいは吸引鐘を組み合わせた後，ろ紙などのろ材をセットし，アスピレーター；aspirator（水流ポンプまたはサッカー）等で減圧しながら行うろ過方法である．固体量の多いサンプルは，最初はアスピレーターの水量を少なく，減圧度を抑えて開始し，徐々に上げることがろ過時間の節約につながる．急激な減圧はろ材の目詰まりの原因となり，度々ろ材を取り替える必要が生じ，時間がかかるばかりか，ろ液の収量も低下する．上澄液がある場合は，上澄液から始める方が効率が上がる．

微量のサンプルの場合は，小型の桐山漏斗（径 8 mm や 21 mm 程度），目皿漏斗，ろ過ボタンあるいはガラスフィルターを用いる．

〈ろ材〉
(1) セルロース製ろ紙

自然ろ過に使われるろ紙をすべて使用できるが，サンプルの沈殿物の大きさ，灰分の混入を避けたいサンプルなどによって粒子保持能，灰分含有量等を記載した表 1.2 がろ紙選択の参考の一助になれば幸いである．

この中から，微量分析に有用な No.4 硬質ろ紙と，乳化したサンプルの場合の解消法として有効な，ろ紙パルプの特徴や使い方を少し詳しく記載する．

(1-1) No.4 硬質ろ紙

吸引ビンまたは吸引鐘に目皿漏斗をセットし，目皿の縁から 2〜3mm 程度はみ出るように切った No.4 硬質ろ紙を減圧下で目皿に密着させ，少し蒸留水を垂らしてより強く密着させる．これに，微量の固形物や結晶が懸濁している溶液を駒込あるいはパスツールピペットで吸い上げて，ピペットの先をろ紙の中央に密着させてからスポイトをほんの少しずつ押していくと，固形物等が徐々に狭い範囲に蓄積して，やがて小さな塊となり，効率よく高収量で固形物等を集めることができる．

集めた固形物や結晶の表面に付着している溶液等を洗い流す必要がある場合は，表面を洗うように固形物等が溶けない，あるいは溶けにくい溶媒や水をサッと流す．

ろ過後は，ろ過ビン等の中に空気が少しずつ入るようにアスピレーターで吸引している耐圧ゴム管をゆっくりと外して，徐々に常圧に戻す．急激に耐圧ゴム管を外すと，集めた沈殿等が一瞬にして吹き飛んでしまうので，あくまでも慎重に操作する．

　次に，ろ紙の縁を先の尖ったピンセットで慎重につまみあげて時計皿等に移す．固形物をろ紙から外すには，ろ紙を親指と人差し指でつまみ，少し曲げると簡単に剥がれ落ちる．

　No.4 硬質ろ紙の表面は平滑でセルロースの繊維の毛羽立ちがなく，セルロース片がサンプル中に混入することはほとんどないが，もし心配ならば，ろ紙の表面を先の丸いガラス棒などでかなり強く擦ると，さらに表面が平滑になり，混入の危険性をさらに低減させることができる．

　サンプルがジエチルエーテルやアセトン等の低沸点溶液の場合は，パスツールピペットで吸い上げた際，室温でピペット内が温められ，サンプルがピペットの先端から勢いよく出てしまい，貴重なサンプルを失うことになる．これに対しては，サンプルを吸い上げ，出したりする操作を数回繰り返し，ピペット内を溶剤の蒸気で満たすことにより防止できる．

　(有) 桐山製作所製の桐山漏斗を使用するなら，目皿の直径が 21mm の SB-21 と，それに大きさの合う No.4 硬質ろ紙（No.4-21）と吸引鐘（VKB-200）をセットにすると使い易い．さらに少量のサンプルを取り扱う場合は，ろ過ボタンを使用する．

〈ろ過ボタンの作り方〉
　直径 6～8mm，長さ 10～15cm 程度のガラス棒の中央部を細工バーナで加熱し，軟化した時点でゆっくりと左右に引き伸ばして中央部の径が 3mm，延伸部分の径が 1～2mm 程度になるようにする．中央部分の径の太い部分の一方の根元部分にヤスリを当てて切断する．他端は径が 1～2mm の部分を約 3cm 程残し，切断する．次に，最初に切断した太い部分をバーナであぶり，軟化した時点で直ちにトーンプレート（Tonplatte（独語）；素焼き板）に垂直に押し付け径 4～6mm 程度になるようにする．これを目皿漏斗にセットし，No.4 硬質ろ紙の項に記載した要領でろ過を行う．

〈ガラス棒やガラス管の切断方法〉
　径が 10mm 以下の場合は，ヤスリ（鋸の目立用，長さ；75mm 程度）の角をガラス管に直角に当て，手前に一度だけ引いて傷をつけ，傷の面を上にし，ガラスの両端を引っ張るようなつもりで折る．鋭利な傷を付けることがポイ

ントになるので，何度も同じところをなぞらない．径が 12mm 以上の場合は，同様に傷をつけ，別に用意した先が少し尖ったガラス棒を赤熱し，傷の一端に押し当ててしばらく待つと，ひびが入って切断される．

(1-2) ろ紙パルプ
(a) 用途

分液漏斗などにより水溶液サンプルを有機溶媒で振盪抽出後，乳化して有機溶媒層と水層とが分液しにくいことがしばしば生じる．軽度な場合は ①長時間静置する ②静置後分液漏斗を水平に保ちながら，ゆるやかに液面を回転させる ③少量のメタノールを界面に静かに添加することなどで解消することもあるが，固い乳化層にはほとんど効果がなく，ろ紙パルプによるろ過が極めて有効である．

(b) 作り方

No.2 ろ紙で直径が 9cm や 11cm 程度の大きさなら 5〜6 枚をそのまま，24cm あるいは 30cm 程度の比較的大きなろ紙ならば，2〜3 枚を 1/4 程度の大きさに切って蒸留水を入れた家庭用等の一般的なミキサーに投入し，1〜2 分攪拌すると全体が粥状になる．

(c) 使用法

ヌッチェに No.2 ろ紙を敷いてろ過ビンにセットし，減圧下，水を流してろ紙をヌッチェに密着させてから粥状のろ紙パルプを少し流し込む．水が吸引されて粥状のろ紙パルプが固まるに従い，ヌッチェの周辺部に隙間ができてくるので，スパチュラ（英語 spatula；あるいはドイツ語読みのスパテル：spatel）などで押さえて隙間を塞いだ後，新たなろ紙パルプ流しこむ．この操作を繰り返して，厚さ約 1cm のろ紙の塊の層を作る．これに，溶媒層と水層とが分離が困難なエマルジョン（emulsion；乳化液）状態のサンプルを流す．目詰まりによりろ過速度が落ちてきたら，スパチュラで表面を引っ掻き新しい面を出すと，ろ過速度が回復する．メルク ミリポア（Merck Millipore）製等の加圧ろ過容器（p.29 参照）を用いる場合も同様に，ろ紙の充填，ろ過操作をする．このろ過操作でも，減圧度を急激に上げないことが肝要である

(2) ガラス繊維ろ紙

硼珪酸ガラス繊維（ガラスファイバー）を基材とし，機械的強度に優れるばかりか粒子保持能も高く，No.4 硬質ろ紙の細孔径が 2.7 μm であるのに対して，0.7〜2.7 μm の製品群がある．同じ細孔径のろ紙に比べ，ろ過速度は数倍から数十倍と速く，沈殿物が多く，ろ紙で目詰まりを起こしやすいサンプルや高粘度物質の減圧ろ過などに向

く．気体中の浮遊粒子状物質の捕集に用いる石英製のろ紙もある．

(2-1) ガラスろ過器（ガラスフィルター）

ガラスろ過器は，ガラス繊維（ガラスファイバー）を原料とするフィルター（ろ過板）を取り付けたろ過用ガラス器具である．JIS R 3503 で形状，サイズ，およびガラスフィルター（ろ過板）の細孔等が決められている．いずれもサイズの小さい方から，るつぼ形は 1G, 2G, ブフナー漏斗形は 3G, 11G, 17G, 25G, 26G および 151G, 漏斗形は 51G, 52G, 53G および 54G で，フィルターの細孔記号と細孔の大きさは表 1.3 のように定められ，製品の種類を表す刻印がなされている．

表 1.3 ガラスフィルターの規格

ろ過板の細孔記号	1	2	3	4
細孔の大きさ（μm）	100〜120	40〜50	20〜30	5〜10

例えば，3G1 と表示されている刻印は，ブフナー漏斗形の最小サイズで，細孔の大きさが 100〜120 μm であることを表している．

日本工業規格以外にも，ブフナー漏斗形に 165G，アリン（Alihn）氏管形の 15AG，球形の 7G, 8G および 9G，微量分析用の 12G などが市販されている．ガラスフィルターについては JIS への適合品と ISO 4793 に準拠した製品がある．

使用時の吸引圧力は，最大 0.1 MPa（1kg/cm^2）以下に抑えないと破損の危険がある．

(3) ろ過板

セルロース，ガラスファイバーなどを圧縮成型して強度を高めた板状のろ材で，主に工業用である．メーカーにより組成は違うが，多くは多層構造で多量の沈殿にも目詰まりすることなく，ろ過速度を維持できるように工夫されている．セルロースろ過板の一種である醸造用ろ紙は，醸造食品にろ紙臭が移らない特徴がある．実験室で使用される器具としては，ガラスフィルターが該当する．

(4) ろ過助剤

ろ過助剤のセライト（Celite®）は，大量の固形物，あるいはろ紙の目詰まりを起こしやすいサンプルを減圧ろ過する際に使用する．減圧下，ろ紙を密着させたブフナー漏斗に水に懸濁したセライトを均一に敷き詰めてから，セライト層を乱さないようサンプルを静かに注ぐ．液-液抽出で発生したエマルジョンの解消などにも利用される．

(5) メンブレンフィルター（membrane filter）

メンブレンフィルターは，ろ紙やガラスフィルターなどの，一般ろ過材に対するろ過膜全体を表す用語であったが，限外ろ過膜や逆浸透膜など，さらに細孔径

の膜が開発され，現在では，細孔径が 0.1～10 μm の精密ろ過膜（microfiltration membrane；MF 膜）のことを指す．材質はニトロセルロース，ポリフッ化エチレン，ポリエチレン，ポリプロピレン，ポロスルホン等を材質とする水系，および非水系のポリマーとセラミックスの無機系とがあり，サイズも径 13～293mm と多くの種類がある．実験目的に応じて膜の材質，ポアサイズ，径を選択し，専用のガラスまたはステンレス器具で挟んで使用する．例えば，少量のサンプルのろ過などには容器容量が 15ml，40ml，50ml あるいは 100ml の製品（メルク ミリポア）が便利である．HPLC 溶離液中の微粒子の除去には容器容量 300ml や 500ml でフィルターサイズが径 47mm の PTFE（Polytetrafluoroethylene；四フッ化エチレン樹脂，商品名 テフロン；Teflon^{TM}），あるいは親水性 PTFE がよく用いられる．

精密ろ過は膜の強度は強いが，表面ろ過なので，一般ろ過材に比べ目詰まりが起こりやすい．HPLC の溶離液のろ過などでは問題はないが，沈殿物の多いサンプルは前処理が必要である．

1.1.3 加圧ろ過（pressure filtration）

ろ材とサンプルを耐圧容器（加圧ろ過器）に充填，密閉し，ろ過液面を窒素などの不活性ガスで加圧する方法である．理論的には，容器とろ材が耐えうる圧力まで加圧することができるので，大気圧分までしか差圧が得られない減圧ろ過に比べて，効率よくろ過を行うことができる．減圧ろ過と同様，徐々に加圧することがろ材の目詰まりを緩和し，ろ液の収量を高めるコツである．

極少量のサンプル中の比較的荒い沈殿等を除去する目的には，パスツールピペットによるろ過が有効な場合がある．すなわち，長さ 5 インチサイズのパスツールピペットのテーパ状の先端部から数センチをヤスリで切断する．次に，腰の強いステンレス製の径 1.6mm 程度の針金を使ってパスツールピペットに石英ウールをかなり硬く詰め，サンプル溶液と同じ溶媒で洗浄する．サンプルを負荷してスポイトで加圧しろ過する．もう少し量の多いサンプルには，アリン氏管（コックなしのクロマトカラム；別名オープンカラム）に石英ウールを詰めて，2 連球でゆるやかに加圧する．

〈ろ材〉
(1) ろ紙パルプとろ過板
ろ紙は，耐圧性が低く加圧ろ過には使用できないが，ろ紙パルプは乳化サンプルのろ過には有効なろ材である．耐圧容器への充填方法は，減圧ろ過の場合と同様，少量のろ紙パルプを容器に投入し，蓋を閉め加圧して水を抜く．蓋を開け，容器周辺にで

きたろ紙の隙間をスパチュラ等で押さえて埋めた後，再びろ紙パルプを加え，パルプ層が約 1cm の厚さになるまで繰り返す．数百 ml 規模のサンプルのろ過には，耐圧容器容量が 100ml（XX40 047 00）と 340ml（XX40 047 40）のメルク ミリポア製品が使いやすい．最近は，電子カタログを利用されることが多いかもしれないが，同社の印刷物のカタログは製品別に細分化されているので，目的の製品にたどり着きにくいが，ろ過関係は「フィルター編」に収録されている．

セルロース，ガラスファイバー製ろ過板も，容器の大きさに合わせて切ることにより使用できる．

(2) 精密ろ過膜（microfiltration menbrane；MF 膜）

加圧ろ過でも，各種の精密ろ過膜が使用できる．比較的量のあるサンプル用には径 47mm の前出のメルク ミリポア製 XX40 047 00 や XX40 047 40，フィルターを円筒状に加工して目詰まりを抑制した同社製ステリベクスが使いやすい．

サンプルサイズが数 ml 前後の少量のサンプルには，径 13mm や 25mm の膜用のステンレス製ホルダーが市販されているが，フィルターが組み込まれたディスポーザブルのシリンジフィルターが便利である．フィルターサイズは直径が 3mm，4mm，13mm，25mm および 33mm，ポアサイズ $0.20 \sim 10.0 \mu m$ があり，さらに供試試料により水系，有機系（非水系），水系／有機系（兼用），イオンクロマトグラフ用等多種類の製品が市販されているので，目的に応じて最適な品が選択できる．ポアサイズ $0.20 \mu m$ の滅菌済み製品はサンプル中の除菌に有用で，滅菌済み小型ジャファーメンターの排気や無菌ベント（vent）に取り付ける加圧，吸引両用タイプもある．

ppm，ppb あるいはそれ以下の濃度を扱う微量分析用サンプル，特に水溶液中の疎水性物質の場合はフィルターへの吸着が起こることがあるので，予備実験で吸着の有無を確認したうえでフィルターの種類を慎重に選択することが望ましい．

フィルターの入り口側はいずれもメスのルアロックになっているので，注射筒（syringe barrel）と針（needle）を接続するシリンジターミネーション（接続部）もルアチップではなくルアロックタイプを使用する方がよい．ルアチップタイプの場合は，シリンジを少し強めに押すとフィルターが外れ貴重なサンプルを失ってしまうばかりか，液が目などに入り，思わぬ危害を蒙る可能性もある．ルアロックタイプを使用した場合も無理な圧力をかけると，膜のポアサイズ以上の微粒子が漏れたり，フィルターが破れたりするので注意深く操作することが肝要である．

(3) 限外ろ過膜（ultrafiltration membrane；UF 膜）

精密ろ過膜よりポアサイズの小さい酢酸セルロース，芳香属ポリアミド，ポリビニルアルコール，ポリスルホン，ポリフッ化ビニリデン，ポリエチレン製の $2\,nm \sim 0.1$

μm の膜を使用することにより，分子量 500〜500,000 の分画が可能である．膜の構造の種類には中空糸膜，スパイラル膜，チューブラー膜および平膜があり，細菌やウイルスの除去，人工透析，酵素や蛋白質の濃縮，超純水の製造などに広く普及している．

蛋白質の濃縮，脱塩などを目的とする小規模実験では，平膜装置をセット，窒素ガス等での加圧下，マグネチックスターラーでサンプル液を緩やかに攪拌し，膜面に対し平行な流れを作り，サンプル中の懸濁物質やコロイドが膜面に堆積するのを抑制する，いわゆるクロスフロー方式の機能が付いた専用装置が使用される．最大処理量が 3ml，10ml，50ml，200ml および 400ml 等各種の大きさの器具（例えば，メルクミリポア製の攪拌式セル 8000 シリーズ）があり，サンプル量により選択できる．限外ろ過の場合も，圧力を少しずつ高めるのが好結果を得るコツで，推移をみながら標準的な運転圧力 $3.5〜3.6kg/cm^2$ に調整する．サンプルの処理にかなりの時間を要するので，サンプルの腐敗を防ぐために 5℃ などの低温室で実験する方が望ましい．最近は遠心式限外ろ過フィルター（Amicon® Ultra 等）が普及し，HPLC 分析等の除蛋白などの前処理によく用いられる．

(4) 逆浸透膜（reverse osmosis membrane；RO 膜）およびナノろ過膜（nanofiltration membrane；NF 膜）

塩類濃度の高い水と低い水を逆浸透膜（または半透膜）で仕切ると，浸透圧の差によって濃度の低い側から高い側へ水がひとりでに移動する．逆に濃度の高い方に外から浸透圧の差を超える圧力をかければ，水だけが濃度の高い側から低い側に抜ける現象を逆浸透と称する．1950（昭和 25）年，海水の淡水化を目的にアメリカで研究が始まり，1960（昭和 35）年にカリフォルニア大学のシドニー・ロブとソーリラジャンによって初めて，酢酸セルロース膜による海水淡水化が実用化された．現在では水道水の製造，工業用の純水や超純水の製造，下水の再利用，果汁や乳製品，化学薬品の濃縮などに広く利用され，実験室では精製水製造装置に組み込まれていておなじみである．膜の原料や構造は限外ろ過膜と同じで，ポアサイズが 2nm 以下，分画分子量は 200〜1,000 である．操作圧力はサンプルの浸透圧に依存するが，$10〜100kg/cm^2$ とかなり高い．

RO 平膜を使用する逆浸透ろ過の実験室規模の装置の一例としては，日本アブコー（株）（〒143-0016 東京都大田区大森北 6-7-4 TEL：03-3767-7281）製の Model No FSD-01 があり，サンプルの最低必要量は 500ml である．

ナノろ過膜はポアサイズが 1〜2nm で，塩類などの阻止率が約 70% 以下の膜を指す．

1.1.4 遠心ろ過（centrifugal filtration）

カートリッジ式のろ過チップを遠心機にセットし，遠心力による差圧でろ過する方法である．微量のサンプルのろ過，あるいは限外ろ過膜による除蛋白などの目的に使用される．細孔径が 0.1～5 μm のメンブレンフィルター，分画分子量が 3,000～100,000 の限外ろ過膜で，容量など種類も多く，短時間で処理できるので利用価値が高い．超遠心機用キットや，専用の卓上小型微量高速遠心機なども市販されている．メルク ミリポア製の Microcon の耐溶剤性はアセトニトリル 20％までであるという．

玄米，トマト，パプリカ，リンゴ，グレープフルーツおよびほうれん草中の残留農薬 83 品目を LC-MS-MS（Liquid Chromatograph-Tandem Mass Spectrometer）で分析するための前処理法として，メタノール抽出液の 50 倍希釈液 0.4ml を分画分子量 30,000 の限外ろ過膜ユニットに入れて 4,700rpm で 15 分間遠心分離処理して好結果を得たとの利用例もある[1]．

1.2 透析（dialysis）

膜で隔てられた溶質の移動を「透析」という．溶質を一方向に流すのに必要な駆動力により，①拡散透析（diffusion-dialysis），または単に透析といわれる溶質自体の濃度差を利用する方法，②電位差をつける電気透析（electro-dialysis），③温度差による熱透析（thermo-dialysis），および④圧力差を利用する圧透析（piezo-dialysis）　に分けられる．本項では分析サンプルの前処理として汎用される拡散透析と電気透析についてのみ記述することにする．

1.2.1 拡散透析（diffusion-dialysis）

膜を隔てて濃度差の異なる溶液が半透膜（semi permeable membrane）を挟んで接すると，双方の濃度を同じにしようと働く力，浸透圧（osmotic pressure）が生じ，濃度の低い溶液から高い溶液に向かって溶媒が移動する浸透（osmosis）と，濃度の高い溶液から低い溶液に溶質が移動する拡散透析（または単に透析という）現象とが同時に進行する．半透膜は古典的にはフェロシアン化銅の沈殿膜，コロジオン膜，あるいは膀胱膜などが用いられたが，今日ではセロファン（cellophane）製のビスキングチューブ（米国 VISKING 社開発の Visking tubing），アセチルセルロース（酢酸セルロース），ポリアクリロニトリル，テフロンあるいはポリスルホン等の多孔質膜が用いられる．分画分子量が 100～100,000 のそれぞれの膜に対して，種々のサイズが Spectrum Laboratories, Inc. から市販されている．最近では，300 μl～10ml のディスポー

ザブルのカセットタイプも同社やThermo Fisher Scientific Inc.（旧 Pierce Biotechnology Inc.）から製品が開発され，微量サンプルの処理に透析を取り入れやすくなっている．

透析の一般的な目的は溶質分子の濃度の調製にある．例えば，硫安沈殿法により粗精製した蛋白質溶液から硫安分子を除去したり，リン酸緩衝液をトリス-塩酸緩衝液などの他の緩衝液に置換するときなどに用いられる．

透析の一般的な方法は透析膜を数分間精製水に浸して柔らかくし，ピンホールが無いことを確認する．サンプルを入れすぎると透析が進むに従って膜内に透析外液が入ってきて膜が破裂することがあるので，膜容量の半分程度の量を入れるにとどめ，封じ具（クローサー）で透析膜を密封する．サンプル液量の100倍以上の精製水あるいは緩衝液とマグネチックスターラーの回転子を入れたビーカーに投入，低温室でスターラーにより液を緩やかに攪拌する．クローサーに磁石が組み込まれ安定した攪拌が得られる便利な器具もある．3～6時間ごとに新しい透析外液を交換しながら透析を続けた後，透析膜に入った試料溶液を取り出す．外液に水道水を使い，緩く流す方法もある．

分子量の大きさにより大まかに分ける方法には限外ろ過があるが，圧力を加えられ

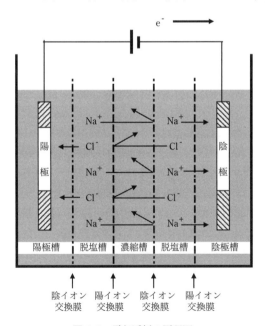

図1.1　電気透析の原理図

ない血液などのサンプルには専ら透析が用いられる．

　また，分子量が未知の微量活性物質の探索に際して，おおよその分子量を知るには分画分子量の異なる膜のそれぞれに同じサンプルを入れ，同時に透析を行い，透析内液および外液を濃縮し，目的の活性物質がどの画分にあるかをみることにより簡単に知ることができる．この結果は，HPLC の GFC（Gel Filtration Chromatography）などで目的成分をさらに精製する際のカラムを選択するときにも非常に役に立つ．

1.2.2　電気透析（electro-dialysis）

　電気透析はイオン交換膜と電気を利用し，電位勾配を駆動力とする透析である．陽イオン交換膜は陽イオンのみを透過させ，陰イオン膜は陰イオンのみを透過させる．図 1.1 に示した原理図のように，電極に直流電流を流すと，脱塩槽では通した電気量に応じて脱塩が起こり，濃縮槽では濃縮が起こる．

　電気透析の代表的な応用は海水濃縮による食塩の製造であるが，減塩醤油の製造など広く食品製造に利用されている．微量分析の前処理に利用できる装置としては，(株)トクヤマと旭化成工業(株)の合弁会社である(株)アストム[註1]から「マイクロ・アシライザー S1」という商品名で販売されている．カートリッジ式イオン交換膜を交換することにより，1M 濃度の食塩水 10 ml または 20 ml（カートリッジの交換により対応）を，1 時間で 95％以上を脱塩できる能力を有する．限外ろ過や拡散透析ではオリゴ糖，アミノ酸等低分子物質溶液から無機塩のみを除去，あるいは濃縮することはできないが電気透析では可能であり，目的，用途によって使い分けることが必要である．

◆ 文　　献

1) 畠山えり子，梶田弘子，菅原隆志，佐々木陽，高橋　悟，小向隆志：食衛誌 **47**(4), 137-145 (2006)

註1：〒105-8429 東京都港区西新橋 1-4-5　TEL：03-3597-5019　FAX：03-3597-5024

第 2 章　溶剤抽出法
（分別抽出法，向流分配法，固相抽出法を含む）

　抽出の目的はサンプル中の夾雑物を除き，目的物質を効率よく濃縮する操作の1つといえよう．この章では，溶剤による種々の抽出法に加え，抽出物を官能基ごとに分別する分別抽出法，相互に類似した構造をもつ化合物群の大量の分離精製に適している向流分配法，クロマトカラムによるステップワイズ（stepwise）溶出法，および抽出物中の少量の溶媒で，効率よく夾雑物を除く方法として普及している固相抽出法について記載する．

2.1　溶剤抽出法（solvent extraction method）

　溶剤抽出法は大別すると，液体のサンプルを溶媒で抽出する液-液抽出法（または分液法；liquid-liquid extraction method）と固体のサンプルを抽出する固-液抽出法（solid-liquid extraction method）とがある．それぞれに種々の方法が開発されているが，液-液および固-液双方の抽出に使える方法が多い．以下，それぞれについて解説する．

2.1.1　振盪抽出法（shaking extraction method）
　分液漏斗（separating funnel）に水溶液のサンプルと抽出用の溶媒を入れ，振盪機で振盪して目的物を抽出する方法で，代表的な液-液抽出法である．
　具体的な操作法は，サンプルを分液漏斗にとり，これにサンプル溶液と混じりあわ

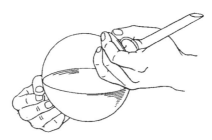

図 2.1　抽出操作時の分液漏斗の持ち方

ない溶媒をサンプルに対して約 0.3 の割合で投入する．サンプルと溶媒との合計量を分液漏斗の容量の 1/3 程度にする．これ以上だと振盪機にかけたときにサンプルと溶媒とが同時に上下し，両者が効率よく混じりあわず抽出ができない恐れがある．振盪機にかける前に分液漏斗の頭部の共栓と脚部のコックを閉じ，サンプルや溶媒が漏れ出ないように共栓と本体を右手でしっかりと握り締め，共栓側を下にする（図 2.1）．左手はコックが動かない程度に握り，両手で分液漏斗を振り，ときどき左手でコックを開き内圧と外圧とを同じにする．

　抽出溶媒がジエチルエーテルのように揮発性の高い溶剤であると，シュッと音がして内部の溶剤のガスが噴出する．振盪とガス抜きを 2～3 回繰り返してから振盪機にセットし，約 10 分間抽出する．抽出操作後，分液漏斗スタンドに静置し，分液した時点で上層と下層を別々の三角フラスコなどに採取する．ジエチルエーテルのように水より比重の小さい溶剤の場合は下層の水層を，クロロホルムやジクロロメタンのように比重の大きい溶剤では上層を分液漏斗に戻し，さらに 2 回，同様の抽出操作を繰り返し，3 回分の溶剤層を集めた後，Na_2SO_4 などで脱水する．抽出時に NaCl でサンプル溶液を飽和状態にすれば，塩析効果（salting out effect）により抽出率が向上し，成分の性質にもよるが，80～90％の抽出率が期待できる．抽出時，エマルジョンにより分液しにくい場合は遠心分離，分液ろ紙[注1]等（p.23 参照）が有効である．ただし，可燃性の溶剤を遠心分離する場合は，遠心管が破損すると引火の危険性が高いので細心の注意を払うべきである．

　クリーム状あるいは固体に近い，硬いエマルジョンの場合は，第Ⅰ編第 1 章（1-2）項（p.26）の「ろ紙パルプ」が有効である．この抽出方法は，20 万円程度と比較的安価な振盪機 1 台で複数のサンプルを同時に処理できることから広く使われている．本来，液-液抽出の方法であるが，固-液抽出としても残留農薬の分析などに利用されている．この場合，例えば，農薬の理化学的な性質を詳細に記載した書籍（A world Compendium The Pesticide Manual, Editor：C. MacBean, Sixteenth Edition, 2012）によると，「分配係数 kow logP=3.43（20℃），溶解度が水：14mg/L（30℃），Hexane：14g/L（20℃），Isopropanol：138g/L（20℃）その他の溶剤には易溶」と，かなり脂

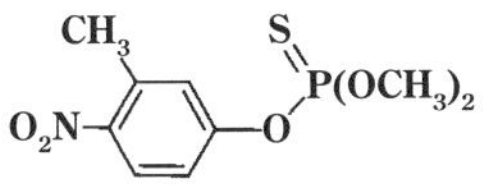

図 2.2　殺虫剤フェニトロチオンの化学構造式

註 1：アドバンテック東洋㈱：03-5981-0609

表 2.1　各種条件下におけるフェニトロチオンの抽出率

溶剤の種類	溶剤量 (ml)	振盪時間 (min)	抽出率 (%)
ベンゼン	100	5	58
酢酸エチル	100	5	53
アセトニトリル	100	5	85
アセトン	100	5	89
ベンゼン	100	30	64
酢酸エチル	100	30	61
アセトニトリル	100	30	88
アセトン	100	30	93
40% アセトン / ベンゼン	100	30	88
20% メタノール / アセトニトリル	100	30	100

サンプル：人参 20g　農薬：フェニトロチオン
加藤誠哉：第 2 回 日本農薬学会農薬残留分析研究会講演要旨集　p.35-38(1978)

溶性の性質を有する殺虫剤フェニトロチオン（Fenitrothion：$C_9H_{12}NO_5PS=277.24$[122-14-5]）（図 2.2）を磨砕した 20g の人参から抽出した例を表 2.1 に示す．

　フェニトロチオンのように，脂溶性が高く，比較的抽出されやすいと推定される物質でも，1 回の抽出操作で，抽出率を上げるには，最適な溶剤の選択と抽出操作に 30 分程度の時間をかける必要があることがわかる．この文献には，フェニトロチオンの含有量（または添加量）についての記載はないが，組織内部に浸透した農薬等を高い抽出効率で得るには，サンプル溶液に NaCl を飽和させて，さらに長時間の振盪操作や複数回の抽出等が必要であろう．

2.1.2　液-液抽出カートリッジ（liquid-liquid extraction cartriji）

　多孔質の珪藻土を充填したカラム（Merck Millipore 製 Extrelut® NT20，ジーエルサイエンス製 Innert Sep® K-solute, Agilent 製 Chem Elut™）で，珪藻土の充填量は 10ml（リザバー量：60ml），20ml（60ml）および 50ml（150ml）等の製品がある．液-液抽出操作時にエマルジョンが発生しやすいサンプルに適し，以下の手順で操作する．
① 珪藻土容量の 80% 程度のサンプルを負荷
② 5〜10 分静置
③ 抽出溶媒の注入により目的物質を溶出

　珪藻土を充填したカラムの使用例として，第Ⅱ編第 5 章 5.6（p.226）に記載した DCP（1,3-Dichloro-2-propanol）の分析法などの報告例[1,2] や，珪藻土の代わりに 700℃で 16 時間加熱したセライト 545 でカルバミン酸エチル（Ethyl carbmate：EC）

を分析した例[3]がある．

2.1.3 ソックスレー抽出器（Soxhlet's extractor）法

1879（明治 12）年にドイツの化学者フランツ・フォン・ソックスレー（Franz von Soxhlet）によって発明された固-液抽出法で，AOAC（Association of Official Agricultural Chemists）の脂肪分析の公定法にも採用されている．

電気高温水槽（ウォータバス；water bath）によって温められたフラスコ（受器）(A) から発生した抽出溶剤の蒸気は管(B)を通り，玉入り冷却器（1886（明治 19）年にフェーリックス・リヒャルト・アリン：Felix Richard Allihn 氏が発表したので，アリン（氏）冷却器ともいう）で凝縮し，円筒ろ紙（extraction thimble）(D) 中に滴下する．溶剤が曲管の (E) の高さに溜まる間に円筒ろ紙中のサンプルが抽出される．(E) の高さ以上になるとサイフォンの原理により一気に (A) に流れ込む．この一連の流れの繰り返しにより連続抽出が行われる．脂質の抽出溶剤としてはジエチルエーテルが一般的である．フラスコ容量の 2/3 のジエチルエーテル（以下，エーテルと略記）と沸石（boiling stone）を入れ，円筒ろ紙に容積の 2/3 以下の試料を取り，試料上に清浄なガラスウールまたは脱脂綿で軽く蓋をし，電気恒温水槽で加温し，6〜16 時間抽出する．冷却器から 80 滴/分程度が滴下するように恒温水槽の温度を調節する．適温は環境条件により異なるが 60℃前後である．抽出中に水道からの冷却水の水量が少なくなり，エーテルが蒸発してしまう場合があるので時々水量をチェックする必要がある．もし，少なくなってしまった場合は，一旦，恒温水槽から下ろし，冷ましてからエーテルを追加，新しい沸石を入れる．溶剤の温度が沸点以下に下がってしまうと沸石の効果が消失するので，必ず新しく入れる必要がある．抽出が完了してフラスコ内のエーテルを回収するには，円筒ろ紙を

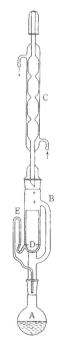

図 2.3　固体サンプル用ソックスレー抽出器

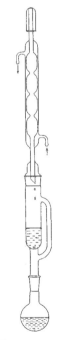

図 2.4　エーテルの濃縮回収装置

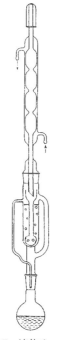

図2.5 液体サンプル用ソックスレー抽出器

取り出してからフラスコに新しい沸石を入れ，恒温水槽に浸け，凝縮したエーテルが（E）の高さになるまでに円筒ろ紙の入っていた抽出容器とフラスコを下ろし，抽出容器中に溜まったエーテルを回収する操作をフラスコ内のエーテルがなくなるまで繰り返して抽出液を濃縮する．図2.3の曲管（E）のない，図2.4のような濃縮装置を用意しておくと便利である．

p.63に示すような，高性能の溶媒回収装置を備えたロータリーエバポレーター以外の装置では決して濃縮を行ってはならない．冷却システムが従来の冷却菅（またはコンデンサー：condenser）である場合は，エーテルの沸点が34.6℃と低いため，全く回収できず，実験室内に蒸気が充満して引火の危険性が非常に高まるためである．

ソックスレー抽出器の原理に基づき装置化された脂肪分析システム装置が，日本ビュッヒ（株）等から市販されている．ソックスレー抽出器は固-液抽出器として開発されたが，液体サンプル用もあり，その概略図を図2.5に示した．

固体サンプル用との違いは抽出管にある．抽出管に円筒ろ紙のかわりに，中棒といわれるガラス管を冷却器からのエーテルの凝縮液を受けるようにセットし，その周りにサンプルを注入する．冷却器から受けたエーテルは中棒の底部に開けられた穴から玉状になってサンプル内をゆっくり上昇する間に抽出が行われ，サンプルの上端に溜まったエーテルは曲管を通ってフラスコに戻る．サンプル量は抽出管容量の80％程度とし，上端をガラスウールまたは脱脂綿で軽く蓋をする．

ソックスレー抽出法では，水酸基とカルボキシル基を併せもつヒドロキシ酸；Hydroxy acid（ヒドロキシカルボン酸；Hydroxycarboxylic acid，オキシ酸；Oxyacid，アルコール酸；Alcohol acid などともいう）等，水溶性の高い物質も水溶液中からエーテルで高率で抽出できる．

ソックスレー抽出器には，クロロホルムやジクロロメタンを使用する重液用も開発されている．

2.1.4　ホモゲナイズ（homogenization）法

固定刃と高速回転刃による機械的な引きちぎりと，高周波パルスエネルギーの相乗作用で，穀物や生体組織の細胞等を短時間に破砕，均一に磨り潰すことができる超高

速ホモジナイザーを利用する方法であり，液-液と固-液の双方の抽出に使える．ポリトロン（Polytron）やオムニミキサー（Omni-Mixer）等の名称で知られ，均一化の過程で高い抽出率が得られることから，残留農薬分析の前処理法として最も普及しており，厚生労働省の公定法にも採用されている．装置も20～30万円で入手可能であるが，作業効率を高めるにはヘッドを何本も揃える必要がある．

2.1.5 高速溶媒抽出（accelerated solvent extraction：ASE）法

固-液抽出専用の装置である．酢酸エチル，アセトニトリルあるいはメタノール等の溶媒を100℃，1,500 psiの高温，高圧で抽出することにより，5分程度の短時間で高い抽出率が得られる利点がある一方，装置は高価で，廉価なバッチ式の装置でも約285万円，オートサンプラーを備えた高級機では約600万円もする．

2.1.6 マイクロ波抽出（microwave extraction）法

固-液抽出専用の装置である．メタノール等の溶媒とサンプルを密閉容器に入れ，80～120℃，475W程度の出力で10～20分程度で抽出が完了する．玄米等の硬いサンプルでも予め粉砕しなくても十分な抽出率が得られること，一度に40サンプルも処理が可能であるなどの利点があり，農薬等の抽出に利用した報告もなされている．装置は400～500万円と高価である．

2.1.7 超臨界流体抽出（supercritical fluid extraction；SFE）法

主として固-液抽出で使用する装置である．抽出媒体に超臨界状態の炭酸ガスを使用する方法で，超臨界状態の炭酸ガスが油をよく溶かす性質を利用している．もともと脂肪の標準的な抽出法であるソックスレー抽出法に代わる方法として開発された．ソックスレー抽出法による抽出が8～16時間を要するのに比べ，20～30分の短時間で完了すること，抽出媒体が炭酸ガスであることから抽出物の濃縮の必要がない等の利点があり，残留農薬分析の前処理法としても利用されている[4-8]．

装置は高価で，手動の装置で約600万円，自動装置では約1,400万円であり，高圧ガスの使用申請が必要である．

ホップのルプリン部分（毬果の内苞の根元に形成される黄色の顆粒）から，ビールの苦味成分のフムロン（R(-)-Humulone：$C_{21}H_{30}O_5$=362.47[26472-41-3]）やイソフムロン（Isohumulone：$C_{21}H_{30}O_5$=362.47[25522-96-7]））の抽出法としても有名である．

低分子量で有機溶剤に可溶な物質を大まかに分ける方法には，①官能基種類による分別抽出法，②溶解度によるクロマトカラムによるステップワイズ溶出法，およ

び ③分配係数の差による向流分配，等の方法がある．以下，それぞれについて簡単に記載する．

2.2 画分（fraction）による分離手法

2.2.1 分別抽出（fractional extraction）法

抽出液中に含まれる種々の低分子量の化合物を官能基ごとに予め分別することにより，目的物質の濃縮と後工程のガスクロマトグラフやHPLCでのよりよい分離が期待できる．

抽出物中の塩基性物質は5%程度の塩酸と接触させることにより塩酸塩となり，逆に酸性物質はアルカリにより塩を形成し，水溶液に溶解しやすくなる性質を利用する方法である．操作法は分液漏斗を使用する振盪抽出法で行うが，塩酸などで抽出した後，水層をエーテルで抽出して水層中に共存しているエーテル可溶物を回収してエーテル層に戻す逆抽出操作が，この方法を成功させるポイントである．

図2.6に分別抽出法の概略図を示した．古い本であるが，次頁2行目に紹介した書物の「Chapter 11 THE SEPARATION OF MIXTURES」p.333〜352 に，分別抽出につ

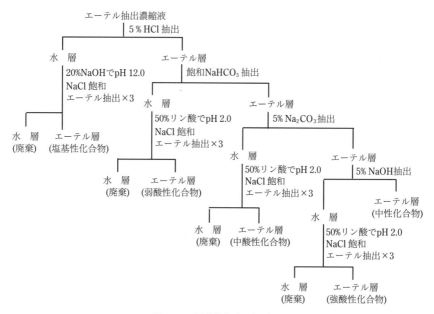

図 2.6　分別抽出法の概略図

いて詳細に書かれているので参考になる．

"The SYSTEMATIC IDENTIFICATION of ORGANIC COMPOUNDS: A LABORATORY MANUAL" Fourth Edition. Ralph L. Shriner, Reynold C. Fuson, David Y. Curtin. New York, John Wiley & Sons, Inc. Tokyo Maruzen Company Ltd. 1956.

2.2.2 ステップワイズ溶出（stepwise elution）法

有機溶剤に可溶な低分子化合物を大まかに分ける方法の1つで，クロマト用シリカゲルをクロマトカラムに充填し，溶媒の組成を変化させ溶出液を採取する方法である．分別抽出が官能基の種類によって分離するのに対して，この方法は，溶媒の組成によってサンプル中の溶出される化合物が異なることを利用している．

以下のように操作する．

① 130℃で12時間以上加熱，デシケーター中で放冷したクロマト用シリカゲル（Wakogel® : C-200 76〜150 μm（100〜200 mesh 等）の適当量をビーカーにとり，n-ペンタンを注ぎ，ガラス棒で攪拌しながらクロマトカラムに注ぎ入れる．カラム下端のコックを開きシリカゲルの上端にまでペンタンが下がるのを待ってコックを閉じる．
② 充填したシリカゲルの上端にカラムの内径の大きさに切ったろ紙を載せる．
③ サンプルを負荷する．
④ 表2.2のように調合した溶媒を順次流し，それぞれの溶出液を採取する．
⑤ 採取液をそれぞれ濃縮する．濃縮液をガスクロマトグラフ，HPLC さらに質量分析計等で分析する．

使用する溶剤である n-ペンタンやジエチルエーテルの沸点が低いので，以上の一連の操作は5℃などに調節された低温室で行うのが望ましい．

表2.2 ステップワイズ溶出に用いる溶媒組成

No.	n-Pentane (ml)	Diethyl ether (ml)
1	100	0
2	90	10
3	80	20
4	70	30
5	60	40
6	50	50
7	40	60
8	30	70
9	20	80
10	10	90
11	0	100
12	Methanol : 100	

2.2.3 向流分配（countercurrent distribution）法

向流分配法は，構造の類似した化合物群を一度に比較的大量に分離精製するのに適し，抽出のみの操作で加熱等の過程を経ないので，不安定な物質にも適用できるという特徴がある．互いに混じりあわない2溶媒系への試料の分配係数の差を利用して，バッチ式に分配操作を繰り返して分離，精製する方法である．サンプルにより最適なそれぞれの割合を決定した，例えばクロロホルム(33)-メタノール(40)-水(27)混合液

を分液漏斗中で充分振盪し,静置,分液後,上層と下層を別々に三角フラスコなどに保存する.上,下層それぞれ等量の一定量を No.0 の分液漏斗にとり,サンプルを投入し,分配平衡に達するまで充分振盪し,静置,分液後,上層を新たな下層の入った分液漏斗 No.1 に移し,分液漏斗 No.0 には新しい上層を注ぎ,分液漏斗の No.0 と No.1 を同時に振盪する.この操作を繰り返す.操作の概略を図 2.7 に示した.本文と図では上層を移すように説明し,図示したが,実際は下層を移すほうが簡単である.

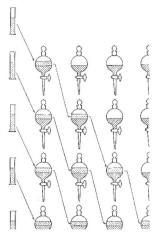

図 2.7 向流分配法の操作法の概略
(日本化学会編『実験化学講座 基礎技術 II』昭和 31 年 4 月 20 日発行(丸善㈱)p.306 より引用)

溶媒に対する分配係数が 1(K=1)の溶質は,分配係数に従って等量ずつ上層と下層に溶解する.この状態を,移行回数 0 とする.次の操作回数 1 の場合は,分画された溶質の全体量を 1 とするならば,表 2.3 内の式に従って No.0 に 0.5,No.1 に 0.5 存在することになる.以下,操作を繰り返すことによって試料が分離精製される.

分液漏斗 10 本の操作でも構造類似の物質が分離できる一例を以下に示す[9].

対象の物質は,第 II 編 第 1 章 (ii)「アフラトキシン」の 1.6.3 項(p.112)に記載する *Aspergillus sojae* X-1 という野生菌の産生物であるピラジン環化合物である.培養液のクロロホルム抽出液を分別抽出して得た塩基性画分のクロロホルム抽出液を,分液漏斗 10 本による向流分配を以下の条件で実施した.溶媒は n-ヘキサンおよび pH9.0 の Kolthoff 氏緩衝液それぞれ 1.5L を 5L 容の分液漏斗にとり,充分に振盪後,静置して分液した上層および下層それぞれ 100ml ずつを 500ml 容の分液漏斗にとり試料を添加,本章 2.2.3(p.41)に記した向流分配法の操作法に従って得た No.1〜10

第 2 章　溶剤抽出法（分別抽出法，向流分配法，固相抽出法を含む）

表 2.3　操作回数 10 回の試料分配の式と分配比率（括弧内）

操作回数 ＼ 漏斗 No	0	1	2	3	4	5	6	7	8	9	10
0	$\dfrac{1}{\ }$ (1.000)										
1	$\dfrac{1}{K+1}$ (0.500)	$\dfrac{K}{K+1}$ (0.500)									
2	$\dfrac{1}{(K+1)^2}$ (0.250)	$\dfrac{2K}{(K+1)^2}$ (0.500)	$\dfrac{K^2}{(K+1)^2}$ (0.250)								
3	$\dfrac{1}{(K+1)^3}$ (0.125)	$\dfrac{3K}{(K+1)^3}$ (0.375)	$\dfrac{3K^2}{(K+1)^3}$ (0.375)	$\dfrac{K^3}{(K+1)^3}$ (0.125)							
4	$\dfrac{1}{(K+1)^4}$ (0.062)	$\dfrac{4K}{(K+1)^4}$ (0.250)	$\dfrac{6K^2}{(K+1)^4}$ (0.375)	$\dfrac{4K^3}{(K+1)^4}$ (0.250)	$\dfrac{K^4}{(K+1)^4}$ (0.062)						
5	$\dfrac{1}{(K+1)^5}$ (0.031)	$\dfrac{5K}{(K+1)^5}$ (0.156)	$\dfrac{10K^2}{(K+1)^5}$ (0.313)	$\dfrac{10K^3}{(K+1)^5}$ (0.313)	$\dfrac{5K^4}{(K+1)^5}$ (0.156)	$\dfrac{K^5}{(K+1)^5}$ (0.031)					
6	$\dfrac{1}{(K+1)^6}$ (0.015)	$\dfrac{6K}{(K+1)^6}$ (0.094)	$\dfrac{15K^2}{(K+1)^6}$ (0.234)	$\dfrac{20K^3}{(K+1)^6}$ (0.313)	$\dfrac{15K^4}{(K+1)^6}$ (0.234)	$\dfrac{6K^5}{(K+1)^6}$ (0.094)	$\dfrac{K^6}{(K+1)^6}$ (0.015)				
7	$\dfrac{1}{(K+1)^7}$ (0.008)	$\dfrac{7K}{(K+1)^7}$ (0.054)	$\dfrac{21K^2}{(K+1)^7}$ (0.164)	$\dfrac{35K^3}{(K+1)^7}$ (0.274)	$\dfrac{35K^4}{(K+1)^7}$ (0.274)	$\dfrac{21K^5}{(K+1)^7}$ (0.164)	$\dfrac{7K^6}{(K+1)^7}$ (0.054)	$\dfrac{K^7}{(K+1)^7}$ (0.008)			
8	$\dfrac{1}{(K+1)^8}$ (0.004)	$\dfrac{8K}{(K+1)^8}$ (0.031)	$\dfrac{28K^2}{(K+1)^8}$ (0.109)	$\dfrac{56K^3}{(K+1)^8}$ (0.219)	$\dfrac{70K^4}{(K+1)^8}$ (0.274)	$\dfrac{56K^5}{(K+1)^8}$ (0.219)	$\dfrac{28K^6}{(K+1)^8}$ (0.109)	$\dfrac{8K^7}{(K+1)^8}$ (0.031)	$\dfrac{K^8}{(K+1)^8}$ (0.004)		
9	$\dfrac{1}{(K+1)^9}$ (0.002)	$\dfrac{9K}{(K+1)^9}$ (0.018)	$\dfrac{36K^2}{(K+1)^9}$ (0.070)	$\dfrac{84K^3}{(K+1)^9}$ (0.164)	$\dfrac{126K^4}{(K+1)^9}$ (0.246)	$\dfrac{126K^5}{(K+1)^9}$ (0.246)	$\dfrac{84K^6}{(K+1)^9}$ (0.164)	$\dfrac{36K^7}{(K+1)^9}$ (0.070)	$\dfrac{9K^8}{(K+1)^9}$ (0.018)	$\dfrac{K^9}{(K+1)^9}$ (0.002)	
10	$\dfrac{1}{(K+1)^{10}}$ (0.001)	$\dfrac{10K}{(K+1)^{10}}$ (0.010)	$\dfrac{45K^2}{(K+1)^{10}}$ (0.044)	$\dfrac{120K^3}{(K+1)^{10}}$ (0.117)	$\dfrac{210K^4}{(K+1)^{10}}$ (0.205)	$\dfrac{252K^5}{(K+1)^{10}}$ (0.246)	$\dfrac{210K^6}{(K+1)^{10}}$ (0.205)	$\dfrac{120K^7}{(K+1)^{10}}$ (0.117)	$\dfrac{45K^8}{(K+1)^{10}}$ (0.044)	$\dfrac{10K^9}{(K+1)^{10}}$ (0.010)	$\dfrac{K^{10}}{(K+1)^{10}}$ (0.001)

日本化学会編『実験化学講座　基礎技術 II』昭和 31 年 4 月 20 日発行（丸善㈱）表 9・1 および 9・2 を参考に数字の一部を訂正して記載

表 2.4 操作回数 10 回時の試料の分配

操作回数＼漏斗No.	0	1	2	3	4	5	6	7	8	9	10
0	1.000										
1	0.500	0.500									
2	0.250	0.500	0.250								
3	0.125	0.375	0.375	0.125							
4	0.062	0.250	0.375	0.250	0.062						
5	0.031	0.156	0.313	0.313	0.156	0.031					
6	0.015	0.094	0.234	0.313	0.234	0.094	0.015				
7	0.008	0.054	0.164	0.274	0.274	0.164	0.054	0.008			
8	0.004	0.031	0.109	0.219	0.274	0.219	0.109	0.031	0.004		
9	0.002	0.018	0.070	0.164	0.247	0.247	0.164	0.070	0.018	0.002	
10	0.001	0.010	0.044	0.117	0.206	0.247	0.206	0.117	0.044	0.010	0.001

日本化学会編『実験化学講座 基礎技術 II』昭和 31 年 4 月 20 日発行（丸善㈱）p.307 より引用

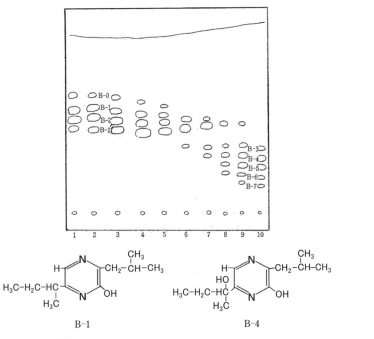

薄層クロマトグラフィー
固定相：Kieselgel G. 5mm, 20cm×20cm
展開溶媒：ベンゼン(60)酢酸エチル(36)エタノール(4)

図 2.8 向流分配法による分液漏斗 10 本の分離例

の上層および下層の画分を併せて減圧濃縮し，それぞれを薄層クロマトグラフィーで分離の程度を検査した結果を図2.8に示した．薄層クロマトグラム中，B-0, B-1, B-2 および B-2′ は図中左の構造式のように側鎖に水酸基のないグループ，右の B-3 ～B-7 はいずれも側鎖に水酸基が1個存在するグループである．このように，側鎖の水酸基1個の有無を分液漏斗10本の向流分配法で完全に分けることができるので，HPLC の発達した今日でも，類似成分が混在する抽出物を大まかに分離したり，夾雑物を除去するのに役に立つ手法であろう．

　最近では，システム化された優れた装置，液滴向流クロマトグラフ（DCC：Droplet Countercurrent Chromatograph）や回転式多段向流クロマトグラフ（RLCC：Rotation Locular Countercurrent Chromatograph）が東京理科器械㈱から市販されていたが，残念なことに最近終売になったとのことである．

　下記の書物は，向流分配法の原理，応用例などを勉強するうえで参考になる．

K.Hostettman, M.Hostettman, M.Marston, 小林 啓, 橘 和夫 (訳),『分取クロマトグラフィーの実際―天然物を中心に―』向流クロマトグラフィー p.107-171. 東京化学同人(1990)ISBN4-8079-0332-2

2.3　固相抽出（solid phase extraction：SPE）法

　この項目については，バリアン テクノロジーズ ジャパン リミテッド発行の小冊子「固相抽出の基礎」および「固相抽出の選び方」の内容の一部転載の許可を得て執筆した．

2.3.1　固相抽出法とは

　サンプル中の夾雑物を除去して目的物を濃縮，機器分析の感度と精度の向上を図る目的で使用するサンプル前処理手法の1つであり，充填剤量とリザーバーの大きさの異なる製品が市販されている．サンプルの最大負荷量の目安は，夾雑物を含めて充填剤重量の5％で，分離目的物質の溶出に必要な溶媒量はベッドボリューム（bed

表 2.5　充填剤に対する最大試料負荷量，ベッドボリュームおよび要溶出溶媒最低量

充填剤量 (mg)	最大試料負荷量 (mg)	bed volume (μl)	要溶出溶媒最低量 (μl)
50	2.5	60	125
100	5.0	120	250
200	10.0	240	500
500	25.0	600	1,200

volume）の2倍といわれるが，実際は5倍程度が必要である．ベッドボリュームはボイドボリューム (void volume) ともいわれ，充填剤粒子の空隙や細孔を満たすための溶媒量を指し，粒径 40 μm，細孔径 60Å の固相では，充填剤 100mg 当たり約 120 μl である．表 2.5 にいくつかの例を示した．

2.3.2　固相（sorbent）の原材料
(1)　シリカゲル（silica gel）
　固相の最も一般的原材料で，機械的強度が高く，耐圧性に優れ，シリカゲルの細孔の内部表面に無数に存在するシラノール基（Si–OH）に様々な官能基を結合させ，多種類の固相を作製できる利点がある．一方，強酸性下では結合させた官能基が加水分解で脱離し，強塩基性下ではシリカゲルが溶解するので，使用可能 pH（2～9 が推奨範囲）範囲が限定される点が難点である．シラノール基は親水性が高く，親水性相互作用の固相としても使用される．

(2)　モノリスタイプシリカゲル（monolithic silica gel）
　スポンジ状に固めたシリカゲルで，シリカゲルよりも固相の厚みを薄くできるので，ベッドボリュームが小さく，保持された化合物を少量の溶媒での溶出が可能となり，より高度な濃縮，操作の迅速化および溶出溶媒の削減が図れる．

(3)　ポリマー
　ポリスチレンジビニルベンゼン（Poystyrenedivinylbenzene）などの合成ポリマーを基材とした固相で，シリカゲルに比べてシラノール基の影響がなく，pH 耐久性の範囲が広いという長所がある一方，溶媒により膨潤，収縮しやすく，耐圧性が低い．イオン性の官能基を結合させたポリマー系イオン交換タイプの固相は，イオン交換と基材自体の疎水性作用の機能を併せ持っている．

2.3.3　固相の種類と試料保持のメカニズム
(1)　順相系（normal phase group）
　固相の原材料自体が親水性であるシリカゲル，あるいはそれに水酸基のような親水性の官能基を結合させた固相が，試料中の成分を水素結合のような親水性官能基同士の相互作用で保持する．一般に，疎水性の溶媒（ヘキサン，イソオクタン，トルエン，クロロホルム，ジクロロメタン等）に溶解している試料から親水性の成分を分離する際に使用する．
　シリカゲル（極性：強，性質：酸性），アルミナ（極性：中，性質：酸性，中性および塩基性の3種有り），合成珪酸マグネシウム（フロリジル：Florisil®，極性：中，

性質：塩基性），Diol，OH，CN（シアノプロピル）などが該当する．CN は，極性相互作用に加えて無極性相互作用も併せ持っているので，C18 や C8 の疎水性が高すぎて溶出困難な化合物に対して有効である．

(2) 逆相系（reversed phase group）

C8，C18，ベンゼン環のような疎水性の官能基を結合させた固相が，試料中の成分を疎水性相互作用で保持する．一般に，親水性の溶媒（水，水系の緩衝液，メタノール，アセトニトリル等，およびこれらの混合系）に溶解している試料から疎水性の成分を分離する際に使用され，固相抽出の主要モードである．

C18，C8，C4，C2，C1，Phenyl（フェニル），CH（シクロヘキシル），グラファイトカーボン（graphite carbon）等がある．

フェニルは C8 程度の極性であるが，π電子相互作用により試料中のベンゼン環を有する物質を特異的に保持する性質がある．シクロヘキシルは C2 程度の無極性相互作用をもち，グラファイトカーボン（第 2 編第 3 章　残留農薬の項 p.187 参照）は平面構造を有するカーボンで，葉緑素や色素の除去に広く用いられている．

(3) イオン交換

イオン性の官能基を結合させた固相が，試料中のイオン性の成分をイオン結合によって保持する．陽イオン交換と陰イオン交換の 2 種類がある．陽イオン交換タイプの固相はマイナスに荷電しており試料中の陽イオンを保持し，陰イオンタイプの固相はプラスに荷電して試料中の陰イオンを保持する．

固相に結合しているイオン交換基の pKa または pKb（解離定数または電離定数 ;dissociation equilibrium constant or electrolytic dissociation equilibrium constant; 溶液中の酸性または塩基性の官能基の半数が帯電し，残りの半数が中性の状態の pH）により，強および弱イオン交換の 2 種類に分類される．

強イオン交換タイプの固相の解離定数 pKa または pKb は調製可能な溶媒の pH の範囲外にあり，使用時は常に解離している状態なので，中性の分子型にすることができない．例えば，SAX（官能基；トリメチルアミノプロピル，対イオン；塩素型）は，予め対イオンを塩素型から F^- か OH^- 型にしておけば，弱アニオン担体（PSA，NH2 等）では充分保持できない弱酸性化合物（カルボン酸等）の抽出に有効な固相である．酢酸を例にとれば，pKa＝4.7 であるので，保持させるには，99％がイオン型となるサンプル溶液の pH を 4.7＋2＝6.7 以上とし，溶出には 99％が分子型となる溶出液の pH を 4.7－2＝2.7 以下する必要がある．具体的な溶出液の例には 0.5 mol/L 塩化アンモニウム溶液（pH 2.2）/メタノール（55：45）や NaCl 濃度を 0.5M 以上にし，サンプルと充填剤間のイオン的相互作用を弱め，溶出することも可能である．

一方，弱イオン交換タイプの固相の pKa は調製可能な溶媒の pH の範囲内にあり，溶媒の pH により解離状態の調整することが可能である．目的物質を保持させ，溶出させるには，充填剤およびサンプルのイオン化の状態を把握する必要がある．目的物質を保持させるには，サンプルと充填剤の双方がイオン化してなければならず，溶出するには，どちらか一方のイオン化が抑制された中性の分子状態でなければならない．例えば，CBA（官能基；カルボキシメチル）の pKa＝4.8 であるから，pH4.8 では固相自体が 50% 解離しているので，それより 2.0 高い pH 6.8 以上にすれば解離が促進され，目的物質が保持され，逆に pH2.8 以下にすれば非解離型となり溶出することが出来る．

イオン交換の代表的な種類を以下に示した．

　　　強陽イオン交換：SCX, PRS　　　強陰イオン交換：SAX
　　　弱陽イオン交換：CBA　　　　　　弱陰イオン交換：DEA, PSA, NH2

NH2 は陰イオン交換作用と極性相互作用を併せ持ち，ジオールやシリカのように順相モードで構造異性体の分析にも採用される．

2.3.4　操作手順と使用溶媒

夾雑物質を除き，分析対象物質を精製，濃縮するには次に示す 2 つの手法がある．
①夾雑物質を保持，分析対象物質を保持させず通過させる
②分析対象物質を保持させ，夾雑物質を洗い流した後，分析対象物質を溶出させる

前者は，分離目的物質が高濃度で含まれる場合に適用される．一方，後者は，①最終溶出溶媒の量が元の試料溶液よりも少なくて済み高濃度の分離目的物質を得ることが可能 ②妨害物質をすべて保持するよりも分離目的物質のみを選択的に保持する方が，一般的に少ない固相量で済む等，低濃度の希薄サンプルの濃縮を効率的に行うという固相抽出の本来の目的に合致することから，普遍的な方法である．

以下，これら 2 つの手法それぞれの手順を示す．

〈①の手法〉

(a)　コンディショニング（活性化）

乾燥した不活性化された状態で出荷される固相を濡らし，官能基を活性化するための必須の操作である．

シリカ基材の固相は無数の細孔の内部にも官能基が結合しているので，細孔の最深部まで濡らす必要がある．特に逆相系では最初に水を流すと細孔に入り口で水が弾かれてしまうので，メタノールやアセトニトリルを充填剤量（g）の約 5 倍量（ml）を

流し，コンディショニングした後は液を切らさず，充填剤を乾燥させないように注意する．もし乾燥させてしまった場合は，サンプル負荷前ならばコンディショニングを最初から行えば使用できる．

コンディショニングに使用する溶媒は，固相の種類によって異なる．親水性相互作用を利用する順相の固相の場合は，試料溶媒との混合が可能で，より極性の高い溶媒，例えば，試料溶媒がヘキサンならばアセトンなどを最初に流した後，試料溶液と同じ組成の溶媒に置換する．逆相やイオン交換の固相では，メタノールまたはアセトニトリル100％の溶媒を流した後，試料溶液と同じ組成の溶媒に置換する．イオン交換固相の場合は，塩類を含む緩衝液の試料溶液では，塩類が不溶化して析出することがある．その際は，蒸留水を流した後に緩衝液に置換する．

(b) 試料の負荷

使用する固相に対して，溶出力が可能な限り少ない溶媒に試料を溶解して，負荷する．対象物質が固相に保持されないので，カラムから出てくる液を最初から回収する．

順相の場合はヘキサン，イソオクタンなど極性の低い溶媒が理想であるが，溶解しない試料であれば最少の極性溶媒を加える．逆相では水100％が理想であるが，溶解しない試料では有機溶媒量を最少とし，水の割合を多くする．分析対象物質がイオン性ならば，当該物質のpKaから解離を抑制する方にpHが2以上離れた緩衝液に溶解し，非解離の状態にする．

(c) 洗 浄

試料を溶解したのと同じ溶媒を充填剤の体積以上に流し，試料負荷後に充填剤中に残存している分析対象物質を回収する．試料負荷時に回収した液と合わせて分析用の試料とし，夾雑物が残存している固相は処分する．

〈②の手法〉

(a) コンディショニング（活性化）

①の手法と同じ．

(b) 試料の負荷

①の手法と同じであるが，分析対象物質は保持されているので，カラムから溶出する液は回収しない．

(c) 洗 浄

夾雑物が溶出し，分析対象物質が溶出しない溶媒で夾雑物を洗い流す．充填剤量(g)の20倍量(ml)を流しても分析対象物質が溶出しない溶媒の選定を標準物質を使って検討することが必要である．

順相では分析対象物質が溶出しない程度の試料溶媒よりも高極性溶媒または試料溶媒と高極性溶媒との混合液を使用する．逆相は分析対象物質が溶出しない程度に試料溶媒よりも有機溶媒の比率を高める．イオン交換では以下の様に溶媒を使い分ける．
・試料溶媒と同じ pH で分析対象物質が溶出しない程度に塩濃度をあげた緩衝液
・夾雑物として疎水性物質が含まれている場合は有機溶媒あるいは水と有機溶媒の混合液
・分析対象物質の疎水性が高い場合は上記3種の緩衝液に有機溶媒を補助的に添加した混合溶媒

(d) 溶　出

分析対象物質ができるだけ少量で溶出する溶媒を選択することにより，濃縮も兼ねられる．回収率を確保するためには，充填剤量（g）の5倍程度（ml）の溶出溶媒を流す必要がある．

順相では，分析対象物質が溶出する洗浄溶媒より高い極性の溶媒，もしくは混合溶媒を使用する．逆相の溶媒は，分析対象物質が溶出するように，洗浄溶媒よりも有機溶媒の比率を上げる．イオン交換の場合は，以下のような多様な方法がある．
・洗浄溶媒よりも高い塩濃度の緩衝液
・分析対象物質が電離しない pH に調整した緩衝液，酸性・塩基性溶液
・弱イオン交換固相では，固相の官能基が電離しない pH に調整した緩衝液，酸性・塩基性溶液

2.3.5　固相抽出カラム・サンプル前処理製品のメーカー対応表

上述した順相，逆相，イオン交換以外にも複数の固相を組み合わせた混合，および多層ミニカラムなどが市販されている．表2.6に各製品のメーカーの比較を示した．

表 2.6　固相抽出カラム・サンプル前処理製品のメーカー対応表

カテゴリ		一般名	結合官能基等	VARIAN	WATERS	SUPELCO	PHENOMENEX
順相等	順相	アルミナ(酸性)	酸化アルミニウム	Bond Elut AL-A	SeD-Pak Alumina-A	Supelclean LC-Alumina-A	
	順相	アルミナ(中性)	酸化アルミニウム	Bond Elut AL-N	qpn-Pat Alumina-N	Supelclean LC-Alumina-N	STRATA AL-N
	順相	アルミナ（塩基性）	酸化アルミニウム	Bond ElutALB	Sep-PaK Alumina-B	Supelclean LL-Alumina-B	
	順相	合成ケイ酸マグネシウム（フロリジル：Florisil®)	合成ケイ酸マグネシウム	Bond Elut FL	Sep-Pak Florisil	Supelclean ENBVI-Florisil Supelclean LC-Florisil	
	順相	シリカゲル	シリカゲル	Bond Elut Si	Sep-Pak Silica	Supelclean LC-Si	STRATA Si-1

第 2 章　溶剤抽出法（分別抽出法，向流分配法，固相抽出法を含む）　　51

	順相	珪藻土	多孔質珪藻土	Chem Elut			
	順相＆逆相	ジオール：Diol	グリセリルプロピル	Bond Elut Diol	Sep-Pak Diol	Supelclean LC-Diol	
	順相，陰イオン交換	アミノプロピル (NH2)	アミノプロピル	Bond Elut NH2	SeD-Pak NH2	SupelcleanLC-NH2	STRATA NH2
	逆相＆順相	シアノプロピル (CN)	シアノプロピル	Bond Elut CN-E Bond Elut CN-U	Sep-Pak CN	Supelclean LC-CN	STRATA CN
逆相	逆相	エチル	エチル	Bond Elut C2	Sep-Pak tC2		
	逆相	ブチル	ブチルジメチル			Supelclean LC-4	
	逆相	フェニル	フェニル	Bond Elut PH		Supelclean LC-SAX	STRATA SAX
	逆相	シクロヘキシル	シクロヘキシル	Bond Elut CH			
	逆相	C8（オクチル）	オクチル	Bond Elut C8	Sep-Pak C8	Supelclean ENVI-8 Supelclean LC-8	STRATA C8
	逆相	C18（オクタデシル）（モノファンクショナル）	オクタデシル	Bond Elut Cl8 OH	Sep-Pak Cl8	Supelclean LC-l8	STRATA C18-E STRATA C18-U
	逆相	C18（オクタデシル）（トリファンクショナル）	オクタデシル	Bond Elut Cl8 Bond Elut Cl8 EWP Bond Elut Cl8 INT Bond Elut Cl8 LO	Sep-Pak tCl8	Supelclean ENVl-l8	STRATA Cl 8-T
	逆相	活性炭（グラファイトカーボン）	グラファイトカーボン	Bond Elut Carbon	Sep-Pak AC-2	Supelclean ENVl-Carb	
	逆相	ジビニルベンゼン-N-ビニルピドリドン共重合体			Oasis HLB		
	逆相	スチレンジビニルベンゼン共重合体	スチレンジビニルベンゼン	Bond Blut ENV Bond Elut LMS Bond Elut Plexa Bond Elut PPL FOCUS NEXUS	Sep-Pak PS-2	Supelclean ENVI-Chrom P	5THATA SDB-L STRATA-X
イオン交換	強酸性陽イオン交換（シリカ系）	SCX	ベンゼンスルホン酸	Bond Elut SCX		Supelclean LC-SCX	STRATA SCX
	強酸性陽イオン交換（シリカ系）	プロピルスルホン酸	プロピルスルホン酸	Bond Elut PRS			
	強酸性陽イオン交換（ポリマー系）	ベンゼンスルホン酸（ポリマー系）	ベンゼンスルホン酸	Bond Elut Plexa PCX	Oasis MCX		STRATA-X-C
	弱酸性陽イオン交換（シリカ系）	カルボン酸（シリカ系）	カルボン酸	Bond Elut CBA	Sep-Pak AccelI Plus CM	Supelclean LC-WCX	STRATA WCX

分類1	分類2	種類	官能基	Varian	Waters	Supelco	Phenomenex
		弱酸性陽イオン交換（ポリマー系）	弱酸性陽イオン交換（ポリマー系）		Oasis WCX		STRATA-X-CW
		SAX	トリメチルアミノプロピル	Bend Flut SAX	Sep-Pak Accell Plus QMA	Supelclean LC-SAX Supelclean PSA	STRATA SAX
		強塩基性陰イオン交換（ポリマー系）	強塩基性陰イオン交換（ポリマー系）	VarlPure	Oasis MAX		
		弱塩基性陰イオン交換（シリカ系）	PSA（エチレンジアミン-N-プロピル）	エチレンジアミン-N-プロピル	Bond Elut PSA		Supeclean PSA
		弱塩基性陰イオン交換（シリカ系）	ジエチルアミノプロピル	ジエチルアミノプロピル	Bond Elut DEA			
		弱塩基性陰イオン交換（ポリマー系）	弱塩基性陰イオン交換（ポリマー系）		Oasis WAX		STRATA-X-AW
共有結合	共有結合	フェニルボロン酸	フェニルボロン酸	Bond Elut PBA		Supelclean LC-Phenyl	STRATA Phenyl
混合ミニカラム	逆相と強酸性陽イオン交換（シリカ系）	オクチルおよびベンゼンスルホン酸混合	オクチルおよびベンゼンスルホン酸	Bond Elut Certify			STRATA Screen-A
	逆相と弱塩基性陰イオン交換（シリカ系）	オクチルおよびトリメチルアミノプロピル混合	オクチルおよびトリメチルアミノプロピル	Bond Elut Certify Ⅱ			
	強塩基性陰イオン交換と強酸性陽イオン交換のミックスモード（シリカ系）	SAX/SCX 混合	トリメチルアミノプロピルおよびベンゼンスルホン酸	Bond Elut AccuCAT			
多層ミニカラム	多層ミニカラム	グラファイトカーボン /NH2	グラファイトカーボンおよびアミノプロピル	Bond Elut Carbon/NH2		Supelclean ENVI-Carb/LC-NH2	
		グラファイトカーボン /PSA	グラファイトカーボンおよびエチレンジアミン-N-プロピル	Bond Elut Carbon/PSA		Supelclean ENVI-Carb/SAX/PSA i	
		グラファイトカーボン /SAX/PSA	グラファイトカーボンおよびトリメチルアミノプロピルおよびエチレンジアミン-N-プロピル			Supelclean ENVI-Carb/SAX/PSA	
		SAX/PSA	トリメチルアミノプロピルおよびエチレンジアミン-N-プロピル	Bond Elut SAX/PSA		Supelclean SAX/PSA	

除タンパクフィルタ	除タンパクフィルタ	除タンパクフィルタ	Captiva	Sirocco	
		除タンパクフィルタ＋リン脂質除去	Captiva ND Lipids		Hybrid SPE

「VARIAN, INC サンプル前処理製品・GC カラム・ガスクリーンフィルタ　2010 冬季限定特別キャンペーンのパンフレット内容の転載の許可を得て改変記載

◆ 文　献

1) （財）日本食品分析センター技術情報 (1989)
2) Canas B.J. Havery , Joe F.L.: *J AOAC Off. Anal. Chem.*, **71**, 509-511 (1988)
3) Matsudo T., Aoki T., Abe K., Fukuta N., Higuchi T., Sasaki M., Uchida K.: *J. Agric. Food Chem.*, **41**, 352-356 (1993)
4) 佐々木久美子, 外海泰秀, 永山敏廣, 中澤裕之:平成 10 年度　厚生科学研究補助金（生活安全総合研究事業）食品中残留農薬検査の超迅速化に関する調査研究研究報告書 (1998)
5) 吉井公彦, 外海泰秀, 津村ゆかり, 中村優美子, 柴田　正：食衛誌　**39**(3), 184 (1998)
6) 吉井公彦, 津村ゆかり, 中村優美子, 石光　進, 外海泰秀, 土屋　鍛, 木村実加, 関口幸弘：食衛誌　**40**(1) 68-74 (1999)
7) S.J. Lehotay: *J. Assoc. Off. Anal. Chem. Int.*, **83**, 1209 (2000)
8) 佐々木久美子, 外海泰秀, 永山敏廣, 中澤裕之:平成 12 年度　厚生科学研究補助金（生活安全総合研究事業）食品中残留農薬検査の超迅速化に関する調査研究研究報告書 (2000)
9) 佐々木正興, 浅尾保夫, 横塚　保：農化 **42**(5) 288-293 (1968)

第3章 乾　　燥

　乾燥（脱水：desiccation）とは文字通り，固体，液体および気体の物質三態中の水分を除去する操作を指し，水分を吸収する性質をもつ乾燥剤を使用する．乾燥剤は一般的に無機物で，結晶水などの形で水と可逆的に結合するものと，金属ナトリウムのように水と不可逆的に反応するものとがある．化学的には酸性，中性および塩基性物質があり，吸湿の速度や強さ，吸水限度の多いもの，少ないもの，固体や液体など多くの種類がある．乾燥剤には用途が決まっていて，それ以外の使い方をするといろいろと支障が出る．乾燥剤の選択基準を以下に示した．
　① 　接触する試料と化学反応を起こさない乾燥剤を選択
　② 　酸性物質の乾燥には酸性の，中性物質には中性の，塩基性物質には塩基性の乾燥剤を使用
　③ 　吸湿速度は早いが吸水量の少ない乾燥剤と，吸湿能力は比較的低いが吸水量の多い乾燥剤とを使い分ける．例えば，相当量の水分を含む大量のジエチルエーテル溶液の乾燥には，最初に塩化カルシウムあるいは硫酸ナトリウムで乾燥後，金属ナトリウムを使用
　④ 　一般に吸湿力は高温になると低下
　このように，物質の三態それぞれの乾燥法は異なっている．以下に，具体的に記す．

3.1　物質の三態の乾燥法

3.1.1　固　　体
　固体試料をろ紙などの上に薄く広げて放置しておく方法もあるが，一般的にはデシケーター内に乾燥剤を入れて乾燥させる．シャーレなどにシリカゲル，塩化カルシウム，水酸化ナトリウム，五酸化リンおよび濃硫酸などを，デシケーターの下段に置く．塩化コバルトで着色した青ゲルは吸水によりピンク色に変化するので，交換時期の目安となり便利である．白色粉末の五酸化リンは吸水力は大きいが，吸水により表面が粘稠な液体で覆われてくるので，時々スパチュラなどで粘稠物を除去しなければならない．最近は，シカペント（SICAPENT；関東化学㈱　Cat. No. 543-3M）のようにイ

ンジケータ付きの製品もある．濃硫酸は吸水により容量が増えるので，少なめに入れるほうがよい．乾燥しにくいサンプルや，早く完全に乾燥させたい場合は，真空デシケーターを使用する．

　デシケーターの気密性を保持するために，蓋と本体とのすり合わせの部分にはシリコンオイル，ワセリンあるいはラノリン（羊の毛に付着するろう状物質（羊毛脂）を精製したもので，融点は約 40℃）を薄く伸ばして塗布する．シリコンオイルにはいろいろな固さの製品があるが，高真空用がよい（例えば，信越化学工業（株）製「高真空用シールグリース HIVAC-G50」，ダウコーニング（株）製「モリコート HP-300」等）．ラノリンはワセリンより硬く夏向きで，気温が低いと蓋が開きにくい．デシケーターの蓋を実験台などの上に置くときは，取っ手を実験台のほうに向けて置く習慣をつけるようにする．すり合わせ側を実験台に置くと，ワセリンなどにゴミが付着して気密性が損なわれる原因となる．

　真空デシケーター内を常圧に戻す際には，コックの先端にろ紙を当て静かにコックを開き空気を少しずつ入れないと，デシケーター内の乾燥サンプルが吹き飛んでしまう危険性が大きい．少量のサンプルを完全に乾燥させたり，真空デシケーターでも常温では乾燥しにくい場合には，アブデルハルデンの乾燥器[注1]がある．これは減圧下，クロロホルム等の溶媒を還流させてサンプルを加熱しながら乾燥する装置である．乾燥剤には通常，五酸化リンを使用することが多いが他の乾燥剤でもよい．最近は，Büchi 社（スイス）製ガラスチューブオーブン「Model B-580」などの，溶剤を使用せずに電気で加熱する便利な装置も市販されている．

3.1.2　液体および溶液

　液体や溶液サンプルの乾燥には乾燥剤を直接投入するので，以下の注意が必要である．

1) 乾燥剤の選択
- サンプルとの反応が起こらない乾燥剤
- 乾燥剤中の不純物のサンプルへの移行防止のために高純度製品
- 表面積が大きく乾燥効率が高い，粒度が小さい製品

2) 使用方法
- 乾燥剤とサンプルとの接触をよくするために，容器ごとあるいはガラス棒などで充分撹拌する．

註1：アブデルハルデン（Abderhalden）の乾燥器（製品例：（有）桐山製作所製 Model No. DE79-1-1 および DE79-1-2）がある．

- サンプルのロスが大きくなるので過剰に入れないこと．水溶液のサンプルをジエチルエーテルで抽出した場合，エーテル層に多くの水を含んでいる．抽出液に疎水性の強い物質が大量に含まれている試料の場合は，エーテル層を乾燥前に濃縮すると水が分離してくるので，分液漏斗等で水層を取り去ったのち乾燥剤を投入するのも一法である．
- 乾燥には時間がかかるので，一昼夜静置したほうがよい．
- 金属ナトリウムによる乾燥：金属ナトリウムは，水と反応して水素を発生すると同時に発熱，発火，爆発するので取り扱いには充分に注意する必要がある．
    (a) 非常に強力な脱水剤であるので，サンプルを完全に無水状態にする必要がある場合に限って使用する．従って，水をある程度含有しているサンプルの場合は，予め他の乾燥剤で乾燥して，乾燥剤を完全に取り去ってから，残存している微量の水分を除去する．なお，金属ナトリウムはアルコール類など水酸基をもつ溶剤などの乾燥には使用できない．
    (b) 使用に際しては，ケロシン（Kerosene：石油留分の1つで沸点は150〜280℃．ケロシンを主成分として灯油，ジェット燃料が製造される）に入っている四角い棒状の金属ナトリウムをピンセットで取り出し，必要量をナトリウムプレスで針金状あるいはナイフで薄く切って使用する．残りはケロシンに完全に浸かるように戻しておく．
    (c) 表面が白い水酸化ナトリウムで覆われている使用後のものも，中心部は金属ナトリウムが残っていて危険であるので，ケロシンに完全に浸かるように戻しておく．
3) 乾燥剤を用いない方法
- 共沸混合物（p.66参照）の利用：サンプル溶液を濃縮し，量を少なくしてからベンゼンとエタノールを加えて再度濃縮すると共沸により水が除かれる．
- 不活性ガスの吹き付け：サンプルの濃縮物に乾燥した窒素やヘリウムを吹き付ける方法であるが，99.999％以上の高純度ガスを使用すること．低純度ガスの使用はサンプルの汚染の原因になる．この方法は固体の乾燥にも有効である．

　　もう一点，注意しなくてはならないことは，濃縮している間は容器を50℃程度に加温しておかなくてはならない．加温しないと濃縮中に特に湿気の多い夏期は空気中の水分が混入してしまうからである．

3.1.3 気　体

固形の乾燥剤を，充填したU字管に通気する方法が一般的である．塩化カルシウム

管は,容器中のサンプル等に外気中の湿気が入るのを防ぐ目的で使用されることが多い.空気や不活性ガスのような沸点の低い気体の乾燥には,冷却して水分を凝縮させる方法がある.低温ほど乾燥効率がよく,液体窒素では空気中の水分濃度は1.6×10^{-23}mg dm^{-3}で,他のいかなる乾燥剤よりも強力である.液体乾燥剤は通常,濃硫酸で洗気瓶が用いられるが硫化水素には使えない.

3.1.4 凍結乾燥

多量の水分を含む食品や水溶液の試料の乾燥には凍結乾燥法が用いられる.試料を凍結後融解することなく,減圧昇華して水分あるいは溶媒を取り除く方法である.

3.2 乾燥剤の種類と特徴

表 3.1 に,乾燥剤の種類とその用途を示した.

表 3.1 乾燥剤の種類と用途

乾燥剤	乾燥できるもの	乾燥できないもの	残留水分量 (mgH$_2$O/ℓ Dry Air)	乾燥能力 (gH$_2$O/g Desiccant)	再生法
Aluminium Oxide 酸化アルミニウム (AlO$_2$)	炭化水素類	—	0.003	0.2	175℃
Calcium Chloride 塩化カルシウム (CaCl$_2$)	エーテル類,エステル全般,ハロゲン化アルキル,ハロゲン化アリル,飽和炭化水素類,芳香族炭化水素類	アルコール類,アミン類,フェノール類,アルデヒド類,アミド類,アミノ酸,一部のエーテル,ケトン類	0.4	0.2	(不可)
Calcium Oxide 酸化カルシウム (CaO)	低級アルコール,アミン類,アンモニア	酸性物質,エステル類	0.007	0.3	1,000℃
Calcium Sulfate Active Anhydrous 活性無水硫酸カルシウム (CaSO$_4$)	有機化合物全般	—	0.004	—	230〜250℃
Magunesium Oxide 酸化マグネシウム (MgO)	炭化水素,アルデヒド類,アルコール類,塩基性ガス,アミン類	酸性物質	0.008	0.5	800℃

乾燥剤	使用可能	使用不可	残留水分 (mg/L)	容量 (g/g)	再生温度
Magunesium Perchlorate (Anhydrone) 過塩素酸マグネシウム（アンヒドロン）	不活性ガス，空気	有機化合物	0.001	0.2	250℃ (減圧下)
Magunesium Sulfate, Anhydrous 硫酸マグネシウム（無水）(Mg_2SO_4)	酸を含む化合物全般，ケトン類，アルデヒド類，エステル類，ニトリル類	—	1.0	0.2〜0.8	(不可)
Molecular Sieve モレキュラーシーブ	有機溶媒全般	硫化水素，二酸化炭素，二酸化硫黄，エチレン，エタン，プロパン，強酸類	0.001	0.18	250℃
Phosphorus(V)Oxide 五酸化リン(V)(P_2O_5)	飽和炭化水素類，芳香族炭化水素類，エーテル類，ハロゲン化アルキル，ハロゲン化アリル，ニトリル類，無水物	アルコール類，酸類，アミン類，ケトン類	0.001	0.5	(不可)
Potassium Carbonate, Anhydrous 炭酸カリウム 無水 (K_2CO_3)	アルコール類，ニトリル類，ケトン類，エステル類，アミン類	酸類，フェノール類	0.2	0.96	200℃
Potassium Hyroxide (Pellets) 水酸化カリウム（ペレット）(KOH)	アミン類	酸類，フェノール類，エステル類，アミド類，酸性ガス	0.3	—	(不可)
Silica Gel シリガゲル (SiO_2)	有機化合物全般	—	0.03	0.20	200〜350℃
Sodium Hydroxide (Pellets) 水酸化ナトリウム（ペレット）(NaOH)	アミン類	酸類，フェノール類，エステル類，アミド類	0.16	—	(不可)
Sodium Sulfate, Anhydrous 硫酸ナトリウム(無水)(Na_2SO_4)	ハロゲン化アルキル類，ハロゲン化アリル類，アルデヒド類，ケトン類，酸類	—	12.0	1.2	(通常不可)
Sulfuric Acid 濃硫酸 (H_2SO_4)	不活性ガス，デシケータ中の空気	有機化合物（直接接触させるには活性すぎる）	0.004	—	(不可)

| Zinc Chloride 塩化亜鉛（$ZnCl_2$） | 炭化水素類 | アンモニア，アミン類，アルコール類 | 0.9 | 0.2 | 110℃ |

（ナカライテスク㈱のホームページの表を一部改変して作成）

3.2.1 モレキュラーシーブ（molecular sieve）

モレキュラーシーブは「モレシー」ともいわれるゼオライト（zeolite）の一種で，多孔質の空孔に水分子を吸着することで乾燥する．細孔径のおおよその大きさ（オングストローム；Å）によって3A，4Aなどの種類があり，乾燥する溶媒分子により適切なものを選択する必要がある．

選択基準に参考となる事項を表3.2にまとめて示した．

表3.2 モレキュラーシーブの種類

タイプ	3A	4A	5A	13X
吸着される分子	H_2O, NH_3, He（有効直径＜3Åの分子）	H_2O, NH_3, H_2S, CO_2, C_2H_6, C_3H_6, CH_3OH, C_2H_5OH, C_4H_6（有効直径＜4Åの分子）	H_2O, NH_3, H_2S, CO_2, n-パラフィン，n-オレフィン，n-C_4H_9OH（有効直径＜5Åの分子）	iso-パラフィン，iso-オレフィン，ジ-n-ブチルアミン芳香族（有効直径＜10Åの分子）
吸着されない分子	CH_4, CO_2, C_2H_2, O_2, C_2H_5OH, H_2S, C_2H_4（有効直径＞3Åの分子）	C_3H_8, コンプレッサー油，環状炭化水素（有効直径＞4Åの分子）	iso-化合物，4員環化合物（有効直径＞5Åの分子）	$(C_4F_9)_3N$（有効直径＞10Åの分子）
代表的な用途	小さな分子の極性溶媒の乾燥（メタノール，エタノール，アセトン，アセトニトリル）およびガス（エチレン，ブタジエンなど）の乾燥	3Aより乾燥能力大，一般の有機溶媒の乾燥（キシレン，クロロホルム，ニトロメタン，DMSOなど）および天然ガス，液相飽和炭化水素，天然ガスからCO_2の除去	大きな分子の有機溶媒の乾燥（THF，ジオキサンなど）およびナフサ，ケロシンからn-パラフィンの回収	非常に大きな分子の有機溶媒の乾燥，および脱硫，乾燥，水分とCO_2の同時除去，炭化水素の吸着

註：吸着口径は3A＜4A＜5A＜13Xの順であるので，例えば3Aに吸着される分子は，4A，5A，13Xのすべてに吸着される
（ナカライテスク㈱のホームページの表を一部改変して作成）

(1) 乾燥能力と必要量

吸水限度は重量の20％までで，水分含量0.5％の有機溶媒1Lの場合を乾燥する場合の必要量は50gとなる．

(2) 使用法

  (a) 静置法

    有機溶媒にモレキュラーシーブを加え，時々攪拌しながら24時間静置する．

  (b) カラム法

    モレキュラーシーブ250gをカラム（ϕ25 mm×600 mm）に充填し，乾燥しようとする溶媒を2～3 L/hrの流速で流し，最初に出てきた250 mlは廃棄する．カラム法は静置法より強力で，時間もかからず効率的であるが，水分含量の多い溶媒や極性溶媒など乾燥しにくい溶媒の乾燥には，予め静置法で乾燥しておくと効果が高い．

(3) 再生法

多量の水で洗浄するか，エタノールで洗浄後，水で数回洗浄して付着した溶媒を除去後200～250℃で乾燥することにより再生が可能である．再生後3～5%の水が残るが，通常の使用には差し支えない．さらなる乾燥を必要とする場合や，乾燥しにくい極性溶媒などでは，10^{-1}～10^{-3} mmHgの減圧または乾燥ガス気流下で，300～350℃に加熱する．

第4章 濃　　　縮

4.1　常圧による濃縮（ordinary pressure concentration or atmospheric concentration）

　ジエチルエーテル（b.p. 34.6℃）や n-ペンタン（b.p. 36.1℃）等低沸点の，あるいはアセトン（56.5℃）のように比較的沸点の低い溶液の濃縮に適用する．蒸留の場合は，1滴留出するのに1～2秒かかる程度の温度設定が標準とされている．留分の純度を問わない濃縮の場合は，もう少し早く留出させてよい．

　常圧による濃縮で忘れてはならないのは，突沸を防止するために必ず沸石（または沸騰石）を投入することである．突沸により大切なサンプル溶液の一部，あるいは大部分が容器から飛びだしてしまったり，ウオーターバスのヒーター等が引火する危険性すらある．

　沸石は市販品かガラス製を用いること．素焼き板（トーンプレート）を砕いた製品は壊れやすく，効果が長続きしない．もし，沸石が手元にない場合は簡単に作ることもできる．

　軟質のガラス棒，またはガラス管の両端を持って細工バーナーであぶり，両端を少し押し付けるようにして，中央付近に融けたガラス玉を作り，中に空気が入るように捏ねまわすと次第に不透明になる．完全に不透明になった時を見計らってガラス玉をバーナーの炎から出して，ガラス玉が固まらないうちに，ガラス棒（管）を両手で水平に保ち，初めは静かに，次第に力を入れて両方へ引っ張り，径2～3 mm の不透明なガラス棒を作る．引っ張り過ぎると細くなり過ぎたり切れてしまうので，注意が必要である．次に，120番程度の紙やすりの一片（5 cm 四方程度）を二つ折りした角を延伸したガラス棒に2～3 mm ごとに当て少し手前に引き傷をつけると，指で簡単に折れて自家製の沸石が完成する．

4.2　減圧濃縮（concentration under reduced pressure）

　減圧下での濃縮は，現在ではロータリーエバポレーターが一般的であるが，最近は

ボルテックス（vortex；渦巻き）ミキサーのように，サンプル容器の攪拌あるいは遠心力によって突沸を防止しながら減圧下で濃縮する装置(Büchi社の製品を4.2.2項(1)(p.63)詳述)も市販されている．

4.2.1 ロータリーエバポレーター (rotary evaporator)

2.1.3項（p.38）でも触れたが，ロータリーエバポレーターをはじめ減圧下で濃縮する装置すべてにいえることであるが，冷却管だけを備えた旧式の装置では，ジエチルエーテルやn-ペンタンなどの，低沸点溶媒の濃縮には決して使用してはならない．これらは沸点が低いので，蒸発した蒸気が捕集されずに直接実験室内に放出され充満し，爆発や火災の原因になる危険性が極めて高い．他の溶媒でもウオーターバスや冷却器の温度や減圧度を適切に設定しないと同じ危険性が生じるし，濃縮効率も低下する．一般的な目安として，①冷却水の温度は試料溶媒の沸点に対し15〜20℃低く，最低でも10℃低く設定する．②ウオーターバスの設定温度は減圧時の溶媒の沸点に対し，10〜40℃高く設定する．溶媒の沸点と冷却水との温度差を大きく，ウオーターバスとの温度差を小さくすると，蒸発量は少なくなるが，回収率は高くなる．

抽出液等を減圧下で濃縮する場合，普段よく使う溶媒ならウオーターバスの温度設定に悩むことはないであろう．しかし，例えば，溶かす溶剤が見つからないサンプルに遭遇し，"最後はDMSO"とか"困ったときはDMSO"といわれるほど，溶解力の強いジメチルスルホキシド（Dimethyl sulfoxide C_2H_6OS=78.13[67-68-5]）だけには溶けたとしよう．DMSOの沸点は189℃，さてウオーターバスの温度を何度に設定すれば効率よく濃縮できるのか迷うであろう．そのようなとき，判断の目安となる減圧下での沸点の近似値を，図を使って簡単に求める方法が考案されているので紹介する．

図4.1の左の目盛りが沸点，右が蒸気圧を示している．温度目盛の (a) は一般の有機化合物に適合し，(b) は水酸基を有するような会合性のある物質に用いる．

右の760 mmHgの点Aと，左の (a) 目盛りのDMSOの沸点189℃の点Bを結ぶ．真空ポンプの到達減圧度が5 mmHgであるとして，沸点を求めるには，右の目盛りの5付近の点Cから直線ABに対し平行線を引き，温度目盛 (a) との交点Dの値，おおよそ56℃が求める沸点である．実際に『Merck Index』で調べてみると，5.11 mmHgの減圧下での沸点は56.6℃と記載されており，非常によく一致している．

この図は拡大して次ページに掲載したので，コピーして利用していただきたい．

最近では実験の作業環境を考慮して，高い溶媒回収能を備えたロータリーエバポレーターシステムが普及していて，東京理科器械(株)製の装置を使用した実験では，クロロホルム 250 ml をバス温：40℃，冷却水温度：0℃，真空度：250 mmHg，濃縮

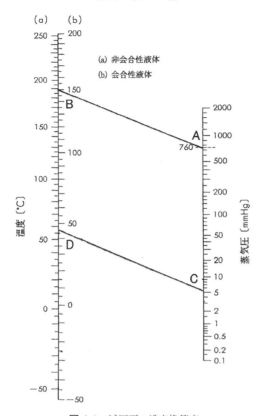

図 4.1 減圧下の沸点換算表
(緒方 章ら「減圧下で沸点を簡単に知り得る図」『化学実験操作法』南江堂, 1970 に掲載の原図を使用して DMSO を例示)

時間：16 分で 246 ml（98.40％）が回収されたとしている．技術はさらに進んでいて，同社の最新の装置では，バス温：40℃，冷却水温度：5℃〜10℃の条件で，高回収率が得られる適正真空度が 53 種類の溶媒について予めプログラミングされているので，非常に便利である．例えば，低沸点のジエチルエーテルでも 800 mmHg から 500 mmHg に 3 分間をかけて減圧することにより高回収率の濃縮が可能とのことである．

4.2.2 ロータリーエバポレーター以外の減圧下で使用する濃縮器
(1) サンプル撹拌方式

Büchi 社[注1]（スイス）製 Syncore® Analyst（シンコア・アナリスト）は，ステージ上

註1：日本ビュッヒ㈱ 〒110-0008 東京都台東区池之端 2-7-17 IMON ビル 3 階 03-3821-4777

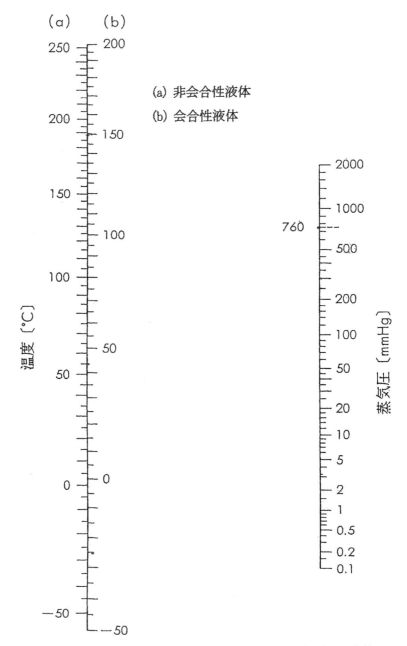

(a) 非会合性液体
(b) 会合性液体

緒方　章ら「減圧下で沸点を簡単に知り得る図」『化学実験操作法』南江堂, 原図複製

のサンプルカップを振盪させながら減圧下で濃縮する装置で，サンプルカップを4，6，12本，あるいは24本セットできるラインアップがあり，多検体を同時に濃縮することができ，ロータリーエバポレーターよりはるかに能率的である．さらに特筆すべき特徴は，サンプルカップとその周辺部の構造が工夫され，濃縮物が乾固しにくくなっている点であり，濃縮液残量が約0.3〜0.4 mlおよび約1.0 mlになる2種類のサンプルカップが用意されている．

そのほか，外径12 mm，13 mmおよび16 mmの試験管，径28 mmのバイアルビン，さらには，600 ml容器8本を同時に濃縮できる装置が「高速エバポレーター」という商品名で朝日ライフサイエンス（株）[註2]から市販されている．

(2) 遠心エバポレーター

1.5 ml容のマイクロチューブ，外径10〜18 mmの試験管，50 ml容バイアルビン，96穴ディープウエルプレート等様々な容器に対応できる装置が各社から販売されている．有機溶剤に不向きな機種もあるので，購入あるいは使用時に注意する必要がある．

(3) 大容量サンプルの濃縮装置

10 L以上にもなるような水溶液サンプルを，実験室にある標準型のロータリエ

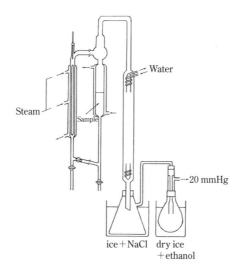

図4.2　フラッシュエバポレーターの模式図

註2：〒335-0021　戸田市新曽388番地　045-430-3561

バポレーター（回転フラスコの大きさ1L程度）で濃縮するとなると長時間を要するが，最近は，回転フラスコの容量が10 L, 20 L, 50 L, さらには100 Lの製品も市販されている．

10 L規模の発泡性のサンプルには，図4.2に示したフラッシュエバポレーターが濃縮中の泡立ちが少なく有効である．さらに大容量の発泡性サンプルには，薄膜式濃縮装置が市販されている．

4.3 濃縮液の取り扱い

(1) 濃縮液の脱水

溶媒溶液のサンプルを濃縮する前に予め無水硫酸ナトリウム等の乾燥剤で乾燥するが，濃縮中に空気中の水分が混入して濃縮液が溶媒層と水層の2層に分液することが，特に湿度の高い夏期によくみられる．サンプルの濃縮液に脱水剤を投入すると，サンプルロスが大きくなる可能性が高いので，予め，微量サンプル処理に適するスキーブ型で少容量の分液漏斗で水層を取り除いた後，残余の水分の除去は共沸現象を利用するとよい．具体的には，濃縮液に少し多めのエタノール，ベンゼンあるいは双方を加え再濃縮すると脱水できる．

水とエタノールのように溶け合う組み合わせを「均一共沸混合物（homogeneous azeotrope）」，互いに交じり合わない水-ベンゼンのような組み合わせを「不均一共沸混合物（heterogeneous azeotrope）」という．

(2) 乾固は厳禁

濃縮操作において，濃縮液を決して乾固させてはならない．特に，微量成分の定量用サンプルを乾固させてしまうと収量が大幅に低下するので，濃縮が終点に近づいたら細心の注意を払うようにしたい．乾固直前にロータリーエバポレーター等からナス型あるいは梨型フラスコを取り外し，直ちに水に浸けるとフラスコ中の溶媒蒸気が冷やされて液化し，器壁を伝って底に溜まる過程で抽出成分が溶けて底に溜まるので，器壁を洗う溶媒量を減らし濃縮率を上げられ，サンプルロスを少なくできる．

(3) 濃縮液の移し替え時の注意

ロータリーエバポレーター等で濃縮した液を，パスツールピペットなどでバイアルビン等に移す場合が多々あるが，1.1.2項（1-1）（p.24）でも触れたが，ピペットで吸い上げて直ちに移そうとすると，ピペット内の液が室内の温度で温められ，あっという間に濃縮液が噴出し，貴重なサンプルを失う羽目になることがある．それを防ぐには，移す前に，ピペットで濃縮液を吸い上げては吐き出す操作を2～3回繰り返し，予めピペット内を溶媒蒸気で満たすようにすれば安全に移せる．

第5章 化学分析と機器分析，機器分析法の分類およびクロマトグラフィーの歴史と分類

　ここまでは，分析実験の基本となるろ過，溶剤抽出，乾燥，濃縮などの実験操作法を紹介した．次に，今日では分析の主体を成す機器分析装置について記述すべきであるが，分析装置の進歩は日進月歩であり，優れた成書も数多く出版されているので，本書では「化学分析と機器分析」および「機器分析法の分類」について触れた後，食品危害化学物質の分析に特に頻繁に使用され，有用なクロマトグラフィーについてその歴史と分類についての記述のみに留めた．

5.1　化学分析と機器分析

　「分析化学」とは，一言で表現するならば，"何が""どれだけ"あるかを調べる"定性"と"定量"の学問といえるであろう．それを調べる一つは化学分析といわれる方法である．化学反応を利用し，ビーカー，三角フラスコ，分液漏斗などのガラス器具，ビューレット，メスピペット，ホールピペット，天秤などの簡単な定量器具を用いて，抽出，ろ過，沈殿，再結晶等の操作を駆使する方法であり，自然科学の一分野として生まれた19世紀以来大きな役割を果たしてきた．学生実験で経験された方も多いと思われるが金属の系統的分析等がその例であり，非常によく考えられてはいるが，操作はかなり煩雑である．化学分析法によって天然物から目的物質を精製し"何が"を確かめる作業はさらに煩雑で，多くの労力を要した．一例として，池田菊苗が昆布のうまみ成分であるグルタミン酸ナトリウムを精製し，化学構造を決め，1908（明治41）年7月25日に「グルタミン酸を主成分とせる調味料製造法」の特許を取得する一方、投稿していた論文は1909年（明治42年）発行の東京化学会誌（のちの「日本化学雑誌」、現「化学と工業」）に掲載された。その論文[1)]の概略を以下に紹介する。

　「うま味」成分探索の材料として昆布を選択した理由として，①複雑な組成の動植物体から微量しか存在しないであろう未知物質を単離することは容易ではない．②充

分に乾燥した植物で蛋白質は凝固しており，抽出液の組成が比較的単純と推定される．この2点を挙げている．昆布1kgの浸出液を蒸発させ，放冷すると約200gのマンニットの結晶が析出した．その母液を再び蒸発させると食塩の結晶が析出し，母液を冷却すると再びマンニットの結晶が出た．このように，煮詰めては結晶を析出させる操作を繰り返すことにより，大部分のマンニット，食塩および塩化カリウムを除去することができ，もはや母液からは結晶が析出しなくなった．母液は中性であるが，乾燥して灼熱物を水に溶かせば強いアルカリ性を示したことから，呈味物質は有機酸の塩と推定した．

母液に過剰の硝酸鉛や硫酸銀を加え，残存の塩素，沃素，硫酸などの各塩を除去し，目的の有機酸の結晶を得ることができた．この結晶の融点は200℃，酸味のある昆布だし特有の味を有し，アルカリで中和して塩にすると濃厚な「うま味」を呈した．さらに大量の昆布を同様の方法で処理して得た結晶酸を分析，水溶液の沸点より分子量を，濃度既知のアルカリで中和して等量を定め$C_3H_9N_4$の分子式を決め，その他の諸性質がグルタミン酸とよく一致したと記されている．上記の「結晶酸を分析」の内容については記載されていないが，何れにしても分析機器の発達していない化学分析の時代に既知物質であっても化学構造を決定することは大変な苦労の連続であったに違いない．論文の表現法が現代とは少し趣きが異なっているので，以下に一部を紹介する．

「今日生理学者，心理学者によって一般に認められて居るのは酸甘鹹苦の四味に過ぎませぬ．其の他は皆此等の味の種々に混合したものであると説かれて居ります．併しながら自分は此の外に少なくとも一種の区別し得べき味があると信じておりました．それは魚類肉類等に於いて吾人が「うまい」と感じる一種の味でありまして鰹節，昆布などの煮出汁に於いて其の味が最も明瞭に感ぜられるのであります．是は主観的の事柄ではありますが幾多の人に就いて問ひ試みるに即時に若しくは少時沈吟の後に同意なりと答ふるが常であります．されば前に述べた四味已外に更に一種の味覚あることは殆ど疑を容せぬ次第であります．今或人の発議に従って説明の便利の為に此の味を「うま味」と名づけて置きます．」

基本味（原味）は「甘味」，「酸味」，鹹味（かんみ：塩辛味）」および「苦味」の4種とされてきたが，現在はこれに「うま味」が加わるようになった．この論文は「うま味」という言葉が公式に初めて使用されたことで有名である．

もう一つの方法が，主として物理的あるいは物理化学的な知見に基づいて装置化された機器分析法である．機器分析装置の先駆けは，1924（大正13）年にJaroslav

Heyrovskyと志方益三両教授によって開発され，1927（昭和2）年に市販されたポーラログラフ（Polarography）といわれている．しかし，機器分析が本格的に発展するのは第二次世界大戦前後からで，1941（昭和16）年にBeckman社から分光光度計が，1945（昭和20）年にはBairdおよびPerkin-Elmer社から自記式の赤外分光光度計が，1954（昭和29）年になって日本分光工業㈱から日本初の赤外分光光度計が発売された．以降，エレクトロニクス等の発達に伴って数多くの機器が次々と売り出され，高性能化が加速し，先の例で示した昆布中のグルタミン酸含量は，アミノ酸分析計を使えば簡単に知ることができるようになり，非常に便利になった．機器分析は，今や化学分析の手法も組み込み，分析化学の大きな部分を占め，化学関連の研究をはじめ，食品学，医学，薬学，環境等多くの研究，産業分野で利用され，我々の暮らしに役立っている．これらの方法，機器の開発には表5.1〜5.3に示したように，ノーベル賞の対象になった歴史的な発見や発明に基づくものも少なくはなく，機器分析が人類に果たしている貢献の大きさの一端をうかがい知ることができる．表以外にも，機器分析の多くの基礎になっている量子力学（quantum mechanics）や量子化学（quantum chemistry）などの，量子論（quantum theory）の発展に大きく寄与した理論物理学者らの存在も忘れてはならない．

表5.1 ノーベル物理学賞

受賞年	受賞者	国籍	業績
2005	Theodor Wolfgang Hänsch	ドイツ	光周波数コム（櫛）技術などのレーザーを用いた精密な分光法の発展への貢献
2005	John L. Hall	アメリカ	光周波数コム（櫛）技術などのレーザーを用いた精密な分光法の発展への貢献
1986	Ernst August Friedrich Ruska	ドイツ	電子顕微鏡の基礎研究と開発
1986	Heinrich Rohrer	スイス	走査型トンネル電子顕微鏡の開発
1986	Gerd Binnig	ドイツ	走査型トンネル電子顕微鏡の開発
1981	Kai M. Siegbahn	スウェーデン	高分解能光電子分光法の開発
1981	Arthur Leonard Schawlow	アメリカ	レーザー分光学への貢献
1981	Nicolaas Bloembergen	アメリカ	レーザー分光学への貢献
1971	Dennis Gabor	イギリス	ホログラフィーの発明とその後の発展
1953	Frederik Zernike	オランダ	位相差顕微鏡の発明
1952	Edward Mills Purcell	アメリカ	核磁気共鳴吸収による磁気モーメントの測定
1952	Felix Bloch	アメリカ	核磁気共鳴吸収による磁気モーメントの測定
1945	Wolfgang Ernst Pauli	スイス	パウリの原理とも呼ばれる排他原理の発見
1933	Erwin Schrödinger	オーストリア	新形式の原子理論の発見
	Paul Adrien Maurice Dirac	イギリス	

1930	Sir Chandrasekhara Venkata Raman	インド	ラマン効果（ラマンスペクトル）の発見
1924	Karl Manne Georg Siegbahn	スウェーデン	X線分光学分野の研究
1918	Max Karl Ernst Ludwig Planck	ドイツ	エネルギー量子の発見による物理学の進展への貢献
1915	William Lawrence Bragg	イギリス	X線による結晶構造解析に関する研究
1915	Sir William Henry Bragg	イギリス	X線による結晶構造解析に関する研究
1914	Max Theodor Felix von Laue	ドイツ	結晶によるX線の回析現象の発見と，X線が電磁波であることの証明
1906	Sir Joseph John Thomson	イギリス	電子の発見，質量分析器の発明
1903	Pierre Curie, Maria Skłodowska-Curie	ポーランド	放射能の研究
1903	Antoine Henri Becquerel	フランス	放射能の発見
1902	Pieter Zeeman	オランダ	ゼーマン効果の発見
1902	Hendrik Antoon Lorentz	オランダ	ゼーマン効果の発見
1901	Wilhelm Conrad Röntgen	ドイツ	X線の発見

表 5.2 ノーベル化学賞

受賞年	受賞者	国籍	業績
2002	田中耕一	日本	生体高分子の同定および構造解析のための手法の開発
2002	John B. Fenn	アメリカ	生体高分子の同定および構造解析のための手法の開発
1991	Richard Robert Ernst	スイス	高分解能NMRの開発への貢献
1985	Jerome Karle	アメリカ	X線により結晶構造を直接決定する数学的手法の開発
1985	Herbert Aaron Hauptman	アメリカ	X線により結晶構造を直接決定する数学的手法の開発
1982	Sir Aaron Klug	イギリス	電子分光法の開発と核酸・タンパク質複合体の立体構造の研究
1964	Dorothy Crowfoot Hodgkin	イギリス	X線回折法による生体物質の分子構造の決定
1959	Jaroslav Heyrovsky	チェコ	ポーラログラフィーの理論および発見
1954	Linus Carl Pauling	アメリカ	化学結合の本性の解明，結晶構造決定やタンパク質構造決定に重要な業績
1952	Richard Laurence Millington Synge	イギリス	分配クロマトグラフィーの開発およびその応用
1952	Archer John Porter Martin	イギリス	分配クロマトグラフィーの開発およびその応用
1948	Arne Wilhelm Kaurin Tiselius	スウェーデン	電気泳動装置の考案および血清タンパクの複合性に関する研究
1923	Fritz Pregl	オーストリア	有機化合物の微量分析法の開発
1922	Francis William Aston	イギリス	質量分析器の発明

| 1915 | Richard Martin Willstätter | ドイツ | クロロフィルや他の植物色素の研究
研究の過程でペーパークロマトグラフィーを開発 |

表 5.3 ノーベル生理学・医学賞

受賞年	受賞者	国籍	業績
1962	Maurice Hugh Frederick Wilkins	イギリス	X線構造回折による核酸の分子構造および生体における情報伝達の意義の発見
1962	Francis Harry Compton Crick	イギリス	モーリス・ウィルキンスらのX線解析の写真を参考にしてDNAの二重螺旋構造を発見
1962	James Dewey Watson	イギリス	モーリス・ウィルキンスらのX線解析の写真を参考にしてDNAの二重螺旋構造を発見

5.2 機器分析法の分類

機器分析法は原理から分類すると，①電磁波および磁場を利用する分析法，②分離分析，③電気化学分析，④その他，の4種類になる．

1) 電磁波を利用する分析法

日常生活においても，「電磁波が出ているから健康に悪影響を及ぼす」などと漠然と電磁波（electromagnetic waves）という用語を使っているが，正式には「電場や磁場の振動が空間や物質中を伝播する現象」と定義され，横波（波の進行方向と振動

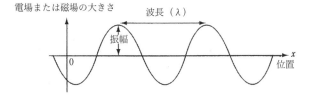

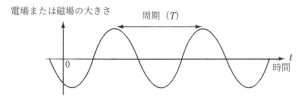

図 5.1 電磁波の模式図と用語

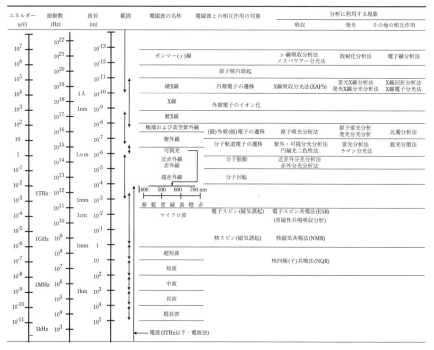

図 5.2 電磁波の分類と分析法との関わり

方向が直角に交わる波）である電磁波の波の性質を表す用語が定められている（図 5.1）．縦軸に電場あるいは磁場の大きさを，横軸に位置をとると，山の高さが振幅（amplitude），山と山との距離が波長（wave length，記号：λ），波長の逆数をとって，1 cm 当たりの山の数を波数（wave number, 単位は cm^{-1}）という．次に，横軸に時間をとると，山と山の時間間隔が周期（period），周期の逆数をとって1秒当たりの山の数が振動数（frequency，単位は s^{-1}　即ち Hz：ヘルツ）である．波長（λ）と振動数（ν）および光速（$c=3.0\times10^8$ ms^{-1}）の間には $c=\lambda\nu$ の関係がある．

電磁波を利用する分析法は，電磁波と物質の相互作用に伴う物理的な信号をやりとりする分析法で，機器分析の中で長い歴史があり，種類が最も多く，広く普及している．

電磁波の種類と分析法との関係を図 5.2 に，電磁波の種類とそれらの周波数，波長との関係を表 5.4 に示した．

表 5.4　電磁波の種類―周波数と波長の比較―

種類	周波数(f：Frequency)	波長(λ：Wave length)
ガンマ線（Gamma-ray）	30 EHz 以下	10 pm 以下
X 線（X-ray）	300 EHz – 30 EHz	10 pm – 10 nm
硬 X 線（Hard X-ray）	300 EHz – 30 EHz	10 pm – 100 pm
軟 X 線（Soft X-ray）	30 EHZ – 3 EHz	100 pm – 10 nm
紫外線（Ultraviolet ray）	30 PHz – 790 THz	10 nm – 380 nm
極（極端）紫外線（EUV or XUV：Extreme UV）	30 PHz 以下	10 nm 以下
遠紫外線（FUV：Far UV または真空紫外線）（VUV：Vacuum UV）	30 PHz – 1.50 PHz	10 nm – 200 nm
近紫外線（Near UV）	1.50 PHz – 790 THz	200 nm – 380 nm
UV-C	1.50 PHz – 1.07PHz	200 nm – 280 nm
UV-B	1.07 PHz – 952THz	280 nm – 315 nm
UV-A	952 THz – 790 THz	315 nm – 380 nm
可視光線（Visible light）	790 THz – 405 THz	380 nm – 790 nm
紫色	790 THz – 700 THz	380 nm – 430 nm
藍色	700 THz – 667 THz	430 nm – 450 nm
青色	677 THz – 600 THz	450 nm – 500 nm
シアン色（明るい青色）	600 THz – 580 THz	500 nm – 520 nm
緑色	580 THZ – 530 THz	520 nm – 565 nm
黄色	530 THz – 510 THz	565 nm – 590 nm
オレンジ色	510 THz – 480 THz	590 nm – 625 nm
赤色	480 THz – 405 THz	625 nm – 740 nm
赤外線（Infrared ray）	400 THz – 3 THz	750 nm – 100 μm
近赤外線	400 THz – 120 THz	750 nm – 2.5 μm
中赤外線（単に赤外と称し IR 分析に利用）	120 THz – 30 THz	2.5 μm – 10 μm
遠赤外線	30 THz – 3 THz	10 μm – 100 μm
電波（Radio wave）	3 THz – 30 Hz	100 μm – 300,000,000 km
テラヘルツ波（デシミリメートル波）（THz：Terahertz wave）	3 THz – 300 GHz	100μm – 1mm
ミリ波（ミリメートル波）（EHF：Extremely High Frequency）	300 GHz – 30 GHz	1mm – 1cm
センチメートル波（SHF：Super High Frequency）	30 GHz – 3 GHz	1 cm – 10 cm
極超短波（デシメートル波）（UHF：Ultra High Frequency）	3 GHz – 300 MHz	10 cm – 1m
超短波（メートル波）（VHF：Very High Frequency）	300 MHz – 30 MHz	1mm – 10 m
短波（デカメートル波）（HF：High Frequency）	30 MHz – 3 MHz	10 m – 100 m
中波（ヘクトメートル波）（MF：Medium Frequency）	3 MHz – 300 kHz	100 nm – 1km
長波（キロメートル波）（LF：Low Frequency）	300 kHz – 30 kHz	1 km – 10 km

超長波（ミリメートル波）(VLF：Very Low Frequency)	30 kHz - 3 kHz	10 km - 100 km
極超長波 (ELF：Extremely Low Frequency)	3 kHz - 300 Hz	100 km - 100,000 km
極極超長波 (ULM：Ultra Low Frequency)	300 Hz - 30 Hz	100,000 km - 300,000,000 km

1) Hz（ヘルツ：1 回 / 秒），kHz（キロヘルツ），MHz（メガヘルツ），GHz（ギガヘルツ），THz（テラヘルツ），PHz（ペタヘルツ）
2) 上表の各電磁波の周波数，波長区分は絶対値ではなく目安であり，重なっている部分も多い
3) UHF，SHF，EHF およびテラヘルツ波は，電波の中で波長が最も短いことに由来してマイクロ波と呼称され，μm とは関係ない
4) センチメートル波（SHF）のことをマイクロ波という場合もある
5) ラジオ波と日本語で訳されている Radio frequency は，電気工学における定義では無線通信用に利用される電波（10kHz～100GHz）を指す

　これらの図表からわかるように，量子化学的な面からは波長が短くエネルギーの強い γ-線の利用では原子核内の励起であり，X 線では内核電子の遷移，紫外線や可視光では分子軌道電子の遷移，より波長が長いエネルギーの低い赤外線では振動遷移，マイクロ波では回転遷移が関与する．このように，幅広い電磁波の利用により数多くの機器が開発されていることがわかる．
　分析のメカニズムからみると，①照射された電磁波が物質の分子構造により吸収された特定波長を検知する方法，②特定波長を吸収した後，発光した別の波長を測定する方法，および③その他の，相互作用に基づく方法とに大別することもできる．①の吸収法にはメスバウアー分光法，X 線吸収分光法，紫外・可視分光分析法，赤外・近赤外分光法，ラマン分光法，円偏光二色性分析法，原子吸光分析法，電子スピン共鳴分析法，および核磁気共鳴分析法などがある．②の発光法には γ-線分光法，蛍光 X 線分析法，蛍光・燐光分析法，化学発光分析法，誘導結合プラズマ発光分光分析装置（ICP-AES）などが，③の相互作用法には，X 線回折法や施光分散法などが含まれる．

2) 分離分析

　分離分析は，多成分で構成される複雑な混合物を成分ごとに分離して精製，精製成分の化学構造を推定あるいは定量する分析法である．M. S. Tswett が 1903（明治 36）年に，イヌリンを充填した管に植物の抽出物が負荷し，リグロインを流すことにより植物色素が緑色と黄色とに分離する現象を見つけ，1906（明治 39）年にクロマトグラフィー（Chromatography）と命名して以来，大きな発展を遂げた．1944（昭和 19）年，A.J.P. Martin と R.L.M. Synge らによるペーパークロマトグラフィー（Paper Partition Chromatography；PPC），ガスクロマトグラフィー（Gas Chromatography；GC），薄

層クロマトグラフィー（Thin Layer Chromatography;TLC），HPLC[註1]，キャピラリー電気泳動法（Capillary Electrophosesis；CE）などがある．さらに，分離分析装置と質量分析計あるいは核磁気共鳴装置などと直結した複合システムである GC-MS, GC-MS-MS, LC-MS, LC-MS-MS, CE-MS（Capillary Electrophosesis- Mass Spectrometer），LC-NMR などへと発展した．これらの複合機器は，ハイフォン（-）で両装置名を結んで表されるためハイフェネート（Hyphenated）分析装置といわれ，Hyphenated method や Hyphenated technique 等の用語も用いられる．

複合機器をはじめ，機器分析の最近のトレンドは機器の小型化，高速動作化，並列同時処理，自動制御などによる高速・高効率を求めるハイスループット（high throughput）化である．

3）電気化学分析

物質の電気化学的挙動を計測する分析法で，pH 分析法，電位差滴定分析法，ポーラログラフィー，イオンセンサー，生化学センサーなどがある．

4）その他

熱分析法，放射線分析法およびフローインジェクション分析法（Flow Injection Analysis：FIA）などがある．

国内外の分析展

〈ピッツバーグ・コンファレンス（Pittsburgh conference）〉

通称名 PITTCON（ピッツコン）で知られるピッツバーグ・コンファレンスの正式名称は Pittsburgh Conference on Analytical Chemistry and Applied Spectroscopy で，1949 年，アメリカ北東部の都市ピッツバーグ近隣の有志が集まり，地域振興の目的でガレージからスタートした．規模が大きくなるにつれ，ニューヨーク，シカゴ，ニューオリンズ，アトランタなどの都市で毎年 3 月に 5 日間開催される．ビジネス性と学術性ともに最高峰とされる世界最大の化学分析見本市で約 3,000 のブースが出展し，最近はベンチャー企業の出展が約半数以上を占めるという．

註 1：High Performance Liquid Chromatography．普及初期は High Pressure Liquid Chromatography の略称．

〈分 析 展〉

　1950年設立の㈳日本分析機器工業会 JAPAN ANALYTICAL INSTRUMENTS MANUFACTURERS' ASSOCIATION（JAIMA）（〒101-0054 東京都千代田区神田錦町 1-10-1　サクラビル 3F　TEL：03-3292-0642　FAX：03-3292-7157）による分析機器の展示会．毎年 8 月末～9 月のはじめに 3 日間，千葉県の幕張メッセで開催される．2010 年からは分析展／科学機器展 合同展になり，2011 年には公募により「JASIS（ジャシス）」の愛称名がつけられた．

5.3　クロマトグラフィーの定義

　クロマトグラフィーとは，「固定された固定相（stationary phase）と，それと混じり合わないで接して流れる移動相（mobile phase）との間に平衡状態が成立している系に，気体，液体，固体などの試料を通過させ，各試料成分の両相に対する相互作用（親和性）の差により生じる移動速度の違いを利用して試料中の物質を分離する方法」と定義されている．

　相互作用には吸着（adsorption），分配（partition），イオン交換（ion exchange）およびゲルろ過（gel filtration）とが主体をなすが，実際には，唯一つの相互作用に基づくものではなく，これらの組み合わせによっている．

5.3.1　クロマトグラフィーの歴史

　クロマトグラフィーの歴史については前節 2)「分離分析」の項でも触れたが，もう少し詳しく記述する．クロマトグラフィーの歴史は 1903（明治 36）年まで遡る．当時ロシア領であったワルシャワ大学で葉緑素の研究をしていたロシア人の植物学者 Mikhail Semenovich Tswett（ツウェット：1872-1919）は，1903 年 3 月 21 日の Warsaw Society of Natural Scientists 学会の植物学分野での講演で，「多糖類のイヌリンを充填した管に植物の抽出物を負荷後，リグロイン（Ligroin：石油の 70～125℃留分，石油エーテルまたはベンジンと同義にも使われる）を流すと植物の緑色と黄色の色素が分離することを見出した」と発表した．この研究をさらに発展させ，ガラス管に炭酸カルシウムの粉末を詰めた管（カラムまたは Tswett 管という）に植物の葉の石油エーテル抽出液を流すと，色素帯が互いに分離することを認め，1906（明治 39）年，ドイツの植物学雑誌に発表し，この分離法をクロマトグラフィー（Chromatography）と名付けた[2]．Chromato- はギリシャ語の chroma（色）に，-graphy は graphos（「描

く」あるいは「記録」）に因む．翌年には，植物の葉の中にクロロフィル-α，クロロフィル-b およびキサントフィル（Xanthophyll）が含まれていることを明らかにした．このように，Chromatography の名付け親は M.S. Tswett といわれているが，実はイギリスでは 18 世紀から Chromatography の用語が染料や顔料の専門家の間では使用されていて，1836（天保 7）年には George Field が"Chromatography；Or, A Treatise On Colours And Pigments, And Of Their Powers In Painting"という本を出版しており，現在でも 1841 年版は購入できるそうである[3]．

　話は少し横路にそれたが，Tswett の発表から約 30 年間，偉大な分析手法の業績はほとんど顧みられなかったが，1931（昭和 6）年，ドイツの天然物化学者 R. Kuhn らは，Tswett の方法を改良して，卵黄のキサントフィルがルテイン（Lutein）とゼア（ツェア）キサンチン（Zeaxanthin）に分離することに成功し[4]，キサントフィルが単一物質か否かの論争に決着をつけ，さらに植物のキサントフィルが 12 種類以上の色素の混合物であることも明らかにした．これが契機となって，M.S. Tswett の吸着クロマトグラフィーは再び脚光を浴び，植物色素やビタミンなど天然物の研究に活用されるようになった．1937（昭和 12）年にはアルミナにより無機塩類の水溶液から金属イオンを分離，検出する試みもなされた[5]．これらの方法は炭酸カルシウムをはじめ，いずれも吸着剤に対する試料成分の吸着力の差で分離する M.S. Tswett の吸着クロマトグラフィーであった．それに対し，A.J.P. Martin と R.L.M. Synge は 1941（昭和 16）年，粉砕シリカゲルに水（固定相）を含ませてカラムに充填し，アセチルアミノ酸混合溶液を負荷後，クロロホルム（移動相）を流して互いに分離させることに成功し，液-液分配クロマトグラフィーが誕生した[6]．この方法はアセチルアミノ酸の分離には適していたが，フリーのアミノ酸はシリカゲルに強く吸着されるため，適用できない欠点があった．Martin らは，シリカゲルに代わって水を保持する材料（担体）としてろ紙を使って吸着を防止し，アミノ酸の分離が可能となり，二次元展開ではほとんどすべてのアミノ酸が分離できるようになった．これをペーパークロマトグラフィーと命名して，1944（昭和 19）年に発表した[7]．この方法は大きな反響を呼び，アミノ酸はもちろん，糖類，ペプチド，抗生物質，無機物などあらゆる物質の分離に使用されるようになった．この液-液分配クロマトグラフィーに関する研究業績に対して，1952（昭和 27）年，Martin，Synge 両氏にノーベル化学賞が授与された．さらに，Martin は G.A. Howard と共同して，高級脂肪酸の分離に液-液分配クロマトグラフィーを適用するために，固定相にはシラン処理をしたシリカゲルを，移動相には極性溶媒を使用した，アミノ酸の分離の場合とは異なる逆相分配クロマトグラフィー（Reversed Phase Partition Chromatography；RPPC）を考案し，1950（昭和 25）年に

表5.5 クロマトグラフィーの簡単な歴史

年	研究者	業績
1950	J.E. Meinhard, N.F. Hall	表面（薄層）クロマトグラフィー
1950	W. E. Cohn	イオン交換クロマトグラフィー
1950	G.A. Howard, A.J.P. Martin	逆相液体クロマトグラフィー
1951	J.G. Kirchner	薄層クロマトグラフィー
1951	J.C. Moore, W.H. Stein	アミノ酸のイオン交換クロマトグラフィー
1952	A.T. James, A.J.P. Martin	ガスクロマトグラフィー
1956	J. J. van Deemter	van Deemterの式，クロマトグラフィーの理論
1956	H. A. Sober, E. A. Peterson	イオン交換セルロース
1956	G.H. Lathe, C.R.J. Ruthven	デンプンで分子篩わけ
1958	E. Stahl	薄層クロマトグラフィー
1958	M.J.E. Golay	ガスクロマトグラフ用ステンレス製キャピラリーカラム（Golayカラム）
1958	S. Moore, W.H. Stein, D.H. Spackman	アミノ酸分析計
1959	J. Porath, P. Flodin	Sephadexによるゲルろ過法
1961	江頭，小沢，雁野，波多野	分光光電式液体クロマトグラフィー
1962	E. Klesper	超臨界流体クロマトグラフィー
1962	J.C. Moore	ゲル浸透クロマトグラフィー
1966	J. C. Giddings	高圧（臨界圧）クロマトグラフィー
1968	H. Haläsz, C. Horvath ら	液体クロマトグラフィーを高速化
1969	J.J. Kirkland	高速液体クロマトグラフィー
1969	I. Halasz, I. Sebestian	化学結合型充填剤の開発
1970	J.J. Kirkland	ODSカラム逆相クロマトグラフィー
1979	R. Dandenneau, E.H. Zerenner	ガスクロマトグラフ用溶融シリカキャピラリーカラムの開発
1984	寺部ら	ミセル動電クロマトグラフィー
1993	J. Pawliszyn	固相マイクロ抽出（SPME）の開発
1995	J.B. Philips	GC×GCの開発

発表した[8]．この逆相分配クロマトグラフィーは，今日の高速液体クロマトグラフィー（HPLC）において広く活用されている．

1952年，MartinはA.T. Jamesと共同で移動相に気体を用いて，揮発性の低級脂肪酸を気体の状態で分離する気-液分配クロマトグラフィー（Gas-Liquid Partition Chromatography；GLPC）を発表し[9]，ガスクロマトグラフィー（GC）を誕生させた．N.H. Rayはこの方法を発展させ，1954（昭和29）年に熱伝導検出器（Thermal Conductivity Detector；TCD）を備えたGCを製作して，炭化水素類，アルコール類，エステル類，ケトン類，エーテル類の分離例を発表した[10]．その後，高性能のGC装置が続々と開発，市販され，各分野で迅速な分離分析法として広く活用されるようになった．クロマトグラフィー装置，技術が飛躍的に発展を遂げた1950年から50年余りの主な開発の歴

史を表 5.5 にまとめて示した．

5.3.2 クロマトグラフィーの分類

前項で述べたように，吸着クロマトグラフィーから生まれ，種々のタイプが開発され発展していったクロマトグラフィーを大別すると，表 5.6 のように分類できる．

さらに詳しく分類すると，表 5.7 のようにまとめられる．

表 **5.6** クロマトグラフィーの分類

移動相	固定相	分　類
気体	固体	気-固クロマトグラフィー（Gas-solid Chromatography: GSC）
気体	液体	気-液クロマトグラフィー（Gas-liquid Chromatography: GLC）
液体	固体	液-固クロマトグラフィー（Liquid-solid Chromatography: LSC）
液体	液体	液-液クロマトグラフィー（Solid-liquid Chromatography: SLC）

移動相に対する用語としての固定相は，吸着クロマトグラフィーでは吸着剤のシリカゲルやアルミナ等が固定相であり，分配クロマトグラフィーの順相，逆相クロマトグラフィーおよびイオン交換クロマトグラフィーではシリカゲルや合成ポリマーに化学修飾品が，ペーパークロマトグラフィーでは約 20％含有されている水が固定相として働いている．

分配クロマトグラフィーにおいて，固定相液体を保持するための固体であるシリカゲル，セルロースなどを担体（sorbent）または不活性保持体（inert support）といわれる．

◆ 文　献

1) 池田菊苗：新調味料に就きて，東京化学会誌, **30**, 820–836 (1909)
2) Mikhail Semenovich Tswett: *Berichte der Deutschen Botanischen Gesellschaft*; **XXIV**, 348 (1906)
3) George Field: "Chromatography; Or, A Treatise On Colours And Pigments, And Of Their Powers In Painting" 1836 年 (Tilt And Bogue 出版社)
4) R. Kuhn, A.Winterstein, E. Lederer: *Z. Physiol. Chem.*, **197**, 141–146 (1931)
5) G.M. Schwab, K. Jockers: *Z. Angew. Chem.*, **50**, 546 (1937)
6) A.J.P. Martin, R.L.M. Synge: *Biochem. J.*, **35**, 1358–1368 (1941)
7) R. Consden, A.H. Gordon, A.J.P. Martin: *Biochem. J.*, **38**, 224–232 (1944)
8) G.A. Howard, A.J.P. Martin: *Biochem. J.*, **46**, 532–538 (1950)
9) A. T. James, A.J.P. Martin: *Biochem. J.*, **50**(5) 679–690 (1952)
10) N.H. Ray: *J. Appl. Chem.* **4**, 82–85 (1954)

表 5.7 クロマトグラフィーの詳細な分類

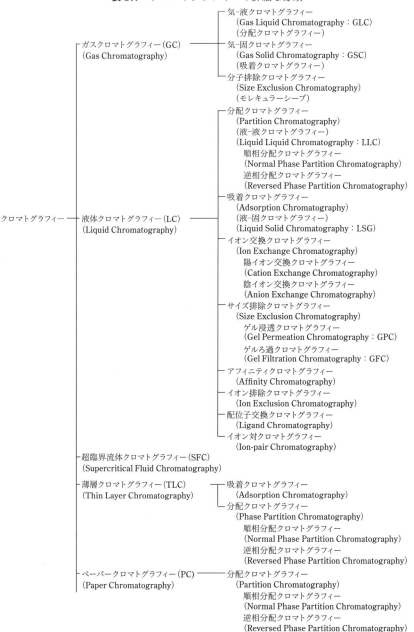

第Ⅱ編　食品中の危害成分と分析手法

はじめに

第Ⅰ編「序論」の表 0.1 (p.3) に示したように，食品危害因子には①化学的因子，②生物的因子，③物理的因子および④意図的因子とがあるが，この編では化学的因子と意図的因子を取り扱う．化学的因子は，原材料への汚染物質と食品への汚染物質とに大別される．前者にはカビ毒やアレルギー物質や残留農薬・動物用医薬品等が含まれ，後者には食品加工時に生成するアクリルアミド，クロロプロパノール類，トランス脂肪酸，カルバミン酸エチルなどが属する．この編では，これらに加えて，適正な量を使用することにより食品の製造，保存等に重要な働きをする食品添加物，異物・異臭，意図的因子のメラミン等についてそれぞれ記載する．

第1章 カビ毒（マイコトキシン）

1.1 カビ毒の定義と健康被害リスク

マイコトキシン（Mycotoxin）は，ヒトや家畜に発癌や，肝臓障害，腎臓障害，胃腸障害などの健康被害をもたらしたり，催奇形を引き起こすカビの第二次代謝産物の総称名で，カビ毒あるいは真菌毒とも呼ばれる．Mycotoxin の"Myco"は，ギリシャ語のカビ"Mikes"に，"toxin"はラテン語の毒"toxicum"に由来し，1945（昭和 20）年，旧ソ連の科学者 A. Kh. Sarkisov が提唱したとされる説[1]と，J. Forgacs と W.T. Curill の命名[2]という説がある．

医学，薬学等病原微生物学の分野において，「トキシン」とはボツリヌストキシン（Botulinum toxin）など細菌の産生する高分子で抗原性を有し，微量でヒトや動物に強い急性毒性を示す物質と限定しているので，低分子で抗原性のない物質群にトキシンという用語を付して呼称することに疑義を抱く研究者もあったが，現在では一般的な用語として認められている．

マイコトキシンを摂取することによる疾病群を，マイコトキシコーシス（Mycotoxicosis；カビ毒症，真菌中毒症）と総称し，抗生物質の大量投与などにより体内が無菌に近い状態になることが原因であり，カビが体内で繁殖することによって発症する *Aspergillus* 症，*Candida* 症，*Mucor* 症などは，マイコーシス（Mycosis；真菌

症，真菌感染症）とそれぞれ定義されている．マイコトキシンの大部分は *Aspergillus*, *Fusarium*, *Penicillium* の3属の菌によって産生され，100種類，一説には300種類も存在するといわれ，分子量はフモニシン B_1 の721.83が最大クラスで，大部分はそれ以下の低分子である．ほとんどが熱に強く，食品加工過程での減衰や消失が認められないため曝露の危険性が高く，しかも意図的に添加する農薬や食品添加物と違って，人による制御が効きにくい．そのため，最も憂慮すべき食品汚染物質といわれ，表1.1に示したように食品を原因とする慢性毒性の第一番目の要因に挙げられている[3-5]．

表1.1 急性および慢性の健康被害リスク

リスク順	急 性	慢 性
1	Microbiological（微生物）	Mycotoxins（カビ毒）
2	Phycotoxins（藻類毒）	Anthropogenic Contaminants（人間活動に伴う汚染物質）
3	Some Phytotoxins（植物毒）	Some Phytotoxins（植物毒）
4	Mycotoxins（カビ毒）	Unbalanced Diet（無理なダイエット）
5	Anthropogenic Contaminants（人間活動に伴う汚染物質）	Food Additives（食品添加物）
6	Pesticide Residues（残留農薬）	Pesticide Residues（残留農薬）
7	Food Additives（食品添加物）	Microbiological（微生物）

　マイコトキシンは健康被害の大きなリスク要因になるばかりではなく，経済的な損失も莫大で，Council for Agricultural Science and Technology の報告によると，2003年度アメリカでの農産物（トウモロコシ，小麦，落花生）の直接的な損失額は9億3,200万ドルで，規制の遂行，毒性試験，品質管理等でさらに4億6,600万ドルが費やされたという[6]．アジアでは真菌汚染による備蓄食料の損失は全農業生産量の20％にも達するといわれており[7,8]，全世界では途方もない額になるであろうし，最近の異常気象によりさらに加速する可能性すらある．昨今の食糧不足により，発展途上国ではカビの生えた劣悪な品質の農産物さえも摂取せざるを得ない状況にあることが報道され，健康への悪影響もさらに増幅されるのではないかと危惧される．

1.2　我が国のカビ毒の研究小史

　我が国において，カビを有用微生物として利用する醸造食品は千年以上の歴史があ

る．それに対して，カビを有害微生物として扱う研究もすでに明治時代から始まっており，「黄変米事件」（次項で詳述）の解決など，諸先達によって残されている世界的に特筆に値する成果は忘れ去られてはならない．そこで本題に入る前に，日本におけるマイコトキシン研究の歴史を簡単に振り返ることにする．

1.2.1　カビ毒研究の歴史の始まりは衝心脚気の原因究明から

　江戸から明治期にかけて猛威を振るった，衝心脚気とビタミン B_1 との関係が，まだ明らかになっていなかった 1888（明治 21）年，榊 順次郎は脚気がカビ米によるのではないかと疑い，研究を開始した．そして，カビ米のエチルアルコール抽出画分が，実験動物に痙攣や麻痺など衝心脚気と極めて似た症状を引き起こすことを認め，1891（明治 24）年に『東京医学雑誌』に「黴米ノ毒物学的第一報」として発表した．その後，カビ米の研究は三宅市郎らによって継承され，1937（昭和 12）年に青カビ汚染で黄変した台湾産米（分離菌の学名 *P. toxicarium* I.Miyake から「トキシカリウム黄変米」という）からカビを分離した．第二次世界大戦による研究の中断を経て，戦後，黄変米から新たに分離した菌株による人工カビ米のエチルアルコール抽出物が，ラットに衝心脚気症状を引き起こすことが確認され，榊の推論通り，衝心脚気の原因の 1 つであった可能性が示唆された．1964（昭和 39）年には，シトレオビリジン（Citreoviridin：$C_{23}H_{30}O_6$=402.5[25425-12-1]）と命名された活性物質の化学構造が決定した[9,10]．

　戦後，日本の食糧生産が極度に窮迫し，海外から輸入した大量の主食用の米から次々とカビ汚染が見つかり，1948（昭和 23）年には角田 広がエジプト産の黄変米から *Penicillium islandicum* Sopp. 菌を分離した（「イスランジア黄変米」という）．培養物から，肝臓毒を示すイスランジトキシン（Islanditoxin or Cyclochlorotine；$C_{24}H_{31}Cl_2N_5O_7$=572.443 [12663-46-6]）と，ルテオスカイリン（Luteoskyrin；$C_{30}H_{22}O_{12}$=574.52 [21884-44-6]）を単離，双方とも 1968（昭和 43）年に化学構造が決定した．1951（昭和 26）年には，やはり角田がタイ米から *P. citrinum* Thom を分離（「シトリナム黄変米」という），1949（昭和 24）年にすでにその化学構造が知られていた腎臓毒を有するシトリニン（Citrinin：$C_{13}H_{14}O_5$=250.25 [518-75-2]）の生産を確認した．さらに，ビルマ（ミャンマー），ベトナム，イラン，中国，スペイン，アメリカ，ペルーなどの輸入米からも *P. citrinum* に汚染した変質米がしばしば見つかり，1953（昭和 28）～1954（昭和 29）年にかけて，主食用米のカビの汚染事故として社会問題化したが，迅速，正確な研究結果と行政の的確な判断ですべて廃棄処分され，事なきを得た．この一連の日本の研究は，食品汚染カビによる健康危害の可能性が世界に認知される端緒となったものとして，高く評価されている．

このように，日本のマイコトキシンの研究が主食の米を中心に発展してきたのに対して，欧米では家畜の疫病が研究の発端になった．例えば，イギリスではアフラトキシンによる七面鳥の大量死，アメリカにおいては1968（昭和43）年のT-2トキシン（$C_{24}H_{34}O_9$=466.52 [21259-20-11]）汚染トウモロコシによる乳牛の中毒死，1980年代のフモニシン汚染飼料（B_1の最高汚染濃度130 μg/g）[11]による馬の白質脳症（大脳白質部液化性壊死症），豚の肺水腫[12,13]などが挙げられる．

マイコトキシンの研究が盛んになった1972（昭和47）年8月に，「マイコトキシン研究会」が発足し，2007（平成19）年1月12日には「日本マイコトキシン学会」へ名称が変更され，現在も世界的なレベルでの研究が続けられている．

1.2.2 カビ毒を世に知らしめたアフラトキシン

マイコトキシコーシスは過去に人畜に大きな被害を及ぼしてきており，歴史上に残る最初の記録は麦核菌（*Claviceps purpurea*）汚染ライ麦による麦核アルカロイド（Ergot alkaloid の代表的な化合物はエルゴメトリン；Ergometrine：$C_{19}H_{23}N_3O_2$=325.41 [60-79-7]，エルゴタミン；Ergotamine：$C_3H_{35}N_5O_5$=581.66 [113-15-5]）中毒で，中世ヨーロッパで頻繁に発生したが，1953（昭和28）年にフランスでの発生を最後に終焉した．1930〜1940年代には，麦の赤カビ病の原因となる *Fusarium* 属（赤カビ）による被害が世界各地で発生した．最も深刻な事件はシベリア，ウラル，ウクライナで *Fusarium sporotrichioides* 汚染燕麦により嘔吐，下痢，皮膚炎，白血球減少などの症状を伴い多数の死者を出した食中毒性無白血球症（Alimentary Toxic Aleukia；ATA）であり，原因マイコトキシンはT-2トキシンと推定されている．我が国でも，1940〜1963（昭和15〜38）年に赤カビ汚染麦で加工された麺類やパン，米飯により嘔吐，下痢などの急性食中毒が北海道，東京，高知，神奈川，静岡，鹿児島などで多発し，ニバレノール（Nivalenol；NIV：$C_{15}H_{20}O_7$=312.32 [23282-20-4]），フザレノン-Xまたは4-アセチル化NIV（Fusarenon-X or 4-AcNIV：$C_{17}H_{22}O_8$=354.35 [23255-69-8]），デオキシニバレノール（Deoxynivalenol；DON：$C_{15}H_{20}O_6$=296.32 [51481-10-8]）が検出され，赤カビ中毒症とも呼ばれた．

このように大きな被害を及ぼしてきたマイコトキシンであるが，その研究は一部の熱心な研究者によって続けられてきただけであった．マイコトキシンが公衆衛生的に重要な研究テーマとしてクローズアップされ，一般にも知られるようになった契機は，1960（昭和35）年にイギリスで発生した10万羽以上もの若い七面鳥が大量死した原因となった，天然物最強の発癌性マイコトキシンであるアフラトキシンの発見である．農産物が強力な発癌物質に汚染していた事実は世界の研究者に大きな衝撃を与え，

カビ毒が公衆衛生的に重要な研究テーマとしてクローズアップされたばかりか，産業界にも問題が波及することになった．一般紙にも度々大きく取り上げられ，例えば，1970（昭和45）年12月3日発行の「朝日新聞」には「食品汚染に新たな不安　発癌性の毒素を出すカビ　業者は細心の注意を」などの見出しで紹介された．アフラトキシン事件以後，調査・研究が世界的規模で行われるようになり，オクラトキシン等，新たなマイコトキシンの発見と人畜の疾病との関係が次々と明らかにされることとなり，マイコトキシンの研究が大きく進展した．

1.3　本書におけるカビ毒の選択基準

数多のマイコトキシンの中から本書で取り上げたマイコトキシンは，以下に示した3項目に記載されていることを基準に選択した．

第一は，国際保健機構（WHO）の下部機関である国際がん研究機関（International Agency for Research on Cancer：IARC）による評価で，発癌性との関連性が記載されているマイコトキシン．「ヒトに対する発癌性が認められる（carcinogenic）」のグループ1にはアフラトキシン（Aflatoxins と記載され，通常は混合物）が，「ヒトに対する発癌性が疑われる（possibly carcinogenic）」のグループ2Bにはアフラトキシン M_1（Aflatoxin M_1：$C_{17}H_{12}O_7$=328.27 [6795-23-9]），オクラトキシンA（Ochratoxin A；OTA：$C_{20}H_{18}ClNO_6$= 403.81 [303-47-9]）およびフモニシン B_1（Fumonisin B_1：$C_{34}H_{59}NO_{15}$ = 721.83 [116355-83-0]）があげられている．

第二は日本で規制値が設定されているアフラトキシン B_1, B_2, G_1, G_2 の総量，デオキシニバレノール，パツリン（Patulin：$C_7H_6O_4$=154.12 [149-29-1]），および飼料に対して規制値が設定されているゼアラレノン（Zearalenone；ZEA：$C_{18}H_{22}O_5$= 318.36 [17924-92-4]）．

第三は，農林水産省が食品の安全性の確保のためとして，2010（平成22）年12月22日に公表した2011（平成23）～2015（平成27）年度までの5年間の「食品の安全性に関する有害化学物質のサーベイランス・モニタリング中期計画」の中で「農林水産省が優先的に管理を行うべきとした有害物質のリスト」に盛り込まれたマイコトキシンである．その中で「優先的にリスク管理を行うべき有害化学物質のリスト」にはアフラトキシン，ゼアラレノン，T-2トキシンおよびHT-2トキシン（$C_{22}H_{32}O_8$= 424.48 [26934-87-2]），フモニシンが，「リスク管理を継続する必要があるかを決定するため，危害要因の毒性や含有の可能性等の関連情報を収集する必要がある危害要因，または既にリスク管理措置を実施している危害要因」にはオクラトキシンA，デオ

キシニバレノール（DON）（アセチル化体を含む），およびニバレノール（NIV），パツリンがリストアップされている．

　これらのマイコトキシンの主な産生菌，汚染食品，毒性などを表1.2 にまとめて示した．これらのうち，アフラトキシン，オクラトキシンA，DON，NIV，パツリン，フモニシン，ゼアラレノンについて詳述することにする．

◆ 文　献

1) A. Kh. Sarkisov: *Govt. Edit. Agr. Lit., Moscow*, p.216(1945)
2) J. Forgacs, W.T. Carill: Mycotoxins. *Adv. Vet. Sci.* **7**, 273-382 (1962)
3) 小西良子, 杉山圭一：食衛誌 **49**(1), 1-10 (2008)
4) Kuiper-Goodman T.: "Mycotoxins and Phycotoxins Development in Chemistry, Toxicology and Food Safety", Miraglia M. van Egmond H., Brea C., Gilbert T. (ed), Proceedings of the IX IUPAC International Symposium, Fort Collins, CO., Alaken Inc., 1998, p.25-48
5) N.Magan, M.Olsen (ed): "Mycotoxins In food Detection and Control", Woodhead Publishing, 2004, p.5
6) 柴本崇行：林純薬工業㈱発行 HPC NEWS **39**, 2-5 (2007)
7) 髙島浩介, 相原真紀, 小西良子：*Bull. Natl. Inst. Health Sci.*（国立衛研報）**124**, 21-29 (2006)
8) 宇田川俊一（編）：食品のカビ　1　基礎編　食品のカビ汚染と危害, 幸書房 (2004)
9) N. Sakabe, T. Goto, Y. Hirata: The structure of citreoviridin, a toxic compound produced by *P. citreoviride* molded on rice. *Tetrahedron Lett.,* **27**, 1825-1830 (1964)
10) N. Sakabe, T. Goto, Y. Hirata：*Tetrahedron*, **33** (23), 3077-3081 (1977)
11) G.S. Shephard, P.G. Thiel, S. Stockenstrom, E. Sydenham: *J. Assoc. Off. Anal. Chem. Int.*, **79**, 671-687 (1996)
12) L.R. Harrison, B.M. Coivin, J.T. Greene, L.E. Newman, J.R. Cole Jr.: *J.Vet. Diagn. Invert.*, **2**. 217-221 (1990)
13) W.M. Haschek, G. Motelin, D.K. Ness, K.S. Harlin, W.F. Hall, R.F. Vesonder, R.E. Peterson, V.R. Beasley: *Mycopathologia*, **117**, 83-96 (1992)

表 1.2 主なマイコトキシンのまとめ

マイコトキシン	主な産生菌	主な汚染食品	急性毒性（経口）(LD_{50}：mg/kg体重)	短期毒性（経口）	長期毒性（経口）	JECFA（およびEC）の暫定耐容摂取量（μg/kg/day）
アフラトキシン（B_1, B_2, G_1, G_2）	*Apergillus flavus* *Apergillus parasiticus* *Apergillus nomius* *Apergillus tamarii*	ナッツ類, トウモロコシ, 米, 麦, ハトムギ, 綿実, 香辛料	アヒルヒナ：0.335, 豚：0.6, ラット（雄）：5.5~7.2, ラット（雌）：7.4~17.9 原発性肝癌, 肝細胞壊死, 腎障害	—	・遺伝毒性 ・殆どの動物種で肝臓が標的器官	未提示
アフラトキシン M_1	*Apergillus nomius*	牛乳, チーズ, ヨーグルト	アフラトキシン B_1 と同等	—	—	未提示
オクラトキシンA	*Apergillus ochraceus* *Apergillus carbonarius* *Penicillium verrucosum*	トウモロコシ, 麦, ナッツ類, ワイン, コーヒー豆, レーズン, ビール, 豚肉製品	犬：0.233, マウス：20~30.33, ラット：46~58.3	豚：腎機能, 腎酵素活性の低下	ラット：腎癌, 免疫毒性, 催奇形性	0.1／週
フモニシン	*Fusarium moniliforme*（*F. verticillioides*） *Fusarium proliferatum* *Fusarium nygamai*	トウモロコシ, 麦, 大豆, アスパラガス	報告なし	ラット：腎臓重量の減少, 肝臓細胞の壊死	ラット, マウス：肝癌, 腎癌 馬：白質脳症 豚：肺水腫誘発	2（B_1, B_2, B_3 のグループとして）
ニバレノール（NIV）	*Fusarium culmorum*	麦, 米, トウモロコシ	マウス：19.5 下痢, 肺, 消化管の充血	マウス：摂餌量, 体重増加の減少, 免疫毒性, 血液毒性	マウス：摂餌量, 体重増加の減少, 赤血球と白血球数の減少	0.7(EC)

第1章　カビ毒（マイコトキシン）

マイコトキシン	産生菌	主な汚染食品	急性毒性	亜急性毒性	慢性毒性	
デオキシニバレノール (DON)	*Fusarium graminearum* *Fusarium culmorum*	麦, 米, トウモロコシ	マウス：46 嘔吐, 食欲不振	豚：摂餌量, 体重増加量の減少	マウス, 豚：成長抑制, 免疫抑制, 胸腺, 脾臓, 等への影響, 血液的変化	1
T-2トキシン, HT-2トキシン	*Fusarium sporotrichioides*	麦, ハトムギ, トウモロコシ	マウス：10	豚など：免疫毒性, 摂餌量, 体重増加量の抑制	マウス：肺, 肝臓の良性腫瘍, 胎児の死亡率上昇	0.06
ゼアラレノン (ZEN)	*Fusarium graminearum* *Fusarium culmorum* *Fusarium crookwellense* *Fusarium acuminatum*	麦, ハトムギ, トウモロコシ DONやフモニシンより高い汚染率	雌マウス：20,000以上	雌豚：外陰部と乳房の腫れ, 子宮の肥大, 卵巣の変化と不妊	発癌性は未確認	0.5 0.2(EC)
パツリン	*Penicillium paturilum* (*P. griseofulvum*) (Paturinの名称の由来となった菌) *P. expansum*（リンゴの腐敗菌, リンゴ加工品の自然汚染の原因菌）	リンゴ, リンゴ加工品	マウス：25～47	ラット：摂餌量, 体重増加量の抑制, 腎機能障害, 十二指腸充血	ラット：体重増加の抑制	43

参考文献
表全体に関して：小西良子, 杉山圭一：食衛誌 49(1) 1-10(2008)
B_1 の長期毒性に関して：インターネット「食品安全に関するリスクプロファイルシート（PDF）」
M_1 の急性毒性：Roebuck, B.D. & Maxuitenko, Y.Y. (1994) Biochemical mechanisms and biological implications of the toxicity of aflatoxins as related to aflatoxin carcinogenesis. In: Eaton, D. & Groopman, J., eds, The Toxicology of Aflatoxins: Human Health, Veterinary and Agricultural Significance, New York: Academic Press, p.27-43

第 1 章

(i) アフラトキシン

1.1 七面鳥"X"病の原因物質アフラトキシン

イギリスで BSE（Bovine Spongiform Encephalopathy：牛海綿状脳症，いわゆる狂牛病）が初めて見つかった 1986（昭和 61）年から遡ること 26 年，1960（昭和 35）年の春から夏にかけてのわずか数カ月の間に，イングランド地方の南部および東部の狭い地域で，10 万羽以上もの若い七面鳥が次々と斃死する大事件が発生したが原因がわからず，七面鳥"X"病と呼ばれた．罹病した七面鳥は食欲減退，無気力，翼力低下などの症状が特徴的で，1 週間以内に昏睡状態に陥り，斃死した．肝臓の出血，壊死，腎臓の肥大等の解剖所見から，感染症ではないが何らかの食中毒であると推察され，飼料と発症との関係が調査された．その結果，ある飼料会社の 7 工場のうち，ロンドン工場で製造した飼料を与えた七面鳥のみが発症していたことが判明した．その後，問題のなかった 6 工場のうちの 1 工場でロンドン工場と同原料で製造した飼料を与えたところ，同じ症状を発症し，この 2 工場での共通原料は，ブラジルから輸入された groundnut（*Arachis hypogaea*）meal であった．

この問題にいち早く取り組んだのが，イギリスの飼料メーカー最大手の BOCM 社で，家禽部門のチーフアドバイザーを務めていた Dr. W.P. Blount は，疑わしいブラジル産ピーナッツミールを分析し，農薬，溶剤，植物毒，アルカロイド等が原因ではないことまでを明らかにしたが，それ以上の進展はなかった[1]．

Blount の分析の後，精力的に研究に取り組んだのは，イギリスの Tropical Products Institute と，オランダとイギリスに本社を置く Unilever Research Laboratories（以下，ユニリーバ）とであった．両者は凌ぎを削りながら研究を進め，原因物質であるアフラトキシンの化学構造決定に今一歩のところまでに迫りながら，アメリカのマサチューセッツ工科大学（MIT：Massachusetts Institute of Technology）に先を越されてしまった．この経緯は研究の厳しさを知るうえで参考になると思うので，文献で辿りながら少し詳しく記載することにする．

その当時は HPLC が開発されておらず，不揮発性物質の精製手段としては PPC（ペーパークロマトグラフィー），TLC およびクロマトカラムにシリカゲルやアルミナを充填したカラムクロマトグラフィーしかなかった．

先ず，Tropical Products Institute の研究グループが，アヒルの雛（ducklings）に対して groundnut meal 抽出物と同じ毒性を有する物質をペーパークロマトグラム上で，紫外線下で青く輝く蛍光を発する単一スポットを示すまでアルミナカラムで精製して結晶化に成功すると共に，これがピーナッツミールの汚染カビ *Aspergillus flavus* Link ex Fries による代謝産物であることを 1961（昭和 36）年 12 月 16 日発行の『Nature』誌上で明らかにした[2]．

一方，ユニリーバも，殺菌したピーナッツミールに接種した *Aspergillus flavus* Link ex Fries の培養物から活性物質の結晶を得，赤外線，紫外部吸収および NMR スペクトルの測定に成功したことを 1962（昭和 37）年 9 月 15 日発行の『Nature』誌 195 巻 1060-1062 頁にて発表した[3]．

同誌の，同じ 1062 頁から始まる論文で，Tropical Products Institute が生産菌 *Aspergillus flavus*（A fla）の毒（toxin）という意味から Aflatoxin（以後 AF と略），アルミナの薄層クロマトグラフィーで"Violet-blue"の蛍光物質と，それより Rf（retention factor or retardation factor）値の低い"Green"の蛍光を発する物質を，それぞれ B および G と命名し，元素分析と質量分析の結果から分子量，分子式を決定した[4]．

ユニリーバも 1962 年 12 月 17 日に発行された『Biochim. Biophys. Acta.』で AF B に相当する物質の分子量，分子式を質量分析法で決定し，NMR から $-OCH_3$ 基の存在を推定した[5]．

さらに，Tropical Products Institute は 1963（昭和 38）年 6 月 15 日発行の『Nature』誌で，AF は B と G がそれぞれ 2 つに分かれ，B_1，B_2，G_1 および G_2 の 4 種類が存在していることを明らかにし，各々の分子量，分子式，部分構造を明らかにした[6]．

以上のように，Tropical Products Institute と Unilever Research Laboratories が化学構造の決定にもう一歩のところまでに迫ったところで，MIT が先を越して B_1 と G_1 の構造を決め，『Journal of American Chemical Society』誌に投稿，1963 年 4 月 13 日に受理された論文は，1963 年 6 月 5 日号に掲載された[7]．さらに，同グループは B_2 の構造も示し，その論文は 1963 年 11 月 29 日発行の『Science』誌に掲載された[8]．

G_2 については，南アフリカ Pretoria の National Nutrition Research Institute, South African Council for Scientific and Industrial Research の研究グループが決定した[9]．

MIT の研究グループは，1966（昭和 41）年に B_1 を合成[10,11]，その翌年には B_1 と B_2 立体配置の決定にも成功した[11,12]．

七面鳥"X"病の発生当初から積極的に研究に取り組んだイギリス勢は，原因物質であるアフラトキシンの化学構造の決定や合成においては MIT 等に遅れをとる結果になってしまった．

1964（昭和39）年になると，B_1 がバターイエロー（butter yellow）の900倍もの発癌性を有し，天然物としては最強の発癌物質あることが確認された[13]．

〈バターイエロー（butter yellowow）〉

butter yellow: p-Dimethylaminoazobenzene（DAB）：$C_{14}H_{15}N_3$=225.3 [60-11-7]

バターイエローの化学構造式

戦前・戦後にかけて，クジラの脂質を主体に製造したマーガリンに，バターのような黄色に着色するために添加されたが，戦後間もなく，動物実験で癌原性があることが明らかになり使用が禁止された．

1.2　各種アフラトキシンの理化学的性質，起源および化学構造式

アフラトキシンには B_1，B_2，G_1，G_2 をはじめ，それらの代謝物等多くの同族体が知られている．これらの理化学的性質と起源を表1.1 に，化学構造式を図1.1 および図1.2 にまとめて示した．

表1.1　アフラトキシンの理化学的性質と起源

名称	分子式	精密質量	融点（℃）	紫外部吸収 λ_{max} (nm) EtOH ※印 MeOH, Sh. 肩	ε (分子吸光係数)	蛍光波長 λ_{max} (nm) EtOH	起源
B_1	$C_{17}H_{12}O_6$	312.0633	268〜269 (dec.)	223 265 362	25,600 13,400 21,800	425	*Aspergillus flavus* Link *Aspergillus paraciticus* Speare
G_1	$C_{17}H_{12}O_6$	328.0582	246 (dec.)	243 257 264 362	11,500 9,900 10,000 16,100	450	*Aspergillus flavus* Link *Aspergillus paraciticus* Speare

第1章 (i) アフラトキシン

	分子式	分子量	mp(℃)				起源・備考
B_2	$C_{17}H_{14}O_6$	314.0790	287〜289 (dec.)	220	20,500		*Aspergillus flavus* Link
				265	12,700		*Aspergillus paraciticus* Speare
				263	24,000	425	
G_2	$C_{17}H_{12}O_6$	330.0739	230	217	28,000		*Aspergillus flavus* Link
				245	12,900		*Aspergillus paraciticus* Speare
				265	11,200		
				355	19,300	450	
M_1	$C_{17}H_{12}O_7$	328.0582	299 (dec.)	226	23,100		*Aspergillus flavus* Link (NRRL 3251)
				265	11,600		*Aspergillus paraciticus* Speare
				357	19,000		B_1 の牛等の肝臓での代謝物で乳と尿に排泄
GM_1	$C_{17}H_{12}O_8$	344.0532	276	235※	21,200		G_1 の動物による代謝物
				262	16,300		
				358	12,000		
M_2	$C_{17}H_{14}O_7$	330.0739	293 (dec.)	221	20,000		*Aspergillus flavus* Link
				264	10,900		*Aspergillus paraciticus* Speare
				357	21,000		B_2 の動物による代謝物で乳と尿に排泄
GM_2	$C_{17}H_{14}O_8$	346.0289	270〜272	230※	20,000		G_2 の動物による代謝物
				263	14,260		
				357	13,020		
M_{2a}	$C_{17}H_{14}O_8$	346.0289	248	223※	19,300		B_2 の動物による代謝物
				261	11,000		
				358	19,300		
GM_{2a}	$C_{17}H_{14}O_9$	362.0638	195	226※	16,000		G_2 の動物による代謝物
				262	9,200		
				357	19,100		
B_{2a}	$C_{17}H_{14}O_7$	330.0739	240 (dec.)	228	17,600		*Aspergillus flavus* Link
				256	10,300		*Aspergillus paraciticus* Speare
				263	20,400		B_1 の動物の肝臓での代謝物
G_{2a}	$C_{17}H_{12}O_6$	346.0688	190 (dec.)	223	18,600		*Aspergillus flavus* Link
				242	10,100		*Aspergillus paraciticus* Speare
				262	8,700		G_1 の動物の肝臓での代謝物
				365	18,000		
B_3 (Parasiticol)	$C_{17}H_{12}O_6$	302.0790	217	229※	10,000		*Aspergillus flavus* Link
				253	7,300		*Aspergillus paraciticus* Speare
				262	7,550		(長期培養時に産生することから G_1 分解の最初のステップと推定されている)
				326	9,350		
R_0 (Aflatoxicol A or I)	$C_{17}H_{12}O_6$	314.0790	224〜226	254	6,790		B_1 の *Tetrahymena pyriformis* 等, 微生物代謝物の代表
				261	10,800		
				332	14,100	425	

Aflatoxicol B or II	$C_{17}H_{12}O_6$	314.0790	233	254	6,790		B_1 の *Tetrahymena pyriformis* 等，微生物代謝物の代表 AFL-A の立体異性体，非酵素的にも A から変換
				261	10,800		
				332	14,100		
P_1	$C_{17}H_{12}O_6$	298.0477	>320	226	20,400		B_1 のアカゲザルによる代謝物
				267	11,200		
				342	14,900		
				362	15,400	425(2,500)	
Q_1	$C_{17}H_{12}O_6$	328.0582	295 (dec.)	224	20,500		B_1 のサルやラットによる代表的な代謝物
				242(Sh)	10,000		
				266	11,700		
				365	18,800		

精密質量はモノアイソトピック質量 (monoisotopic mass) である以下の値で算出：^{12}C：12, ^{1}H：1.007825, ^{16}O：15.994914

R.J. Cole and R. H. Cox (ed): Handbook of Toxic Fungal Metabolites, Academic Press, 1981 のデータを基に作表

※ MeOH：メタノール溶液による測定，Sh：ピークに肩有り

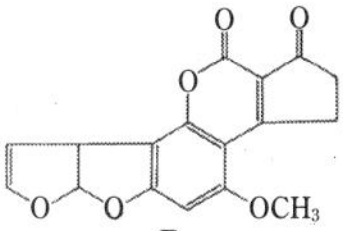

B_1

G_1

B_2

G_2

M_1

GM_1

M_2

GM_2

図 1.1　アフラトキシンの化学構造式（その 1）

M_{2a}

GM_{2a}

B_{2a}

G_{2a}

B_3

R_0 (Aflatoxicol)

P_1

Q_1

図 1.2　アフラトキシンの化学構造式（その 2）

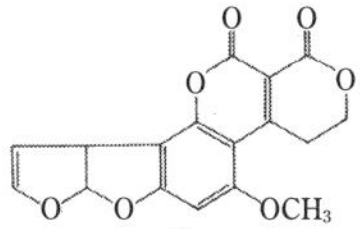

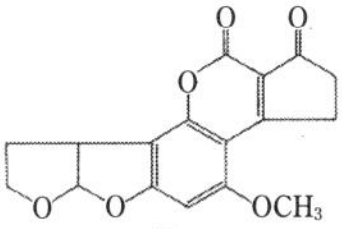

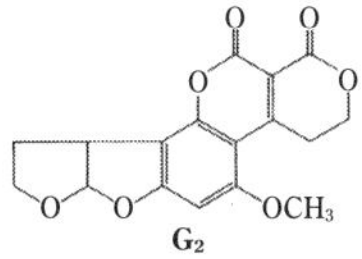

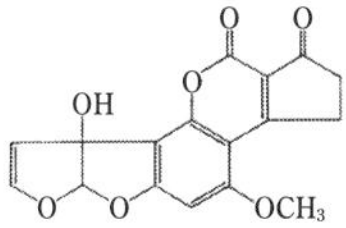

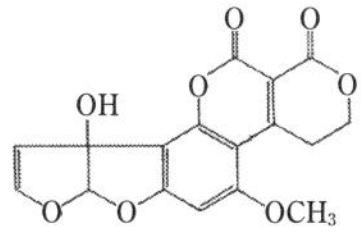

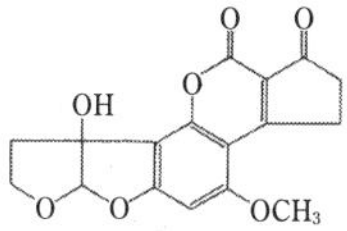

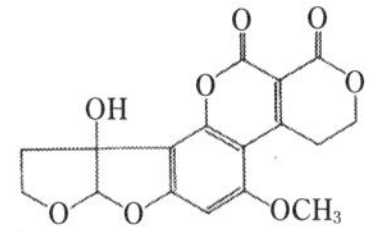

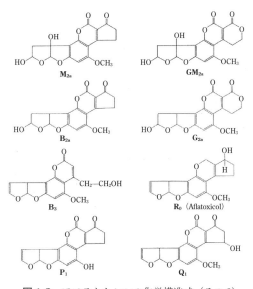

1.3 毒　性

1.3.1 急性毒性

　アフラトキシン B_1 の経口投与による急性毒性の感受性は，動物により大きく異なる．感受性の強い順に，その値を表1.2に示した．ハムスター，マウス，ラットなどは比較的感受性が低いが，ウサギやアヒルの雛等は特に感受性が強く，ウサギでは0.3～0.4mg/kg でハムスターの10.2mg/kg の，実に25～34倍である[14-16]．

表1.2　種々の動物に対するアフラトキシン B_1 の経口投与による急性毒性

動　物	経口急性毒性 LD_{50} (mg/kg)
ウサギ	0.3～0.4
アヒル（雛）	0.34～0.56
犬	0.5～1.0
猫	0.55
馬	0.6～1.0
豚	0.62～1.0
ニジマス	0.8
ラット（1日齢）	1.0
子牛	1.0～1.5
羊	1.0～2.0
七面鳥	1.36
モルモット	1.4
サル	2.2～7.8
ラット（雄）	5.5～7.2
鶏	6.5
ラット（雌）	7.4～17.9
マウス	9.0
ハムスター	10.2

表1.3　アフラトキシン類の急性毒性

Aflatoxin	アヒル雛（粗嚢に挿管）	ラット（雄）（胃に挿管）
B_1	0.73	1.16
B_2	1.76	>200
G_1	1.18	1.5～2.0
G_2	2.83	>200

単位：LD_{50} (mg/kg)

一方，代表的なアフラトキシン B_1, B_2, G_1 および G_2 の，アヒルの雛およびラットの雄についての実験結果は，表 1.3 に示したように B_1 が最強である[17]．

1.3.2 発癌性

アフラトキシンが食品衛生学的に非常に問題視される理由は，経口摂取により，主として肝臓を標的として強い発癌性を有することである．一例として，ラットについての試験結果を表 1.4 に示したように，わずか 0.015 μg/g の B_1 を添加した飼料でも確実に発癌する[18]．天然物で最強の発癌物質といわれ，国際がん研究機関（IARC）が「発癌性がある」のグループ 1 に分類している所以である．参考のため，表 1.5 に IARC による当該物質等の，ヒトに対する発癌の分類を示した．これは発癌性の強さを評価したものではなく，ヒトに対する疫学調査，動物実験による発癌性試験，およびその他の関連情報の確かさから総合的に評価して決められている．

表 1.4 アフラトキシン B_1 の発癌性

ラットの雌雄別	飼料中の AF B_1 含量 (μg/g)	投与期間 (週)	肝癌発生率
雄	1	41	18/22
雌	1	64	4/4
雄	0.3	52	6/20
雌	0.3	70	11/11
雄	0.015	68	12/12
雌	0.015	82	13/13

表 1.5 IARC による発癌性の分類

グループ 1	：発癌性がある
グループ 2A	：おそらく発癌性がある
グループ 2B	：発癌性があるかもしれない
グループ 3	：発癌性を分類できない
グループ 4	：おそらく発癌性はない

アフラトキシンの毒性に関しては，2009（平成 21）年 3 月 19 日に府食第 261 号として食品安全委員会から厚生労働大臣宛に提出された「食品健康影響評価結果の通知について」の「かび毒評価書　アフラトキシン（B_1, B_2, G_1 及び G_2）」に詳細に記載されている[19]．

1.4 世界各国の規制値

強い発癌性を示すアフラトキシンについては世界70カ国以上で食品，飼料に規制値を設定している．規制対象を B_1 のみとする国と，$B_1+B_2+G_1+G_2$ の総量を対象とする国に分かれる．規制値は，B_1 を採用している中では，2ppb が29カ国と最も多く，次いで5ppbが21カ国である．総量を採用している国では，4ppbが29カ国と最も多く，次いで20ppbが17カ国である．世界各国の規制値の一部を表1.6に示した．我が国は B_1 単独10ppbの規制値であったが，2011（平成23）年3月31日，医薬食品局食品安全部長名で出された食安発0331第6号により，同年10月1日から総アフラトキシン（B_1, B_2, G_1 および G_2）量が10ppbで規制されることになった．

表1.6 世界各国のアフラトキシンの規制値

国	規制対象食品	規制対象 Aflatoxin	規制値 (ppb)
AUSTRALIA	peanuts, tree nuts	$B_1 B_2 G_1 G_2$	15
BRAZIL	all Foodstuffs	$B_1 G_1$	30
CANADA	nuts and nut products	$B_1 B_2 G_1 G_2$	15
CHINA	maize and maize products, peanut and peanut products, peanut oil, irradiated peanut	B_1	20
	rice, irradiated rice, edible vegetable oil	B_1	10
	soya bean sauce, grain paste, vinegar, other grains, beans, fermented foods, fermented bean products, starch products, fermented wine, red rice, butter cake, pastry biscuit and bread, food additive alpha-amylase, food additive alpha-amylase, food additive gluco-amylase preparation, salad oil	B_1	5
	infant formula-soybean based, infant formula '5410', formulated weaning foods (rice, soybean based), weaning supplementary foods (rice, soybean, wheat flour, milk powder)	B_1	non-detectable
Codex ALIMENTARIUS 2003	peanuts, raw	$B_1 B_2 G_1 G_2$	15
EUROPEAN UNION	groundnuts, nuts and dried fruit and processed products thereof, intended for direct human consumption or as an ingredient in foodstuffs	B_1	2
		$B_1 B_2 G_1 G_2$	4
	groundnuts to be subjected to sorting, or other physical treatment, before human consumption or use as an ingredient in foodstuffs	B_1	8
		$B_1 B_2 G_1 G_2$	15

	nuts and dried fruit to be subjected to sorting, or other physical treatment, before human consumption or use as an ingredient in foodstuffs	B_1	5
	consumption or use as an ingredient in foodstuffs	$B_1 B_2 G_1 G_2$	10
	cereals (including buckwheat, *Fagopyrum sp*.) and processed products thereof intended for direct human consumption or use as an ingredient in foodstuffs	B_1	2
		$B_1 B_2 G_1 G_2$	4
	cereal(including buckwheat, *Fagopyrum sp*.), with the exception of maize, to be subjected to sorting, or other physical treatment, before human consumption or use as an ingredient in foodstuffs	B_1	2
		$B_1 B_2 G_1 G_2$	4
	maize to be subjected to sorting, or other physical treatment, before human consumption or use as an ingredient in foodstuffs	B_1	5
		$B_1 B_2 G_1 G_2$	10
	spices: *Capsicum spp*. (dried fruits thereof, whole or ground, including chillies, chilli powder, cayenne and paprika); *Piper spp*.(fruits threof, including white and black pepper), Myristica fragrans(nutmeg) *Zingiber officinale*(ginger), *Curcuma longa*	B_1	5
		$B_1 B_2 G_1 G_2$	10
INDIA	all food products	$B_1 B_2 G_1 G_2$ & M_1	30
INDONESIA	peanuts, coco nuts, spices, traditional drugsmedicines/ herbs	$B_1 B_2 G_1 G_2$	20
JAPAN	all foods	B_1	10
KOREA	grains, soy-bean, peanuts, nuts, wheat and the products made from these by simple processing such as grinding and cutting	B_1	10
MEXICO	cereals and products	$B_1 B_2 G_1 G_2$	20
	corn flour for tortillas		12
SOUTH AFRICA	all foodstuffs	B_1	5
		$B_1 B_2 G_1 G_2$	10
U.S.A.	all foods except milk	$B_1 B_2 G_1 G_2$	20

註："Worldwide regulations for mycotoxins in food and feed in 2003" (FAO Food and Nutrition Paper nr. 81, 2004, ISBN 92-5-105162-3) より抜粋
インターネットでも規制値の閲覧は可能

1.5 分析法

 強い発癌性から各国で厳しく規制され,日本の税関でも規制値以上の農産物がしばしば見つかっている.公定分析法も技術の進歩に伴って改訂がなされてきた.それぞれについて紹介したい.
 1971(昭和46)年3月16日,厚生労働省から薄層クロマトグラフィーによるB_1, B_2, G_1 および G_2 の分析法が公表された.その後,2002(平成14)年3月26日にはHPLC法が通知された.さらに,2009(平成20)年7月28日には前処理にイムノアフィニティーカラム(immunoaffinity column; IAC)を使用する方法が追加された.以下,それらの概略を記載する.

1.5.1 公定法
(1) 環食第128号によるアフラトキシンの分析法の概略と問題点

 昭和46年3月16日に当時の厚生省の食品衛生課長名で通知された環食第128号の方法は,Official Method of Analysis of the Association of Official Analytical Chemists, USA の BF(Best Foods)Method の抽出法と CB(Contaminants Branch)Method のクリーンアップ法を組み合わせた方法で,内容の詳細は「食品衛生研究」[20]に記載されているが,操作の概略を図1.3に示した.
 環食第128号の分析法では,「実際の含有量より低い分析値が出る」との問題点が指摘された.その原因として,図1.3のクロロホルム抽出液50 ml 中にメタノールが含まれていることにより,シリカゲルカラムクロマトグラフィーによる精製時,アフラトキシンの一部が保持されずに溶出してしまうことが原因であり,クロロホルム抽出液を濃縮乾固後,精製操作を実施することにより改善することが示された[21].
 さらに,溶媒の使用量が多いこと,分析時間の長いこと,およびカラムクロマトグラフィーによる低いクリーンアップ効果が問題視され,薄層板上での精製を加える方法が考案された.
 20×20 cm角の薄層板の下端から10 cmにサンプルを塗布,乾燥エーテルで溶媒先端が12 cmになるまで第1方向の展開を実施後,薄層板の下端から11 cmの位置で切断し,薄層板を180°回転させ,クロロホルム(7)ジエチルエーテル(3)で10 cmまで第2方向の展開を行い,アフラトキシンを分離する方法である.第1方向の展開により,夾雑物は溶媒先端の12 cmから11 cmに集まってクリーンアップ効果が高まり,定量精度が向上したとの工夫である[22].
 薄層クロマトグラフィー(TLC)による分析法における確認法については,異なっ

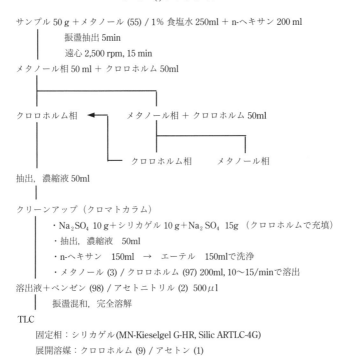

図 1.3 環食第 128 号によるアフラトキシンの分析法の概略
（昭和 46 年 3 月 16 日通知）

た 2 種類の展開溶媒を使用し，展開方向を 90°変えて行う二次元に展開する方法と，無水トリフルオロ酢酸（Trifluoroacetic anhydride: $C_4F_6O_3$= 210.03 [407-25-0]），もしくはトリフルオロ酢酸（Trifluoroacetic acid: $C_2HF_3O_2$=114.02 [76-05-1]）を噴霧後薄層板の裏面から加熱して過剰の試薬を除いた後，展開する方法が考案され，実用化された．前者の一次元の展開には，クロロホルム(9)-アセトン(1)，二次元にはジエチルエーテル(94)-アセトン(4.5)-水(1.5)が使用されている．後者の方法では，B_1 および G_1 のジヒドロフラン環をヘミアセタール構造に変換して，B_1 を B_{2a} に G_1 を G_{2a} にすることにより，B_1 および G_1 の Rf 値の約 1/10 になることから，確実な定性が可能になった[23-26]．

(2) 食監発第 0326001 号（平成 14 年 3 月 26 日通知）

2002（平成 14）年 3 月 26 日，厚生労働省医薬局食品保健部監視安全課長名で「カビ毒（アフラトキシン）を含有する食品の取り扱いについて」の表題で食監発第

0326001号が通知され，通知理由については以下のように記されている．

「標記については昭和46年3月16日付環食第128号にて通知したところであるが，労働環境保全上クロロホルム等の有害試薬を使用しない試験法の導入が要請されていたことから，厚生科学研究により国立医薬品食品衛生研究所等において改良試験法を検討の結果，別添のとおりの試験方法が報告されたところである．ついては，今後本試験方法により，食品中のアフラトキシンの検査を実施されたい．

また，本試験法と同等以上の性能を有する試験法により実施しても差し支えないので申し添える．なお，昭和46年3月16日付環食第128号中の別紙(1)「ピーナッツおよびピーナッツ製品中のアフラトキシンB_1の試験法」は本年3月31日をもって廃止するので御了知願いたい．」

「別添」の試験法には，①穀類，豆類及び種実類，②香辛料類について異なる前処理法が記載（HPLCの分析条件などは同じ）されているが，以下，穀類，豆類および種実類の分析法の概略を図1.4に示した．

この，HPLC法におけるトリフルオロ酢酸との反応生成物は前頁のTLC法による同じB_{2a}とG_{2a}であるが，その目的は，逆相系カラムによる分析で汎用されるアセトニトリルやメタノール等の極性溶媒中ではB_1やG_1の蛍光が消光（quenching）し，高感度の分析ができなくなってしまうからであり，TLC分析法におけるB_1およびG_1の定性能力を高めるためとは目的が異なる．

図1.4の多機能カラムを利用した分析法の基になったのは2つの報文「H.Ariyama et al. *J. Food Hyg. Soc. Japan*, **37**(4) 195-201 (1996)」と，「合田ら，食衛誌；**42**(1) 56-61 (2001)」であるが，その誘導体の調製には前者は無水トリフルオロ酢酸を使用し，後者はトリフルオロ酢酸と無水トリフルオロ酢酸の双方が利用できると記載されているが，トリフルオロ酢酸の方が，反応効率がB_1で約20%，B_2で約40%優れていたとの報告もある[27]．

トリフルオロ酢酸による蛍光誘導体化法（fluorescent derivatization method）以外に，フォトケミカルリアクター（photochemical reactor；PR光化学反応器）による蛍光誘導体化法（PR法またはphotochemical reactor enhanced detection：PHRED法と呼称）[28-30]も推奨している．この方法はHPLCのカラムと蛍光検出器との間にフォトケミカルリアクターを設置し，カラムから出たB_1およびG_1を，強い紫外線によってトリフルオロ酢酸と同じくB_{2a}とG_{2a}に変換する方法で，簡便であり装置も16万円程度と比較的安価である．製品にはSIGMA-ALDORICHのPHREDフォトケミカルリアクターや，三和通商(株)から「アフラトキシン分析用UV誘導体化モジュール

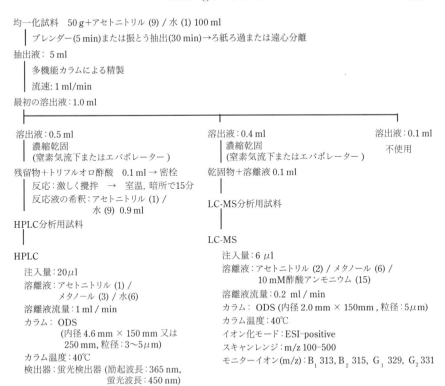

図 1.4 穀類，豆類および種実類中のアフラトキシン B_1, B_2, G_1 および G_2 分析法の概略

UVE™」等が市販されている．予め反応させるトリフルオロ酢酸法での溶出順序が G_1, B_1, G_2, B_2 であるのに対して，カラムから溶出後に反応させる本法では G_2, G_1, B_2, B_1 のように異なるので注意を要する．

図 1.4 に示したように，HPLC による分析の結果，陽性と判断される結果が出た場合は，LC-MS による確認分析を要求している．

(3) 食安監発第 0713001 号（平成 18 年 7 月 13 日通知）

2005（平成 17）年末以来，米国産トウモロコシのアフラトキシン検査が急増したことに対して，検査時間が大幅に短縮できるイムノクロマトキットの使用を認めた．これらの試験法で陰性と判定できない場合にあっては，2002（平成 14）年 3 月 26 日通知の食監発第 0326001 号による試験法による検査を義務付けている．

イムノクロマト法については，1.5.2 項 2) の (2)（p.106）で詳述する．

(4) 食安監発第 0728004 号（平成 20 年 7 月 28 日通知）

2008（平成 20）年 7 月 28 日には，医薬食品局食品安全部監視安全課長名で食安監発第 0728004 号として「カビ毒（アフラトキシン）を含有する食品の取り扱いについて」の表題の通達が出された．通達の理由として「標記については，平成 14 年 3 月 26 日付け食監発第 0326001 号により通知し，アフラトキシンを含有する食品の試験法を示したところであるが，食品の種類によっては測定が困難なものが存在すること等から，今般，国立医薬品食品衛生研究所等における検討結果を踏まえ，別添に示す試験法に改めることとしたので，御了知の上，今後は本試験法により検査を実施されたい．なお，本試験法と同等以上の性能を有する試験法により実施しても差し支えないことを念のため申し添える．」と記載されている．

2002（平成 14）年の食監発第 0326001 号からの主な改正点は次の 3 点である．第 1 点目は，多機能カラム（multifunctional column）を使用した精製法による分析法でのアフラトキシンの確認法に，従来のトリフルオロ酢酸およびフォトケミカルリアクターによる蛍光誘導化法に加えて，ポストカラムで電気化学的に生じるブロム（Br）によりブロム誘導体化物を分析するコブラセル法（KC：Kobra Cell^{TM}）が加えられたことである[31,32]．第 2 点目は，図 1.5 に示したイムノアフィニティーカラムによる精製法の採用であり，第 3 点目は被定量物質が B_1, B_2, G_1 および G_2 から B_1 のみに絞られたことである．

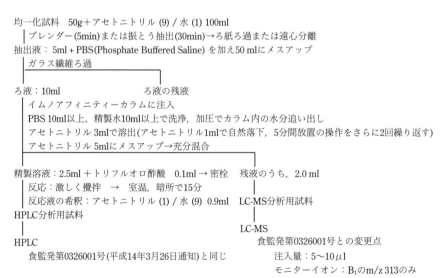

図 1.5 穀類，豆類および種実類中のアフラトキシン B_1 分析法の概略

アフラトキシンをはじめとするマイコトキシン用のイムノアフィニティーカラムは，VICAM（USA），RDT（UK），R-Biopharm（ドイツ），Biocode BIOTECHNOLOGY（ベルギー）の各社から販売されている．自作することも可能で，作り方の解説と実験結果，市販品の性能評価の報告がある[33]．

マイコトキシンの分析法全般に関しては，「日本薬学会編　衛生試験法・注解 2015」（ISBN 978-4-307-47043-8）の「天然有害物質試験法」の項 p.287〜304，「厚生労働省監修　食品衛生検査指針　理化学編　2015」（ISBN 978-4-88925-071-8）の「第6章　食品中の汚染物質および変質物」の項 p.562〜647 にも，アフラトキシンをはじめ主要なマイコトキシンの分析法が記載されている．また，掲載されている分析法の信頼性が高いと評判の，AOAC INTERNATIONAL 出版の "Official Methods of Analysis of AOAC INTERNATIONAL" の最新版は，2012（平成24）年に出版された第19版である．

1.5.2　公定法以外の分析法
1）定量法

TLC にはじまり HPLC から LC-MS 法へと変遷したアフラトキシンの分析法は，最近では LC-MS より定性機能の優れた LC-MS-MS による分析例が多くなってきている．

具体的には，オリーブオイル，ピーナッツオイルおよびごま油のメタノール（55）-水（45）抽出液をイムノアフィニティーカラムで精製し，フォトケミカルリアクターで誘導体化し，HPLC で定量，LC-MS-MS の MRM（Multtiple Reaction Monitoring または SRM：Selected Reaction Monitoring ともいう）モードで確認[34]，オリーブオイル中の B_1, B_2, G_1 および G_2[35] や牛乳の M_1 を LC-MS-MS の MRM モードのみで分析した例[36] などがある．分析精度を高めるために，B_1 および G_1 から調製した B_2 および G_2 の安定同位体をサロゲート（surrogate）物質（p.196 に説明あり）とし，ナッツ類，小麦粉，黒胡椒などの香辛料中の B_1, B_2, G_1 および G_2 を高精度で分析できることを確認している[37]．さらに，ビールをサンプルとしてアフラトキシン B_1, B_2, G_1, G_2 およびオクラトシシン A を同時に 1pg の高感度で分析する方法[38] や，LC-TOF-MS（Liquid Chromatograph-Time of Flight-Mass Spectrometer；液体クロマトグラフ-飛行時間型質量分析）による分析法も見られる[39]．

食品中のアフラトキシンの分析においては，インターフェイスに大気圧光イオン化（Atmospheric Pressure Photoionization：APPI）を搭載した LC-MS では ESI（Electro Spray Ionization；エレクトロスプレーイオン化法または電界噴霧）に比べてノイズが少なく，イオン抑制が少なかったと報告されている[40]．

アフラトキシンと他のマイコトキシンの同時分析法については，オクラトキシンおよびトリコテセン系マイコトキシンの項も参照のこと．

2) スクリーニング法
(1) ELISA法

正確な定量ができなくても，陽性あるいは陰性の判定を短時間に行うことにより多数の検体を処理する方法としてイムノアッセイ（immunoassay）法が開発されている．

イムノアッセイ法は免疫学的，化学的測定法ともいわれ，抗原-抗体反応（antigen-antibody reaction）の高い特異性を利用する分析法で，抗原（antigen）または抗体（antibody）いずれかを標識することによって定量する．最初に開発されたヨウ素125（^{125}I）を標識物とする放射免疫測定法（radioimmunoassay：RIA），酵素を利用する酵素免疫測定法（enzyme immunoassay：EIA），蛍光物質の蛍光免疫測定法（fluoroimmunoassay：FIA）などに分類される．RIAは放射性物質が不安定で，実験施設が限られ，放射性物質の処理が容易ではないなどの理由で行われなくなりつつある．それに対して，EIAの不均一エンザイムイムノアッセイの一種である酵素結合免疫吸着法（enzyme-linked immuno-sorbent assay：ELISA）は安全性が高く，安価で簡便であるため，微量タンパク質や感染微生物抗原の検出・定量に広く用いられている．

アフラトキシンは低分子であるため，単独では抗体を生産させる能力である抗原性はもたないが，蛋白質などと結合すると抗原性を示すようになるハプテン（hapten, 不完全抗原・部分抗原ともいう）であるため，牛血清アルブミン（bovine serum albumin：BSA）と結合（ハプテンと結合する蛋白質をキャリヤー（carrier）という）させて免疫する必要がある．当初は，抗原を投与して抗体を産生させて免疫を獲得した動物の血清から調製したポリクロナール抗体（polyclonal antibody）が用いられていたので，抗原決定基（antigenic determinant，構造既知の抗原決定基はエピトープ（epitope）と呼称）が，複数個の混合物であるため当該抗原以外の抗原とも反応する交差反応（cross reaction）により精度があまりよくなかった．

その後，単一の抗体産生細胞に由来し遺伝的に同一であるモノクロナール抗体（monoclonal antibody）が開発され，精度が向上し，汎用されている．例えば，穀物および飼料中のアフラトキシンをはじめ，オクラトキシンA，フモニシンおよびゼアラレノンをELISA法とTLC法で分析した結果は，1検体を除き値がよく一致しており，ELISA法の精度が向上していることを示している[41]．

(2) ラテラルフロー（あるいはイムノクロマト）法

ELISAが簡易定量法で，ある程度の時間を要するのに対して，一定の値を超えて

いるかどうかを簡便操作で，数分～十数分の短時間に，測定者によるばらつきも少なく結果が出る方法として，ラテラルフロー法（lateral flow immunochromatographic assay）あるいはイムノクロマト法（immunochromatography）が普及してきている[42-46]．これは，検体中の抗原と色素標識抗体が結合した抗原−抗体複合体が毛細管現象により試験紙上を移動する途上で，抗原に対する捕捉抗体を線状に塗布した部分を作製し，抗原−色素標識抗体が捕捉抗体により捕捉されることにより，標識色素が目視で可視化されることに基づく測定方法である．以下に，その概略を説明する．

直径10nm程度の微粒子の金が溶媒に分散すると，特定の波長を吸収するプラズモン吸収（plasmon absorption）により赤色に変化する．この，金コロイドとマウス等の免疫グロブリンG（Immunoglobulin G:IgG）および抗-アフラトキシン抗体（アフラトキシンに対する抗体）との結合物を吸着させたマイクロウエルプレート（micro-wellplate）の底面はピンク色を呈している（図1.6(A)）．これに希釈液を加え，数回ピペッティングして金コロイドコンプレックスをマイクロウエルプレートから剥がした後，サンプル抽出液を添加，ピペッティングにより攪拌する（図1.6(B)）．サンプル中のアフラトキシンの濃度が低いサンプルでは，抗-アフラトキシン抗体（アフラトキシンに対する抗体）の一部にアフラトキシンが結合し，結合していない抗体も残存して

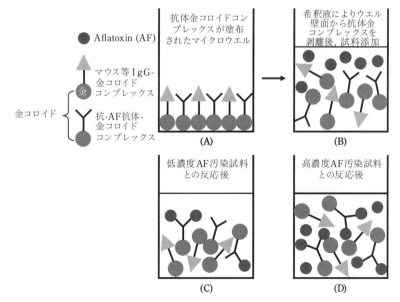

図1.6　イムノクロマトグラフ法の原理図

108　第Ⅱ編　食品中の危害成分と分析手法

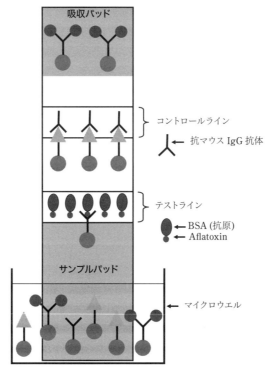

図 1.7　イムノクロマト法の展開

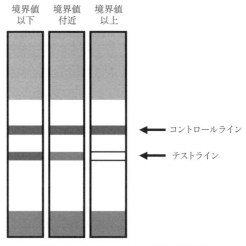

図 1.8　イムノクロマトグラムの結果

いる（図 1.6(C)）．濃度が高い場合はすべての抗体にアフラトキシンが結合し，未結合のアフラトキシンも存在する状態になる（図 1.6(D)）．

これに図 1.7 に示したように試験紙を立てて，展開する．低濃度サンプルはアフラトキシンと未結合の抗-アフラトキシン抗体金コンプレックスと，テストラインの塗布されているアフラトキシン-BSA（抗原）とが結合して金コロイドコンプレックスの赤～赤紫色に発色する．

一方，コントロールラインでは移動してきたマウス IgG-金コロイドコンプレックスと，塗布されている抗-マウス IgG（鶏由来等）とが結合して発色する．高濃度サンプルでは抗-アフラトキシン抗体金コロイドコンプレックスがすべてアフラトキシンによって塞がれているため，テストラインの発色はなく，コントロールラインのみが発色する．未結合部位のない抗-アフラトキシン抗体金コロイド複合体は通過し吸収パッドに達する．

数分で図 1.8 に示したような結果が出る．キットが設計されたアフラトキシン濃度より低いサンプルではテストおよびコントロールラインが発色し，境界値付近ではコントロールラインの発色強度は変わらないが，テストラインの発色は弱くなる．境界値以上の陽性の場合は，コントロールラインのみが発色する．検出限界が 4, 10, 20 ppb などの製品があるが設計濃度が高いほど，テストラインおよびコントロールライン共に強く発色する．製品に欠陥のある場合は，コントロールラインが発色しない．検査キットも市販され，手軽に利用できる．

1.5.3 最近の汚染状況

命令検査（p.8 参照）対象項目であるアフラトキシンは，検疫所からホームページなどで毎月公表される輸入食品違反事例速報に必ず複数の事例が載るほど汚染が深刻である．落花生については，B_1, B_2, G_1, G_2 の複合汚染が増加しているといわれている[47,48]．

1.6　麹菌および醸造食品の安全性の証明研究

我が国で千年以上の歴史をもつ醸造食品に使われる麹菌がアフラトキシン産生菌と形態的に酷似していたことから，非常に深刻な問題として捉えられ，麹菌の安全性の証明が急務となった．

1.6.1　アフラトキシン問題と日本政府および研究者の対応

アフラトキシンへの関心が急速に高まった 1964（昭和 39）年 5 月，箱根で開催さ

れた油糧種子蛋白質に関する国際シンポジウムにおいて，アフラトキシン産生菌と形態的に酷似している麹菌がアフラトキシンを産生し，日本酒，味噌，醤油などの醸造食品が汚染されているのではないか，また，当時日本人の癌に占める割合がトップであった胃癌の原因が醸造食品に起因するのではないか等の疑問が投げかけられた．しかし，日本の出席者からは何ら科学的な反論ができなかったために益々疑念が深まり，醸造工業は存亡の危機ともいわれる状況に直面する事態となった．この憂慮すべきアフラトキシン問題に迅速，的確に対応するために，当時の厚生省に設置されていた「ガン特別研究班」の中に「マイコトキシン研究班」が 1964（昭和 39）年 9 月に設置された．当時の国立衛生試験所（現 国立医薬品食品衛生研究所）の石館守三所長を班長とし，表 1.7 に示したメンバーに加えて，醸造食品の安全性を確認するために国税庁醸造試験所（現（財）酒類総合研究所）村上英也博士，味噌，醤油に関して農林省食糧研究所（現（独）農業・食品産業技術総合研究機構 食品総合研究所）松浦慎治博士，真鍋 勝研究員，産業界からは野田醤油(株)（現 キッコーマン（株））横塚 保博士，そして筆者らが加わって精力的な研究が進められた．

表 1.7 「ガン特別研究班」の 1 つ，「マイコトキシン研究班」のメンバー

専門分野，担当	所属 (1964 年当時)	氏　名
菌学	国立衛生試験所	倉田　浩
菌学	食糧研究所	角田　廣
化学	理化学研究所	辰野高司
化学	千葉大学腐敗研究所	山崎幹夫
化学	国立衛生試験所	名取信策
化学	香川大学	諸岡信一
生化学	国立予防衛生研究所	宮木高明
生化学	東京理科大学	上野芳夫
生物学	東京農業大学	浦口健二
病理学	東京大学医科学研究所	斉藤　守
病理学	日本獣医畜産大学	大久保義夫
化学的検査法	国立衛生試験所	田辺弘也
生物学的検査法	国立予防衛生研究所	粟飯原景昭

以下に，醸造食品の安全性に関しての研究について詳しく述べる．

1.6.2　研究の実際

厚生省国立予防衛生研究所の粟飯原らは，日本の発酵工業に用いられている麹菌 180 菌株の培養液のクロロホルム抽出物を薄層クロマトグラム上で検査し，疑わしい

スポットが出た場合，蛍光スペクトルおよび紫外部吸収スペクトルの比較および生物試験を行い，アフラトキシン（AF）産生菌株は1株もなかったことを報告した[49]．大蔵省醸造試験所の村上らも，日本の工業用および非工業用菌計214菌株の液体培養と米麹のクロロホルム抽出物を，TLC，紫外部吸収スペクトルで比較，生産菌は全くなかったことを報告した[50,51]．さらに同氏らは，AF産生菌と発酵工業用菌合わせて681菌株の形態的，生理的な特徴20項目について，統計解析手法の一つであるクラスター分析により解析し，両者は判然と区別されると報告した[52]．

農林省食糧研究所（現（独）農業・食品産業技術総合研究機構 食品総合研究所）の真鍋，松浦は，種麹菌等212菌株の培養液，味噌，醤油，日本酒等の原料およびピーナッツで製麹（せいきく），クロロホルム抽出物をTLCで比較し，AFは認められなかったと報告した[53]．また九州大学の増田，森，倉垣らは，1965（昭和40）年の日本癌学会総会で，味醂，日本酒およびそれらの各種原料にAFは認められなかったと結論した[54]．

海外の文献では，米国農務省北部研究所（NRRL）のC.W. Hesseltineらは，日本および台湾の味噌，醤油麹から分離した*Aspergillus oryzae* 53菌株すべてについて，AFを産生せず醤油，味噌中にも検出されなかったと結論したが，醤油抽出物のTLCでAF Gときわめて近似のRf値を示す物質の存在を指摘した[55]．また米国City of Hope Medical Centerの木下良順らは，日本のかつおぶし，味噌，醤油などの食品24種より分離した37菌株について，TLC，紫外部吸収スペクトルによる分析の結果，AFの産生はなかったと結論した[56]．

筆者も野田醤油（株）に入社した早々，研究班の一員として非常に多忙な実験の日々を送り，次項で詳述するように，麹菌がアフラトキシンを産生しないことを証明する研究結果を共同研究者と連名で，学会誌に投稿する[57-64]一方，1966（昭和41）年には上司がニューヨークで開催された国際学会のシンポジウムで講演した[65]．

「ガン特別研究班」の「マイコトキシン研究班」発足から約4年後の1968（昭和43）年10月7〜10日，マイコトキシン研究者三十数名が参加して日米天然資源開発利用会議（UJNR）有毒微生物専門部会のシンポジウムがハワイで開催され，麹菌がアフラトキシンを生産しないことを証明する確かな科学的なデータが示され[66]，騒ぎはようやく鎮静化した．2001（平成13）年には，「遺伝子レベルでも麹菌は理論的にアフラトキシンを生産しない」との論文が発表され[67-69]，当時の結論が正しかったことが改めて証明された．

1.6.3 筆者らの研究の概要
1) 薄層クロマトグラフィーによる麹菌生産物の検索

　筆者らも，1964（昭和39）年7月より研究を開始した．まず，種麹菌（麹を製造する際に植えつける種菌），および当研究所保存麹菌70菌株をAFの良生産培地として，Tropical Products Institute の B.F. Nesbitt らが Nature 誌に報告していた[4]．硫酸亜鉛添加ツアペック・ドックス培地による静置培養液を抽出，濃縮液を TLC で分離し，365nm の紫外線下の蛍光を AF 生産菌 *Asp. flavus* ATCC15517 より精製した標準 AF と比較した．その結果，AF B 類似の蛍光を発し，しかも，Rf 値の近い物質を産生するものが14菌株，同じく G 相当物質を産生するものが8菌株，双方合わせて供試菌の1/3近くが，AF 様蛍光物質を産生し，外国の文献[57]とほぼ同じ結果であった．次に，AF B 相当のスポットをかきとり，エタノール中で紫外部吸収スペククトルを測定してみると，次のような結果であった．① 320〜330nm に極大吸収を示す1群，② 310〜315nm に極大吸収を示す1群の，大きく2群に分かれ，AF の363nm に極大吸収を示す物質を産生する菌株は皆無であり，G 様物質についてもほぼ同様の結果であった[70]．別の AF 良生産培地[71]による培養でも，この傾向は変わらなかった．このような簡単な分離による精製度の低い状態での紫外部吸収スペクトル測定をしているだけでは「AFではない」と完全に断定することはできず，異なる可能性があるというに過ぎないため，当該物質を単離し，詳細に比較することにした．

　320〜330nm に紫外部吸収スペクトルの吸収極大を示すグループの代表として野生菌 *Asp. sojae* X-1 を選び，ペプトンを含むツアペック・ドックス培地より，栄養源がよりリッチなマイヤー改変培地で静置培養した培養液のクロロホルム抽出液を TLC で分離，紫外線ランプ下で検査した．すると，原点から先端まで青紫〜紫のスポットがびっしりと並んでおり，TLC の展開条件に関係なく AF B に Rf 値の合致するものがあるという状態で，AF B ばかりが生産されているのではないかと錯覚するくらいであった．

2) 薄層クロマトグラム上でアフラトキシン B と類似の挙動をする麹菌産生蛍光物質の分離と溝造決定
(1) ピラジン環化合物の分離と化学構造の決定

　Asp. sojae X-1 を大量培養して，薄層クロマトグラム上で AF と類似の挙動をする物質の分離と溝造決定を試みた．培養液を図1.9に示した溶剤抽出，分別抽出，向流分配および TLC 法を組み合わせて精製した．

　TLC による分離を丹念に行い，1つ1つスポットを掻きとり，掻き取った Kieselgel

Gをエーテルで抽出，再結晶化操作を経て，ほぼ単一に精製した段階で紫外部吸収スペクトルおよび蛍光スペクトルを測定，AFと比較した．その結果，きわめて近似しているが，同時にきわめて重要な違いが認められ，TLC上の挙動だけではAFとは区別できない，他の物質群が存在することを確信するに至った．青紫〜紫の多くの蛍光スポットのRf値の高い方からB-0，B-1……B-7と命名した．最初に単離に成功したのはB-2と略号を付したもので，AFの検定によく用いられたクロロホルム（97）メ

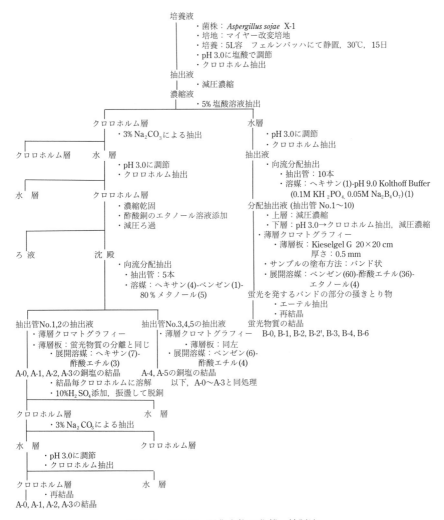

図 1.9　ピラジン環化合物の分離，精製法

一般式	略号	R'	R	分子式	分子量	融点(℃)
	B-0	H₃C-H₂C-HC- 　　　| 　　　H₃C	CH₃ 　　| -CH-CH₂-CH₃	$C_{12}H_{20}ON_2$	208	129
	B-1	H₃C-H₂C-HC- 　　　| 　　　H₃C	CH₃ 　　　| -CH₂-CH-CH₃	$C_{12}H_{20}ON_2$	208	83
	B-2	H₃C-HC-H₂C- 　　| 　　H₃C	CH₃ 　　　| -CH₂-CH-CH₃	$C_{12}H_{20}ON_2$	208	144
ピラジン環 R'-[N,N]-R	B-2'	H₃C-HC- 　　| 　　H₃C	CH₃ 　　　| -CH₂-CH-CH₃	$C_{11}H_{18}ON_2$	194	111
	B-3	H₃C 　　| H₃C-H₂C-HC- 　　| 　　HO	CH₃ 　　| -CH-CH₂-CH₃	$C_{12}H_{20}O_2N_2$	224	129〜120.5
	B-4	H₃C 　　| H₃C-H₂C-HC- 　　| 　　HO	CH₃ 　　　| -CH₂-CH-CH₃	$C_{12}H_{20}O_2N_2$	224	107
	B-6	H₃C 　　| H₃C-HC- 　　| 　　HO	CH₃ 　　　| -CH₂-CH-CH₃	$C_{11}H_{18}O_2N_2$	210	133〜134.5

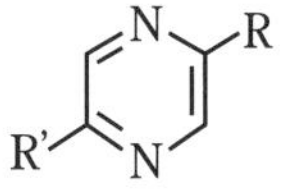

図1.10 単離した蛍光性ピラジン環化合物の構造式一覧

一般式	略号	R'	R	分子式	分子量	融点(℃)
	A-0	H₃C-H₂C-HC- 　　　| 　　　H₃C	CH₃ 　　| -CH-CH₂-CH₃	$C_{12}H_{20}O_2N_2$	224	油状
	A-1	H₃C-HC- 　　| 　　H₃C	CH₃ 　　| -CH-CH₂-CH₃	$C_{11}H_{18}O_2N_2$	210	120〜122
N-oxide ピラジン環	A-2	H₃C-H₂C-HC- 　　　| 　　　H₃C	CH₃ 　　　| -CH₂-CH-CH₃	$C_{11}H_{18}O_2N_2$	224	95〜96
	A-3	H₃C-HC- 　　| 　　H₃C	CH₃ 　　　| -CH₂-CH-CH₃	$C_{11}H_{18}O_2N_2$	210	94〜95
	A-4	H₃C 　　| H₃C-H₂C-HC- 　　| 　　HO	CH₃ 　　| -CH-CH₂-CH₃	$C_{11}H_{18}O_3N_2$	240	120〜121
	A-5	H₃C 　　| H₃C-H₂C-HC- 　　| 　　HO	CH₃ 　　　| -CH₂-CH-CH₃	$C_{11}H_{18}O_3N_2$	240	148

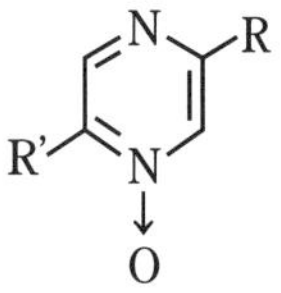

図1.11 単離した非蛍光性ピラジン環化合物の構造式一覧

タノール（3）の展開溶剤で，AF B_2 に Rf 値がよく一致した物質であった．これを元素分析，赤外線吸収スペクトル，NMR 分析になどにより決定した化学構造は，1949（昭和 24）年，G. Dunn により *Asp. flavus* の代謝産物として証明されていたピラジン環化合物の Flavacol（B-2，図 1.10 中の略号）であった[72]．その後，次々と単離と構造決定に成功し，図 1.10 の B-1（Deoxyaspergillic acid），B-2′（Deoxymutaaspergillic acid）等 7 種の同族化合物の構造を決定した[56-58]．

これらの物質を精製する過程で，薄層クロマトグラム上，365 nm の紫外線下で吸収像を示し，$FeCl_3$ の水溶液の噴霧で赤褐色に発色する一連の物質（A 群と呼称）が存在していることが判明したので，図 1.9 の方法に従って精製した．これらの物質はいずれも薄層の固定相と強く吸着，テーリングが激しくそのままでは分離ができなかったので，銅塩にして精製する方法を考案した．構造を決定し[60,61]，図 1.11 に示した物質群は *Asp. flavus* の産生するグラム陽性，および陰性菌の抗菌物質として報告されていた Aspergillic acid（A-2）[73-75] 同じく *Asp. flavus* の培養液から分離された Hydroxy aspergillic acid（A-5）[75] およびそれらの同族体であった．同族体には，これら以外にも *Asp. oryzae* の生産する日本酒の火落菌（ひおち）に抗菌性を示した Muta-aspergillic acid[76]，*Asp. sclerotiorum* の代謝産物でバクテリオファージに有効な抗生物質として分離された Neo-hydroxyaspergillic acid[77]，*Aspergillus scleotiorum* の培養液から得られた Neo-aspergillic acid[78] 等も知られている．

これらの毒性をマウスの腹腔内注射で調べた結果，B 群の毒性は認められず，A 群

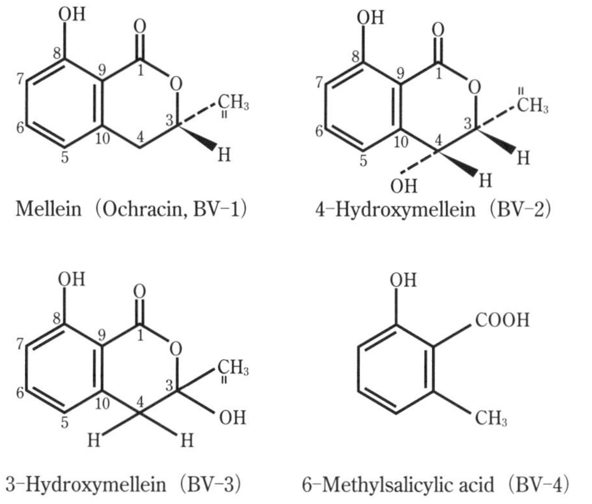
OH
O
8
9
1
7
O
CH3
3
6
10
4
5
H
Mellein（Ochracin, BV-1）
4-Hydroxymellein（BV-2）
OH
H
3-Hydroxymellein（BV-3）
COOH
CH3
6-Methylsalicylic acid（BV-4）

図 1.12　*Asp. oniki* 1784 生産物の化学構造式

表 1.8 *Asp. oniki* 1784 生産物の理化学的性質

化合物名	分子式	分子量	融点℃ (再結溶媒)	Uv λ max nm(ε):[測定溶媒]
Mellein (BV-1)	$C_{10}H_{10}O_3$	178.06	54～55 (昇華性)	212(20,000), 246(6,500), 314(4,100) [Ethanol]
4-Hydroxymellein (BV-2)	$C_{10}H_{10}O_4$	194.06	131～132 (Chloroform/Hexane)	247(5,300), 315(4,200) [Methanol]
3-Hydroxymellein (BV-3)	$C_{10}H_{10}O_4$	194.06	109～109.5 (Hexane)	246(5,970), 315(3,880) [Ethanol]
6-Methylsalicylic acid (BV-4)	$C_8H_8O_3$	152.15	171～172 (Chloroform/Hexane)	243, 311 [Ethanol]

はいずれも Aspergillic acid で報告されている LD_{50} が 100 mg/kg[79] 程度であった．

(2) イソクマリン環化合物の分離と化学構造の決定

供試した麹菌のうち，*Asp. oniki* 1784 菌が薄層クロマトグラム上，365 nm の紫外線下で青紫色を示し，展開溶媒によっては AF B と近い Rf 値を示すピラジン環化合物以外の物質を生産することが判明したので単離し，化学構造を決定した[62]．それらは，図 1.12 に示した化学構造で表 1.8 の理化学的性質を有するオクラトキシンの前駆物質を含むイソクマリン環化合物，およびその同族物質であった．精製，および化学構造決定の経過の詳細は省略するが，構造決定した物質のうち，BV-3 および 4 は，薄層板の固定相に強く吸着して原点付近に留まり，しかもテーリングが激しかったので，予め 0.4 M の蓚酸溶液に浸漬，加熱乾燥した薄層板を使用することにより良好な分離が得られた．

これらのうち，BV-1 は 1933（昭和 8）年，西川が *Aspergillus melleus* Yukawa の，翌 1934（昭和 9）年には藪田が *Aspergillus ochraceus* の代謝産物としてそれぞれ単離し命名した Mellein[80] および Ochracin[81] と同一物質であり，オクラトキシンの生合成の中間体でもある[82]．BV-2 の 4-Hydroxymellein は，我々が報告した 1970（昭和 45）年当時は新物質であったが，翌 1971（昭和 46）年には植物成長抑制物質 *Lasiodiplodia theobromae* の代謝産物として報告された[83]．また，2004（平成 16）年にはインドの潅木（*Uvaria hamiltonii* Hook f and Thorns）樹皮から cis 体および trans 体が分離されている[84]．

BV-3 も新物質で，後年，作物の菌核病の原因菌である *Sclerotinia sclerotiorum* から単離された植物ホルモン様物質 Sclerotinin A で稲苗の生長作用を促進させることが報告されている[85]．BV-4 は *Penicillium urticae* や *Aspergillus terreus* の代謝産物として知られている[86,87]．

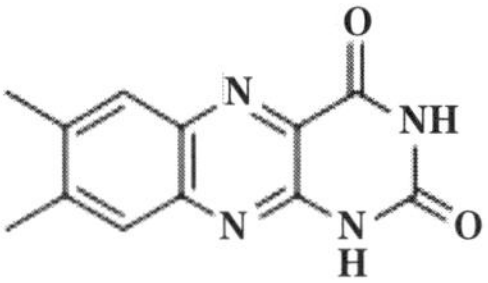

図 1.13 ルミクロームの化学構造式

前出の *Asp. oniki* 1784 以外に *Asp. oniki* 1 株, *Aspergillus ochraceus* 7 株について, Ochratoxin 類, BV-1〜BV-4 の産生能を調べたところ, *Aspergillus ochraceus* の 2 株が Ochratoxin A および B のみを, 他の *Aspergillus ochraceus* の 2 株が BV-1〜BV-4 のみを産生し, 残りの 4 株はいずれの化合物も産生しなかった[64]．

BV-1〜3 等のイソクマリン環化合物は生理活性物質として知られ, 植物の成長調節物質として, 上記の Sclerotinin A 以外にも Sclerotinin B[88], Sclerolide[89], 喘息患者の部屋より分離した *Oospora astrigenes* の培養液から Oospolactone[90], Oosponol[91], Oospoglycol[92] 等, 互いに化学構造のよく似た物質が分離されている．

(3) 薄層クロマトグラム上でアフラトキシン G と類似の挙動をする麹菌産生蛍光物質の分離と構造決定

一方, 供試したほとんどの麹菌が紫外線ランプ下でアフラトキシン G 類と誤認するかのような青緑色の蛍光を発し, 展開溶媒の組成によっては近い Rf 値を与える物質を産生することを認め, 化学構造を決定したところリボフラビン (Riboflavin, ビタミン B_2) (Vitamin B_2 : $C_{17}H_{20}N_4O_6$=376.36[83-88-5]) の分解物である ルミクローム (Lumichrome : $C_{12}H_{10}N_4O_2$=242.23 [1086-80-2]) であった[93]. その化学構造式を図 1.13 に示した．

(4) 既知の麹菌生産物の検索

麹菌の代謝産物としてよく知られているアスペルギリン酸 (Asperigillic acid : $C_{12}H_{20}N_2O_2$=224.30 [490-02-8]), 麹酸 (Kojic acid : $C_6H_6O_4$=142.11[501-30-4], β-ニトロプロピオン酸 (β (or 3) -Nitoropropinic acid : $C_3H_5NO_4$=119.08 [504-88-1]) および蓚酸 (Oxalic acid : $C_2H_2O_4$=90.03 [144-62-7]) の, それぞれの高生産株で醤油麹を製麹し, 生産量の推移を調べたが, いずれも食品衛生学的に問題になるような量を産生せず, これらの代謝産物についての醤油の安全性を確認した[63]．

アフラトキシンの産生菌と毒性が明らかになった 1960 年代, 日本の醸造業界に大きな衝撃を与えた. その深刻さを物語る一文を, 現在, 正田醤油 (株) 取締役相談役である正田宏二氏が日本醸造協会誌の「巻頭随想」の欄に「醤油雑感」と題して寄稿されているので, 以下に紹介する[94]．

「醤油の起源については定説はないものの「醤」がその原型であり，1000年以上前に中国から我が国に伝わったというのが有力である．醤油と味噌に分かれ，そして更に工業化されたのが約400年程前，それ以前は製法は秘伝口授であったという．以前長崎の骨董屋で「金富良醤油瓶」を手に入れたことがある．オランダに輸出していた醤油の瓶であり，寛永年間から幕末に至るまで二百数十年間の出島貿易を偲ぶ記念品と言われている．

ベルサイユ宮殿で日夜盛んな宴会を催したルイ14世の食卓にも醤油がかくし味として使われていたというのもまんざら嘘ではなさそうである．

今や我が国では醤油は食生活に欠くことができない調味料であり，長い歴史を経て日本の食文化の中心と言われるまでになっている．消費量が今一つ伸びないきらいがあるものの，海外ではその良さが認められ，工場も各地で建てられるほど人気上昇中といってよいと思われる．

こう述べてくると醤油の過去は順風満帆であり，その商品寿命はこの先永遠であるような気がするが，過去私が知る限りでも二度ほどその存続を危くするような，業界にとってはピンチと思われる事件にあっている．そしてそれを見事に解決してくれたのが，醤油の研究者であった．

戦争直後，我が国は占領軍によってすべてが統制されていたといってよく，醤油原料の割当てもGHQ経済科学局のアップルトン女史がその担当官として権限をもっていた．彼女は醸造醤油の調味料としての真価・日本人の食生活との深い関係を理解しておらず，ただ原料利用率・製造期間・製品のカロリーのみを問題とし，アミノ酸液で代え得ると判断し，醤油業者の原料を極端に減らす決定をしてしまった．

当時，醸造醤油の原料利用率は60％前後であり，醸造期間も1年以上を必要としていたので，利用率80％，製造期間1週間のアミノ酸液とはこれらの点だけを比較すれば優劣ははっきりしていた．

その頃キッコーマンの舘野氏と梅田氏は新式2号醤油の研究を完成させていた．これは脱脂大豆を希塩酸で処理した後，麹を加え約2カ月で熟成させるもので，利用率も80％，風味も醸造品と殆んど変らないものであった．そしてこの技術は業界に無料で公開された．アップルトンはこの製品をみて納得し再び原料の割当を増やしたという．

次は坂口謹一郎先生（元東京大学名誉教授：筆者註）が「国難だ」と言われ心配されたというアフラトキシンの問題だ．1960年代，当時，アメリカには東洋諸国の麹菌の1/3がその生産物にアフラトキシンと同じRfの蛍光を示すものが

あるとの報告があった．皮肉なことに麹菌を用いている醬油・味噌・酒を消費している日本人の胃癌発生率が世界最大である事実もこの疑惑を一層深めることになった．その後の粟飯原氏，村上氏，Dr.C.W. Hesseltine 等の研究により日本の醸造用麹菌のアフラトキシン生産性は否定されたし，キッコーマンの横塚氏等は全国から集めた多数の麹菌についてアフラトキシン生産の有無を調べた結果，アメリカで報告された物は，アフラトキシンと相異することを確認し，しかもその誤認しやすい物質の構造式を決定し，それが無毒性であることも明らかにした．これらの研究により醬油の毒性の疑いは全く晴れたことになった．

　現在，多くの優秀な研究者によって醬油についての解明がなされ，その製造技術も日進月歩であることは，業界人として頼もしく，嬉しい限りであるが，過去に醬油の危機を救った研究者のことは忘れてはならない.」

◆ 文　　献

1) W.P. Blount：TURKEY "X" DISEASE ,TUKEYS(NEWBURY) March-April 52-77 (1961)
2) K. Sargeant, A. Sheridan, J.O' Kelly: *Nature*, **192**, 1096-1097 (1961)
3) A.S.M. van der Zijzen, W.A.A. Blanche Koelensmid, J. Boldingh, C. B. Barrett, W.O. Ord, J. Philip: Nature, **195**, No. 4846, 1060-1062 (1962)
4) B.F. Nesbitt, J. O'Kelly, K. Ssargeant, A. Sheridan: *Nature*, **195**, No. 4846, 1062-1063 (1962)
5) H. De Iongh, R.K. Beerthuis, R.O. Vles, C.B. Barrett, W.O. Ord: *Biochim. Biophys. Acta*, **65**, 548-551 (1962)
6) R.D. Hartley, B. F. Nesbitt, J.O' Kelly: *Nature*, **198**, 1056-1058 (1963)
7) T. Asao, G.Büchi, M. M. Abdel-Kader, S. B. Chang, Emily L. Wick. G. N. Wogan: *J. Am. Chem. Soc.*, **85**, 1706-1707 (1963)
8) S.B. Chang, M.M. A. Kader, E.L.Wick, G.N. Wogam: *Science*, **142**, 1191-1192 (1963)
9) K.J. van der Merwe, L. Fourie, de B. Scott: *Chem. Ind.* (London), 1660-1661 (1963)
10) G. Büchi, D.M. Foulkes, M. Kurono G.F. Mitchell: *J. Am. Chem. Soc.*, **88**, 4534-4536 (1966)
11) G. Büchi, D.M. Foulkes, M. Kurono G.F. Mitchell, R.S. Schneider: *J. Am. Chem. Soc.*, **89**, 6745-6753 (1967)
12) S. Brechbühler, G. Büchi, G. Milne: *J. Org. Chem.*, **32**, 2641-3642 (1967)
13) W.H. Bulter: LIVER INJURY AND AFLATOXIN in "Mycotoxins in Foodstuffs Proceedings of a Symposium held at The Massachusetts Institute of Technology March 18 and 19, 1964" Edited by Gerald N. Wogan p.183 (1964) The M.I.T Press
14) J.F. Robens and J.L. Richard : Aflatoxins in animals and human health, *Rev. Environ. Contam. Toxicol.*, **127**, 69-94(1992)
15) A.C. Pier: Major biological consequence of aflatoxicosis in animal production, *J. Anim. Sci.*, **70**, 3964-W.H 3967 (1992)
16) W.H. Butler (I.F.H. Purchase, ed): Aflatoxin, Mycotoxins. Elsevier, p.1-28 (1974)
17) G.N. Wogan, *et al*: Structure-activity relationship in toxicity and carcinogenicity of aflatoxins and analogs, *Cancer Res.*, **31**, 1936-1942 (1971)

18) G.N. Wogan, P.M. Newberne: Dose-response characteristics of aflatoxin B_1 carcinogenesis in the rat, *Cancer Res.*, **27**, 2370-2376 (1976)
19) www.mhlw.go.jp/shingi/2010/05/dl/s0518-10k_0001.pdf
20) 厚生省環境衛生局食品衛生課長：カビ毒（アフラトキシン）を含有する食品の取扱いについて．食品衛生研究 **21**(5), 104-107 (1971)
21) 前田協一，伊藤嘉典，粟飯原影昭：*Mycotoxins*, **50**, 65-74 (2000)
22) 伊藤嘉典：*Mycotoxins*, **52**(1), 87-93 (2002)
23) 厚生省生活衛生局監修：(社) 日本食品衛生協会（1991年6月25日発行）食品衛生検査指針 理化学編 p.240-242
24) 日本薬学会編：衛生試験法・注解（1990年3月31日発行）p.405-407
25) P.J. Andrellos, G.R. Reid: Confirmatory Tests for Aflatoxin B_1. *J. AOAC*, **47**(5), 801-803 (1964)
26) L. Stoloff: Collaborate Study on a Method for the Idenntification of Aflatoxin B_1 by Derivative Formation, *J. AOAC*, **50**(2), 354-360 (1967)
27) 高橋記世子，赤間 仁，大江 浩：宮城県保健環境センター年報 **20**, 80-83 (2002)
28) H. Joshua: *J. Chromatogr. A*, **654**, 247-254 (1993)
29) A.E. Waltking, D. Wilson: *J. AOAC Int.*, **89**, 678-692 (2006)
30) N. Ali, N. H. Hashim, B. Saad, K. Safan, M. Nakajima, T. Yoshizawa: *Food Chem. Toxicol.*, **43**, 1763-1772 (2005)
31) W.T. Kok, T.C. van Neer, W.A. Traag, L.G. Tuinstra: Determination of aflatoxins in cattle feed by liquid chromatography and post-column derivatization with electrochemically generated bromine. *J. Chromatogr.*, **367**(1), 231-236 (1986)
32) A. Papadopoulo-Bouraoui , J. Stroka , E. Anklam: *J. AOAC Int.*, **85**(2), 411-416 (2002)
33) 中島正博：食品分析におけるイムノアフィニティーカラムの応用，食衛誌 **42**(1) J-2-J-7 (2001)
34) L. Bao, M.W. Trucksess, K.D. White: *J. AOAC Int.*, **93**(3), 936-942 (2010)
35) C. Cavaliere, P. Foglia, C. Guarino, M. Nazzari, R. Samperi, A.Laganà: *Anal. Chim. Acta*, **596**(1), 141-148 (2007)
36) C.Y. Chen, W.J. Li, K. Y. Peng: *J. Agric. Food Chem.* **53**(22), 8474-8480 (2005)
37) C. Cervino, S. Asam, D. Knopp, M. Rychlik, R. Niessner: *J. Agric. Food Chem.*, **56**(6), 1873-1879 (2008)
38) M. Ventura, D. Mguillén, I. Anaya, F. Broto-Puig , J.L Lliberia , M. Agut, L. Comellas: *Rapid Commun. Mass Spectrum.*, **20**(21), 3199-3204 (2006)
39) Takino M., Tanaka T., Yamaguchi K., Nakahara T.: *Food Addit Contam*, **21**(1), 76-84 (2004)
40) H.Z. Senyuva , J. Gilbert , S. Oztürkoğlu: *Anal. Chim. Acta*, **617**, 97-106 (2008)
41) Klarić M.S., Cvetnić Z., Pepeljnjak S., Kosalec I. : *Arh. Hig. Rada. Toksikol.*, 2009 Dec; **60**(4), 427-434 (2009)
42) S. Xiulan, Z. Xiaolian, T. Jian, J. Zhou, F.S. Chu: *Int. J. Food Microbiol.*, **99**, 185-194 (2005)
43) B.S. Delmulle, S.M. De Saeger, L. Sibanda, I. Barna-Vetro, C.H. Van Peteghem: *J. Agric. Food Chem.*, **53**, 3364-3368 (2005)
44) R. Salter, D. Douglas, M. Tess, B. Markovsky, S.J. Saul: *J. AOAC Int.*, **89**, 1327-1334 (2006)
45) W.B. Shim, Z.Y. Yang, J.S. Kim, J.Y. Kim, S.J. Kang. G.J. Woo, Y.C. Chung, S.A. Eremin, D.H. Chung : *J. Microbiol. Biotechnol.*, **17**, 1629-1637 (2007)
46) D.Saha, D. Achaya, D. Roy, D. Shresthaa, T.K. Dhar: *Anal. Chim. Acta*, **584**, 343-349 (2007)
47) 岡野清志，富田常義，久米田裕子，松丸恵子，一戸正勝：*Mycotoxins*, **58**, 107-114 (2008)

48) 小西良子：*Mycotoxins*, **60**, 53-55 (2010)
49) 粟飯原景昭, 宮木高明:1965 年 (昭和 40 年) 日本農芸化学会大会にて発表, 同講演要旨集, p.86
50) H. Murakami, *et al*:*J. Gen. Appl. Microbiol.*, **13**, 323-324 (1967)
51) H. Murakami, *et al*:*J. Gen. Appl. Microbiol.*, **14**, 251-262 (1971)
52) 村上英也：醸造協会雑誌 **66**, 658-662, 759-762, 859-863, 966-969, 1042-1045, 1150-1153 (1971)
53) 真鍋　勝, 松浦慎冶, 中野正弘：食工誌 **15**, 341-346 (1968)
54) 増田義人, 森　和子, 倉恒匡徳:1965 年（昭和 40 年）10 月第 24 回日本癌学会総会にて発表, 同抄録集, p.50
55) C.W. Hesseltine, *et al*: *Bac. Rev.*, **30**, 795-805 (1966)
56) R. Kinoshita, T. Ishiko, S. Sugiyama, *et al*: *Cancer Research*, **28**, 2291-2311 (1968)
57) 横塚　保, 佐々木正興, 菊地忠昭, 浅尾保夫, 延原昭男：農芸化学会誌 **41**, 32-38 (1967)
58) 佐々木正興, 菊地忠昭, 浅尾保夫, 横塚　保：日農化 **41**, 154-158 (1967)
59) 佐々木正興, 浅尾保夫, 横塚　保：日農化 **41**, 288-293 (1967)
60) 横塚　保, 浅尾保夫, 佐々木正興：日農化 **42**, 346-350 (1968)
61) 佐々木正興, 浅尾保夫, 横塚　保：日農化 **42**, 351-355 (1968)
62) M. Sasaki, Y. Kaneko, K. Oshita, H. Takamatsu, Y. Asao, T. Yokotsuka: *Agr. Biol. Chem.*, **34**, 1296-1300 (1970)
63) 佐々木正興, 髙松　洋, 大下克典, 金子行雄, 横塚　保：日農化 **48**, 569-571 (1974)
64) 佐々木正興, 横塚　保：醸造協会雑誌 **30**(5), 205-216 (1983)
65) Production of Fluorescent Compounds Other Than Aflatoxins by Japanese Industrial Molds. T. Yokotsuka, M. Sasaki, T. Kikuchi, Y. Asao, A. Nobuhara: "Biochemistry of Some Foodborne Microbial Toxins, Papers presented at the Symposium on Micorobial Toxins, held at the meeting of the American Chemical Society. New York, September 12, 1966". Edited by Richard I. Mateles and Gerald N. Wogan, p.131-152. The M. I. T. Press (1967)
66) Pyrazine Compounds Produced by Molds. T. Yokotsuka, Y. Asao, M. Sasaki, K. Oshita: Proceedings of the First U. S.-Japan Conference on "Toxic Micro-Organisms Mycotoxins・Botulism." U. S.-Japan Cooperative Program In Natural Resources (UJNR) at Honolulu, Hawaii, Octorber 7-10, 1968. Editied by Mendel Herzberg, Ph. D., p.133-142. Published by the UJNR Joint Panels on Toxic Micro-organisms and the U. S. Department of the Interior (1970)
67) G. Dunn, G.T. Newbold, F.S. Spring: *J. Chem., Soc.*, 2586-2587 (1949)
68) 松島健一郎：日本醸造協会誌 **97**(8), 559-566 (2002)
69) 矢部希見子, 中島廣光：食品衛生学会誌 **52**(3), 135-147 (2011)
70) 横塚　保, 菊地忠昭, 佐々木正興, 大下克典：日農化 **42**, 581-585 (1968)
71) K.J.Van der Merwe, P.S. Steyn, L. Fourie: *J. Chem. Soc.*, Perkin 1 (Dec) 7083-7088 (1965)
72) E.C. White: *Science*, **92**, 127 (1940)
73) J. D.Dutcher: *J. Biol. Chem.*, **171**, 321-339 (1947)
74) J. D.Dutcher: *J. Biol. Chem.*, **232**, 785-795 (1958)
75) A.E.O. Menzel, O. Wintersteiner, G. Rake: *J. Bac.*, **46**, 109 (1943)
76) S. Nakamura: *Bull. Agr. Chem. Soc. Japan*, **24**, 629-630 (1960)
77) U. Weiss, F. Strelitz, H. Flon, I. Asheshov: *Arch. Biochem. Biophys.*, **74**, 150-157 (1958)
78) J.C. MacDonald, R.G. Micetich, R.H. Haskins: *Canad. J. Microbiol.*, **10**, 90-92 (1964)
79) J.C. MacDonald: *Can. J. Biochem.*, **51**, 1311-1315 (1973)

80) 西川英次郎:日農化 **9**, 772-774 (1933)
81) 薮田貞次郎, 住木諭介:日農化 **10**, 703-714 (1934)
82) W. E Huff, P.B. Hamilton: Mycotoxins-their biosynthesis in fungi: Ochratoxins-metabolites of combined pathways. *J. Food Prot.*, **42**, 815-820 (1979)
83) D.C. Aldridge, S. Galt, D. Giles, W. B. Turner: *J. Chem. Soc. C*, 1623-1627 (1971)
84) Kamrun Nahar Asha, Rasheduzzaman Chowdhury, Choudhury M. Hasan, Mohammad A. Rashid: *Acta Pharm.*, **54**, 57-63 (2004)
85) K. A. Tanaka, C. Sato, Y. Shibata, A. Kobayashi, K. Yamashita: *Agr. Biol. Chem.*, **38**, 1311-1315 (1974)
86) W.K. Anslow, H. Raistrick: *Biochem. J.*, **25**, 39-44 (1931)
87) S. Sakamura, T. Chida, J. Ito, R. Sakai: *Agr. Biol. Chem.*, **35**(1), 10-15 (1971)
88) T. Sassa, H. Aoki , M. Namiki, K. Munakata: *Agr. Biol. Chem.*, **32**, 1432-1439 (1968)
89) T. Kubota, T. Tokoroyama, T. Kamikawa, Y. Satomura: *Tetrehedron Letters*, **42**, 5205-5210 (1966)
90) I. Yamamoto, K. Nitta, Y. Yamamoto: *Agr. Biol. Chem.*, **25**, 405-409 (1961)
91) I. Yamamoto, K. Nitta, Y. Yamamoto: *Agr. Biol. Chem.*, **25**, 486-493 (1962)
92) K. Nitta, Y. Yamamoto: *Agr. Biol. Chem.*, **27**, 822-827 (1963)
93) 横塚　保, 大下克典, 菊地忠昭, 佐々木正興, 浅尾保夫:日農化 **43**, 189-196 (1969)
94) 正田宏二:日本醸造協会誌 **90**(10), 737 (1995)

第1章

(ii) オクラトキシン

1.1 発見の経緯

アフラトキシン事件直後の1960年代の初めから，原因不明の疾患とカビとの関連性を追究するための大規模な調査・研究が世界的規模で行われた中で，穀類などの農産物から分離されたカビの毒性をスクリーニング中に，南アフリカ産のトウモロコシから分離された *Aspergillus ochraceus*（2004（平成16）年に *A.weterdijkiae* と再同定）の培養液がアヒルのヒナに毒性を示したことが，オクラトキシン発見の契機となった[1]．1965（昭和40）年に単離，化学構造が決定し，生産菌の *ochraceus* に因んでOchratoxin Aと命名された[2]．続いてOchratoxin BとCも単離されて，化学構造が決定し[3]，1967（昭和42）年にはAとBの化学合成に成功している[4]．

1.2 オクラトキシン類の化学構造と理化学的性質

オクラトキシン類の中では,毒性が強く最重要なAはじめ多くの同族体(homologueまたはhomolog）の存在が知られている．それらの一般構造式，化学構造および主なオクラトキシンおよび関連物質の簡単な物理化学的性質を図1.1，表1.1および1.2にそれぞれ示した．

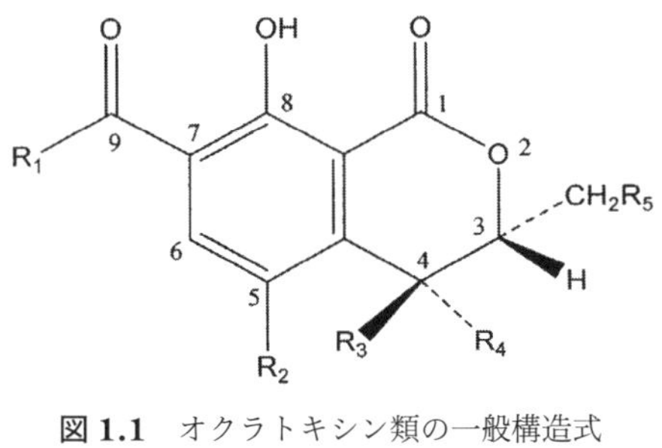

図1.1 オクラトキシン類の一般構造式

表 1.1 オクラトキシン類の化学構造一覧

分類	No.	化合物名	R1	R2	R3	R4	R5
天然物	1	Ochratoxin A	Phenylalanine	Cl	H	H	H
	2	Ochratoxin B	Phenylalanine	H	H	H	H
	3	Ochratoxin C	Ethyl-ester, phenylalanine	Cl	H	H	H
	4	Ochratoxin A Methyl-ester	Methyl-ester, phenylalanine	Cl	H	H	H
	5	Ochratoxin B Methyl-ester	Methyl-ester, phenylalanine	H	H	H	H
	6	Ochratoxin B Ethyl-ester	Ethyl-ester, phenylalanine	H	H	H	H
	7	Ochratoxin α	OH	Cl	H	H	H
	8	Ochratoxin β	OH	H	H	H	H
	9	4-R-Hydroxyochratoxin A	Phenylalanine	Cl	H	OH	H
	10	4-s-Hydroxyochratoxin A	Phenylalanine	H	OH	H	H
	11	10-Hydroxyochratoxin A	Phenylalanine	Cl	H	H	OH
	12	Tyrosine analog of OTA	Tyrosine	Cl	H	H	H
	13	Serine analog of OTA	Serine	Cl	H	H	H
	14	Hydroxyproline analog of OTA	Hydroxyproline	Cl	H	H	H
	15	Lysine analog of OTA	Lysine	Cl	H	H	H
合成品	1	d-Ochratoxin A	d-phenylalanine	Cl	H	H	H
	2	Ochratoxin A Ethyl amid	Ethyl amid, phenylalanine	Cl	H	H	H
	3	O-methyl Ochratoxin A	Phenylalanine, OHCH$_3$ on C-8	Cl	H	H	H

表 1.2 主なオクラトキシンおよび関連物質の理化学的性質

化合物名	分子式	分子量	融点℃ (再結溶媒)	Uv λ max nm (ε): [測定溶媒]
Ochratoxin A	$C_{20}H_{18}O_6NCl$	403.82	94〜96 (Benzene), 169℃ (Xylene)	215(36,800), 333(6,400) [Methnol]
Ochratoxin B	$C_{20}H_{19}O_6N$	369.12	221 (Acidic methanol)	218(37,200), 318(6,900) [Ethanol]
Ochratoxin C	$C_{22}H_{22}O_6NCl$	431.11	Amorphos compound	214(30,000), 333(7,000), 378(2,050)
4-Hydroxyochratoxin A	$C_{20}H_{18}O_7NCl$	419.08	216〜218 (Benzene)	213(32,500), 334(6,400) [Ethanol]
Mellein (BV-1)	$C_{10}H_{10}O_3$	178.06	54〜55 (昇華性)	212(20,000), 246(6,500), 314(4,100) [Ethanol]
4-Hydroxymellein (BV-2)	$C_{10}H_{10}O_4$	194.06	131〜132 (Chloroform/Hexane)	247(5,300), 315(4,200) [Methanol]
3-Hydroxymellein (BV-3)	$C_{10}H_{10}O_4$	194.06	109〜109.5 (Hexane)	246(5,970), 315(3,880) [Ethanol]
6-Methylsalicylic acid (BV-4)	$C_8H_8O_3$	152.15	171〜172 (Chloroform/Hexane)	243, 311 [Ethanol]

1.3 生合成経路

オクラトキシン A の生合成については,図 1.2 に示した経路が明らかにされている[5].

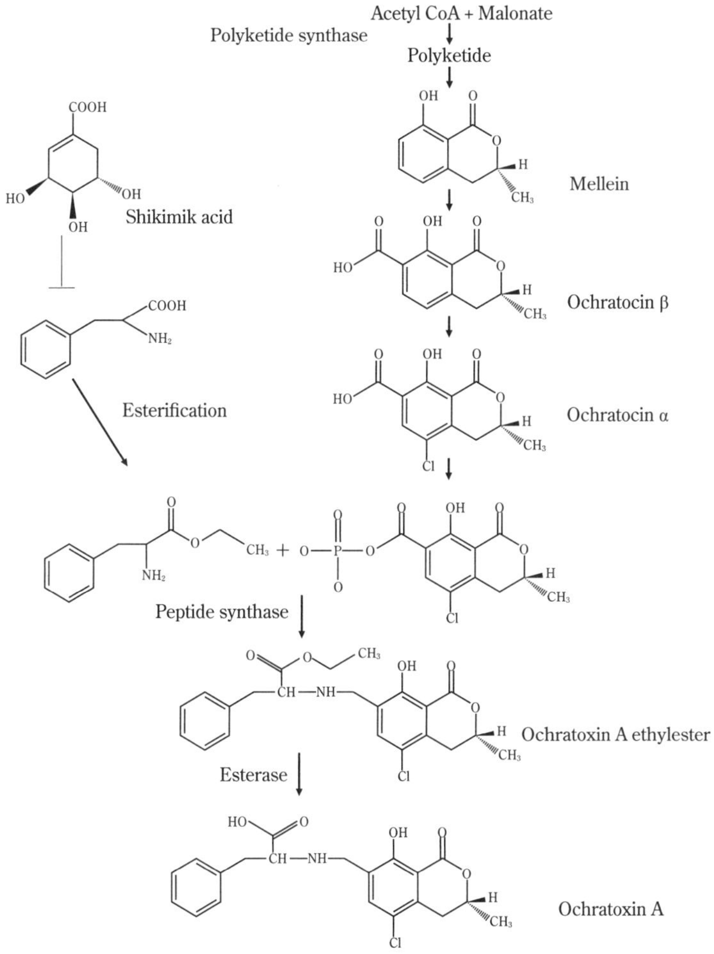

図 1.2 オクラトキシン A の生合成経路

1.4 産 生 菌

Aspergillus 属の *A. ochraceus, A. carbonarius, A. westerdijkiae, A. steynii, A. alliaceus, A.*

niger および *Penicillium* 属の *P. verrucosum*, *P.nordicum* などによる産生が知られている．

1.5 食品などへの汚染

Ochratoxin A（以下，OTA）による農産物の自然汚染については，1969（昭和44）年に米国の O.L. Shotwell らが 1967（昭和42）年産の市販トウモロコシの汚染を報告したのが最初で，283検体から1検体あたり3カ所からサンプリングし，110〜150 μg/kg の OTA を検出した[6,7]．1970年代になると，米国，カナダ，ヨーロッパ諸国からトウモロコシ，小麦，エンバク，ライムギなどの麦類および豆類からの自然汚染の報告が次々となされ，汚染地域が北米からヨーロッパのほぼ全域にわたっていることが明らかとなり，汚染菌のほとんどは *Penicillium viridicatum*（1987（昭和62）年に *P. verrucosum* と再同定）[8-10]で，OTA の名前の由来ともなった *A.ochraceus* の汚染例は生コーヒー豆の1件のみであった[11]．

我が国における汚染例は，1976（昭和51）年に肝癌多発地域の疫学調査で長崎県福江市から収集した国産米1検体から 50 μg/kg の OTA 汚染を検出したのが最初である[12]．

現在では汚染が全世界に及び，穀物のみならず豆類，種実類，チーズ，コーヒー，ワイン，ビール，ブドウ果汁等多くの加工食品原料および製品が汚染されていることが明らかにされており，我が国も例外ではない[13-16]．

ヨーロッパ諸国で穀類や家畜飼料での自然汚染が注目された背景には，OTA がデンマークなどの北欧で発生しているブタの腎症やバルカン諸国で発生しているバルカン風土病腎症（BEN:Balkan Endemic Nephropathy，Balkan Nephropathy も同義語）の要因の1つであるとの疑いが強まったことにある[17,18]．

1.6 毒　　性

急性毒性試験の結果を表1.3に示した．この結果から，イヌおよびブタが最も感受性が高く，ラットやマウスが最も感受性の低いことがわかる．多くの生体異物と同様，新生仔は OTA の影響を受けやすいことをラットへの投与試験が示している[19]．

1.7 発　癌　性

OTA の発癌性には，顕著な種特異性および性特異性があり，ラットおよびマウス

表 1.3 急性毒性試験結果のまとめ

動物種	LD$_{50}$ (mg/kg 体重)		
	経口投与	腹腔内注射	静脈注射
マウス	46〜58	22〜40	26〜34
ラット	20〜30	13	13
ラット（新生仔）	3.9		
イ ヌ	0.2		
ブ タ	1		
ニワトリ	3.3		

に腎臓腫瘍を発生させ，雄は雌よりも感受性が高いことなどは科学的に証明されている[20]のに対して，ヒトの健康における影響に関しては証拠が不十分だとして判断は定まっておらず，IARC はグループ 2B（ヒトに対し発癌性の疑いがある）に分類している．その後の JECFA のレビュー（FAO/WHO, 2001）においても，利用できるデータからは，ヒトの発癌作用を算出できる根拠を提供しているものはないと結論している[21]．

その後の JECFA のレビュー 21/40 資料 2 The EFSA（2006）365, 1-56（FAO/WHO, 2001）[22,23]においても，利用できるデータからは，ヒトの発癌作用を算出できる根拠を提供しているものはないと結論されている．

1.8 規 制 値

我が国においては，OTA の食品および動物用飼料に基準値の設定，リスク管理等の具体的な措置は行われてはいないが，ヒトへの主要な曝露源と考えられている穀類，および穀類製品に基準値を設定する国が徐々に増加している．基準値として 5 μg/kg を採用している国が最多であり[24]，EU では表 1.4 に示したように，穀物のみならず多くの食品に細かく基準値を設けている[25,26]．その背景には下記に示すように，OTA が BEN の発症に関わっているかもしれないとの懸念がある．

BEN の環境的要因として，当該地域の小麦を汚染する雑草（*Aristolochia clematis*）の種子中のアリストロキア酸（Aristolochic acid：$C_{17}H_{11}NO_7$=341.28 [313-67-7]；漢方薬腎症の原因物質），鮮新世[註1]石炭中の褐炭から飲料水を通じて摂取される発癌性多環芳香族炭化水素等，数ある仮説の中で，OTA は唯一それらしいデータがあって疾

註 1：鮮新世（せんしんせい；Pliocene）地質時代の 1 つであり，新生代新第三紀に属し約 500 万年前から約 258 万年前までの期間．

表 1.4 EU における OTA の規制値

食　品	最大基準値 ($\mu g/kg$)
下記の規制値は EU Regulation No.1881/2006 よる	
・未加工穀類（コメおよびソバを含む）	5
・穀類加工品（ベビーフードおよび幼小児向け穀類 　　（加工食品ならびに乳児向け医療用食品を除く）	3
・干しブドウ	
・焙煎コーヒー豆（水溶性コーヒーを除く）	5
・水溶性コーヒー（インスタントコーヒー）	10
・ワイン（アルコール 15% 以上のリキュール），果実ワイン	2
・アロマワイン，ワインベース飲料	2
・ブドウジュース	2
・ベビーフードおよび幼小児向け穀類加工食品	0.5
・乳児向け医療用食品	0.5
下記の香辛料および甘草等の規制値は 2010 年 2 月 5 日追加改訂の EU Regulation No.105/2010 による	
香辛料	
・トウガラシ類（chili, chili powder, cayenne, paprika）	30 2010 年 7 月 1 日〜 2012 年 6 月 30 日
・コショウ類	15
・ナツメグ	(2012 年 7 月 1 日〜)
・ショウガ	
・ターメリック	
・上記香辛料混合物	
甘草	
・甘草根（抽出成分）	20
・甘草抽出液（飲料および菓子類用）	80

病の発病に関与している可能性が以前より示唆されてきたが，利用しうる疫学的証拠からは結論は得られていない．

　一方，コーデックス委員会でも 2008（平成 20）年に，小麦，大麦，ライ麦について 5 $\mu g/kg$ の最大基準値を設定し，実施規範として，「穀類のかび毒汚染の防止及び低減に関する実施規範（OTA，ゼアラレノン，フモニシン及びトリコテセン類に関する付属書を含む）」（CAC RCP51-2003），ならびに「ワインの OTA による汚染の防止・低減のための実施規範」（CAC63-2007）を定め，低減を呼びかけている．2014（平成 26）年 1 月 27 日に開催された第 501 回の食品安全委員会会合において OTA に係る食品健康影響評価についての審議が行われ，「オクラトキシン A の非発癌性に関する耐容一日摂取量を 16 ng/kg 体重/日と設定し，発癌性に関する耐容一日摂取量を

15 ng/kg 体重／日と設定する」との審議結果が了承され，リスク管理機関（厚生労働省，農林水産省）へ通知することとなった．

1.9 分 析 法

我が国においては規制値が定められていないので，公定法はない．

1.9.1 機器分析法

先に表 1.1 に示したように，オクラトキシンは天然物としては 15 種の同族体が知られているが，毒性的に重要なのは A と B であり，分析法もこの 2 種に限られている．
前処理法は，抽出には酢酸エチルやクロロホルムが使用され，精製にはカルボキシル基を有することを利用して，液-液抽出やイオン交換等の固相抽出法が採用されてきたが [27,28]，最近はオクラトキシン用のイムノアフィニティーカラムで精製される例が多い [29-36]．分析法では A，B 共に紫外線下で蛍光を発するので，初期の文献では薄層クロマトグラフ法単独 [37] あるいは蛍光検出器付き HPLC（HPLC-FL）法を併用した分析例 [38] や，ユニークな方法では，抽出精製物を N, O-Bis（trimethylsilyl）trifluoroacetamide（BSTFA）で誘導体化して GC-MS（SIM；Selected Ion Monitoring；選択イオン検出）で分析する方法も提案された [39]．イムノアフィニティカラムが開発されてからは，これで処理したサンプルを HPLC-FL で分析する方法が主流になった [36,40-43]．その後，装置の普及に伴って LC-MS の分析例も散見されはじめ，当初はサーモスプレーイオン化（Thermospray Ionizarion：TSP または TSPI）法であったが [44]，次第にエレクトロスプレーイオン化（ESI）法が標準的となり [45-47]，定量感度の高い HPLC-FL 法で定量し，LC-MS で確認する方法 [48] なども報告された．
LC-MS は蛍光検出器よりも感度が劣るが，LC-MS-MS は同等以上の感度を有する [49-52] といわれていることもあってか，次第に LC-MS-MS による分析例が多く見られるようになった [53,54]．LC-MS や LC-MS-MS が普及してからも HPLC-FL による分析例がある [55,56]．一方で，HPLC-FL の定量感度の高さと，LC-MS-MS の物質を特定する能力の高さの，それぞれの長所を生かした方法も [57] 見られる．
同時に複数のマイコトキシンを分析する試みもなされ，蛍光物質である特性を生かして，HPLC-FL でアフラトキシン類とオクラトキシン [58]，蛍光検出器，フォトダイオードアレイ（Photodiode Array：PDA）および光化学反応器（Photochemical Reactor：PR）付き HPLC で OTA をはじめアフラトキシン類，ゼアラレノン（Zearalenone：ZEN，（$C_{18}H_{22}O_5$=318.36[17924-92-4]），デオキシニバレノール（DON），フモニシン

(Fumonisins；B_1：$C_{34}H_{59}NO_{15}$=721.83 [116355-83-0]，B_2：$C_{34}H_{59}NO_{14}$=705.83 [116355-84-1] および B_3：$C_{34}H_{59}NO_{14}$=705.83 [136379-59-4]），T-2 トキシン および HT-2 トキシン等 12 種の分析[59]，HPLC-FL と LC-MS-MS でオクラトキシン A，B とシトリニン[59] を分析した報告例がある．

ハイスループットに対応し，サンプル導入系に最近普及の進んだ UHPLC[註2] を採用した UHPLC-MS-MS で，OTA とアフラトキシン B_1, B_2, G_1, G_2[60,61]，OTA をはじめ 11 種類を分析した文献もみられる．

1.9.2 ELISA 法

アフラトキシンと同様，OTA のスクリーニング試験においても ELISA 法[62-64]やイムノクロマト法が広がってきている[64]．

従来はオクラトキシン A にのみに有効であったが，B にも同等に反応する製品がオクラキング[註3] の商品名で市販され[65,66] 応用範囲がさらに広がっている．

◆ 文　献

1) D.B. Scott: *Mycopathol. Mycol. Appl.*, **25**, 213-222 (1965)
2) K. J. van der Merwe, P.S. Steyn, L. Fourie, D.B. Scott, J.J. Theron: *Nature*, **205**, 1112-1113(1965)
3) K.J. van der Merwe, P.S. Steyn, L. Fourie: *J. Chem. Soc. Perkin.*, **1**, 7083-7088 (1965)
4) P.S. Steyn, C.W. Horlzapfel: *Tetrahedron*, **23**(11), 4449-4461 (1967)
5) W.E. Huff, P.B. Hamilton: *J. Food Prot.*, **42**, 815-820 (1979)
6) O.L. Shortwell, C.W. Hesseltine, M.L. Goulden: *Appl. Mycrobiol.*, **17**, 765-766 (1969)
7) O.L. Shortwell, C.W. Hesseltine, M.L. Goulden, E.E. Vandegraft: *Cereal Chem.*, **47**, 700-707 (1970)
8) P.M. Scott, W. van Walbeek J. Harwig, D.I. Fennel: *Can. J. Plant Sci.*, **50**, 583-585 (1970)
9) P.M. Scott, W. van Walbeek, B. Kennedy, D. Anyeti: *J. Agric. Food Chem.*, **20**, 1103-1109 (1972)
10) P. Krogh, B. Hald, E. J. Pedersen: *Acta Pathol. Microbiol. Scand. Sect. B*, **81**, 689-695 (1973)
11) C. P. Levi, H. L. Trenk, H.K. Mohr: *J. Assoc. Off. Anal. Chem.*, **57**, 866-870 (1974)
12) M. Uchiyama, E. Isohata, Y. Takaeda: *J. Food Hyg. Soc. Jpn.*, **17**, 103-104 (1976)
13) 中里光男：マイコトキシン **18**, 6-11 (1983)
14) 田端節子，飯田憲司，木村圭介，岩崎由美子，中里光男，鎌田国広，広門雅子：食衛誌 **49**, 111-115 (2008)
15) 小西良子，熊谷　進，広瀬雅雄，佐藤敏彦：食品中のカビ毒の毒性および曝露評価に関する研究．平成 16 年度〜18 年度総合研究報告書，厚生労働科学研究事業 (2007)

註2：Ultra High Performance Liquid Chromatograph；超高速液体クロマトグラフ．メーカーにより UPLC（Ultra Performance LC）や UFLC（Ultra Fast LC）と，呼称が異なる．
註3：㈱堀場アドバンスドテクノ　〒601-8306 京都市南区吉祥院宮の西町 31, TEL：075-321-7184

第1章 (ii) オクラトキシン 131

16) S. Kumagai, M. Nakajima, S. Tabata, E. Ishikuro, T. Tanaka, H. Norizuki, Y. Itoh, K. Aoyama, K. Fujita, S. Kai, T. Sato, S. Saito, N. Yoshiike, Y. Sugita-Konishi: *Food Addit. Contam.*, **25**, 1101-1106 (2008)
17) P. Krogh: *Acta Pathol. Microbiol. Scand. Sect. A*, Suppl **269**, 1-28 (1978)
18) Pfhol-Leszkowicz, T. Petkova-Bocharova, I.N.Chernozemsky, M. Castegnaro: *Food Addit. Contam.*, **19**, 282-302 (2002)
19) J. Harwig, T. Kuiper-Goodman, P.M. Scott: Microbial food toxicants: Ochratoxins. In: Rechcigl, M. (ed) Handbook of Foodborne Diseases of Biological Origin, Boca Raton, FL: CRC Press, 1983, p.193-238, JECFA
20) G.A. Boorman: *NTP Tech. Rep. NTP TR*, 358 (1989)
21) WHO 2001 Ochratoxin A. In: Safety evaluation of certain mycotoxins in food, Prepared by the 56th Meeting of the Joint FAO/WHO Expert Committee on Food Additives. WHO Food Additives Series, 47. Geneva: World Health Organisation p.281-387.(www.inchem.org/documents/jecfa/jecmono/v47je01.htm)
22) EFSA (European Food Safety Authority), 2006. Opinion of the Scientific Panel on Contaminants in the Food Chain on a request from the Commission related to ochratoxin A in food, adopted on 4 April 2006, The EFSA Journal (2006) 365, 1-56. Available from http://www.efsa.europa.eu/en/scdocs/doc/contam_opej365_ochratoxin_a_food_en.pdf.
23) FAO/WHO (Food and Agriculture Organisation/World Health Organisation), 2001. Safety evaluation of certain mycotoxins in food, prepared by the Fifty-sixth meeting of the Joint FAO/WHO Expert Committee on Food Additives (JECFA)—WHO Food Additives series 47—FAO Food and Nutrition Paper—IPCS—International Programme on Chemical Safety, World Health Organisation, Geneva.
24) FAO. Worldwide regulations for mycotoxins in food and feed in 2003: FAO Food and Nutrition Paper 81. 1-165 (2003)
25) EC. Commision Regulation No.1126/2007 (2007) http://www.fsai.ie/uploadedFiles/Commission_Regulation_EC_No_1126_2007.pdfEC
26) EC. Commision Regulation No.105/2010 (2010) http://eur-lex.europa.eu/LexUriServ/LexUriServ.do?uri=OJ:L:2010:035:0007:0008:EN:PDF
27) 日本食品衛生協会：食品衛生指針　理化学編　p.576-584 (2005)
28) 田端節子，飯田憲司，木村圭介，岩崎由美子，中里光男，鎌田国広，広門雅子：食衛誌 **49**, 100-105 (2008)
29) M.W. Trucksess (ed): Official Method of Analysis of AOAC INTERNATIONAL 18th Edition, Chapter 49 (2005) (AOAC INTETERNATIONAL, Gaithersburg, MD United States of America)
30) L. Czerwiecki, G. Wilczyńska, A. Kwiecień : *Food Addit. Contam.*, **22**, 158 (2005)
31) K. Meletis, S. Meniades-Meimaroglou, P. Markaki: *Food Addit. Contam.*, **24**, 1275(2007)
32) V. Bascarán, A.H. de Rojas, P. Chouciño, T. Delgado: *J. Chromayogr. A*, **1167**, 95 (2007)
33) L. Monaci, F. Palmisano, R. Matrella, G. Tantillo: *J. Chromatogr. A*, **1090**, 184 (2005)
34) S. Amézqueta, E. González-Peñas, M. Murillo, A. López de Cerain: *Food Addit. Contam.*, **21**, 1096 (2007)
35) K.A. Scudamore, S.J. MacDonald: *Food Addit. Contam.*, **15**(4), 401-410 (1998)
36) A.C. Entwisle, A.C. Williams, P.J. Mann, P.T. Slack, J. Gilbert: *J. AOAC Int.*, **83**(6), 1377-1383 (2000)

37) E.A. Santos, E.A. Vargas: *Food Addit. Contam.*, **19**(5), 447-458 (2000)
38) M.V. Howell, P.W. Taylor: *J. Assoc. Off. Anal. Chem.*, **64**(6), 1356-1363 (1981)
39) G.J. Soleas, J. Yan J, D.M. Goldberg: *J. Agric. Food Chem.*, **49**(6), 2733-2740 (2001)
40) P. Markaki, C. Delpont-Binet, F. Grosso, S. Dragacci: *J. Food Prot.*, **64**(4), 533-537 (2001)
41) A. Papachristou, P. Markaki: *Food Addit. Contam.*, **21**(1), 85-92(2004)
42) R.J. Garcia-Villanova, C. Cordón, A.M. González Paramás, P. Aparicio, M.E. Garcia Rosales: *J. Agric. Food Chem.*, **52**(24), 7235-7239 (2004)
43) A. Pena, F. Cerejo, C. Lino, I. Silveira: *Anal. Bioanal. Chem.*, **382**(5), 1288-1293 (2005)
44) E. Rajakylä, K. Laasasenaho, P.J. Sakkers: *J. Chromatogr*, **384**, 391-402 (1987)
45) I. Losito, L. Monaci, F. Palmisano, G. Tantillo: *Rapid Commun. Mass Spectrom.*, **18**(17), 1965-1971 (2004)
46) A.M. Timperio, P. Magro, G. Chilosi, L. Zolla: *J. Chromatogr. B Analyt. Technol. Biomed. Life Sci.*, **832**(1), 127-133 (2006)
47) S.W. Chung, K.P. Kwong: *J. AOAC Int.*, **90**(3), 773-777 (2007)
48) M. Ventura, C. Vallejos, I.A. Anay, F. Broto-Puig, M. Agut, L.Comellas: *J. Agric. Food Chem.* 2003 Dec 17, **51**(26), 7564-7567 (2003)
49) Y. Sugita-Konishi, M. Nakajima, S. Tabata, N. Ishikuro, T. Tanaka, H. Norizuki, Y. Itoh. K. Aoyama, K. Fujita, S. Kai, S. Kumagai: *J. Food Prot.*, **69**, 1365-1370 (2006)
50) 田端節子, 飯田憲司, 木村圭介, 岩崎由美子, 中里光男, 鎌田国広, 広門雅子：食衛誌, **49**, 100-105 (2008)
51) A.M. Timperio, P. Magro, G. Chilosi, L. Zolla: *J. Chromatogr*, B. **832**, 127-133 (2006)
52) R. Flamini, A.D. Vedova, M. de Rosso, A. Panighel: *Rapid Commun. Mass Spectrom.*, **21**, 3737-3742 (2007)
53) M. Sulyok, F. Berthiller, R. Krska, R. Schuhmacher: *Rapid Commun. Mass Spectrom.*, **20**(18), 2649-2659 (2006)
54) I.Y. Goryacheva, S. De Saeger, M. Lobeau, S.A. Eremin, I. Barna-Vetró, C. Van Peteghem: *Anal. Chim. Acta*, **577**(1), 38-45 (2006)
55) M. Solfrizzo, G. Panzarini, A. Visconti: *J. Agric. Food Chem.*, **56**(23), 11081-11086 (2008)
56) M. Bononi, F. Gallone, F. Tateo: *Food Addit. Contam. Part A Chem. Anal. Control Expo. Risk Assess.*, **27**(2), 249-254 (2010)
57) J. Wu, Y. Tan, Y. Wang, R. Xu R.: *Mycopathologia*, 2011 Feb 16. [Epub ahead of print]
58) C. Brera, F. Debegnach, B. De Santis, E. Pannunzi, C. Berdini, E. Prantera, E. Gregori, M. Miraglia: *Talanta*, 2011 Feb 15, **83**(5), 1442-1446. Epub 2010 Nov 19
59) F. Soleimany, S. Jinap S, A. Rahmani, A. Khatib: *Food Addit. Contam Part A Chem. Anal. Control Expo Risk Assess.*, 2011 Apr, **28**(4), 494-501. Epub 2011 Feb 17
60) M. Ventura, D. Guillén, I. Anaya, F. Broto-Puig, J.L. Lliberia, M. Agut, L. Comellas: *Rapid Commun. Mass Spectrom.*, **20**(21), 3199-3204 (2006)
61) S.J. López Grío, A. Garrido Frenich, J.L. Martínez Vidal, R. Romero-González: *J. Sep. Sci.*, **33**(4-5), 502-508 (2010)
62) Z. Zheng, J. Hanneken, D. Houchins, R.S. King, P. Lee, J.L. Richard: *Mycopathologia*, **159**, 265-272 (2005)
63) S. Fujii, R.M. Ribeiro, M.B. Scholz, E.Y. Ono, C.E. Prete, E.N. Itano, Y. Ueno, O. Kawamura, E. Y. Hirooka: *Food Addit. Contam.*, **23**, 902-909 (2006)
64) X. H. Wang, T. Liu, N. Xu, Y. Zhang, S. Wang: *Anal Bioanal Chem*, **389**, 903-911 (2007)
65) 内ケ島美岐子, 近藤美香, 山口（村上）友貴絵, 三宅司郎, 成田宏史, 中島正博：日本マ

イコトキシン学会第 64 回学術講演会 (2008 年 8 月 29 日，名古屋) 要旨集　p.26
66) M. Uchigashima, Y. Yamaguchi (Murakami), H. Narita, M. Nakajima: *Methods*, **56**, 180-185 (2012)

第1章

(iii) デオキシニバレノールと
ニバレノール

1.1 DON, NIV などのトリコテセン系マイコトキシン

1.1.1 トリコテセン系マイコトキシンとは

　トリコテセン系といわれるマイコトキシンは，図1.1に示したトリコテセン (Trichothecene) 骨格といわれる C-12,13 位にエポキシ環，C-9,10 位に二重結合を有する特徴的な4環 (Tetracyclic 12,13-epoxy-trichothec-9-ene) セスキテルペン構造をもっている．

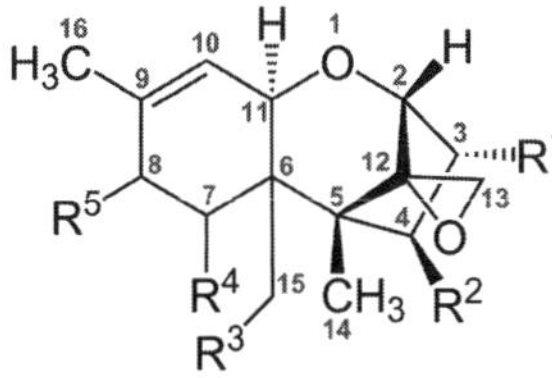

図1.1 トリコテセン骨格

　同族体には100種以上が知られ，化学構造からA〜Dの4タイプに分類される．そのうち，自然汚染が確認された食品衛生学上重要な物質は，タイプAに属する①T-2トキシン (T-2 toxin)，②HT-2トキシン，③ネオソラニオール (Neosolaniol；NEO)，④ジアセトキシスシルペノール (Diacetoxyscirpenol；DAS)，タイプBの⑤デオキシニバレノール (Deoxynivalenol：DON)，⑥3-アセチル-デオキシニバレノール (3-Acetyl-deoxynivalenol)，⑦15-アセチル-デオキシニバレノール (15-Acetyl-deoxynivalenol)，⑧ニバレノール (Nivalenol：NIV)，および⑨フザレノン-X (Fusarenon-X) の9種類である[1]．図1.2に，それらの化学構造式と理化学的性質を示した．

　主な産生菌は赤カビといわれる多種類の *Fusarium* 属の菌であるが，それ以外にも *Trichothecium roseum* Link[2]，*Myrothecium verrucaria*[3]，*M. roridum*[4]，*Stachybotrys atra*[5,6]，*Eupenicillium hirayamae*[7]，*Vertcimonosporium diffractum*[8]，*Trichothecium roseum*[9]，および *Cylindrocarpon* sp[10] などによっても産生されるという報告がある．

　Fusarium は食品衛生学的には圃場菌類といわれ，土壌菌類として世界中に広く分

第1章 (iii) デオキシニバレノールとニバレノール

タイプA　　　　　　　　　　　タイプB

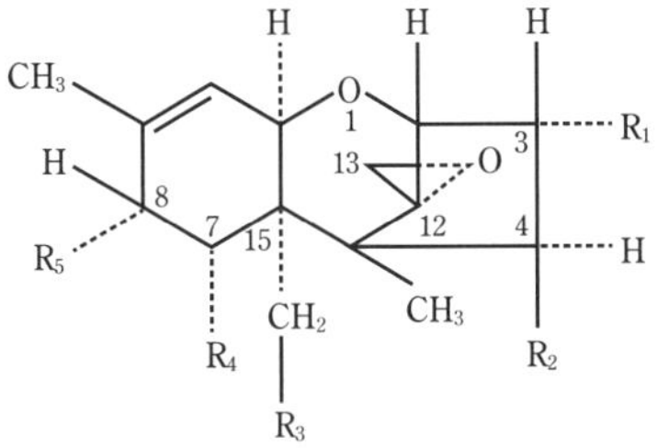

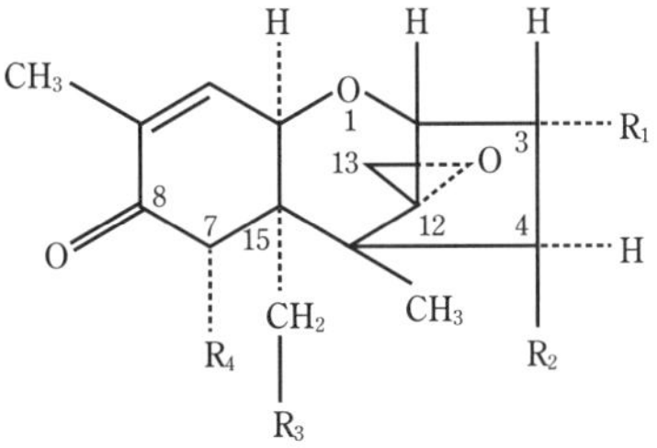

タイプ	物質名	R_1	R_2	R_3	R_4	R_5	分子式	分子量	CAS No.	融点 (℃)
A	T-2 toxin	OH	OAc	OAc	H	$OCOCH_2CH(CH_3)_2$	$C_{24}H_{34}O_9$	466.52	21259-20-1	151〜152
	HT-2 toxin	OH	OH	OAc	H	$OCOCH_2CH(CH_3)_2$	$C_{22}H_{32}O_8$	424.48	26934-87-2	151〜152
	Neosolaniol (NEO)	OH	OAc	OAc	H	OH	$C_{19}H_{26}O_8$	382.41	36519-25-2	176〜178
	Diacetoxyscirpenol (DAS)	OH	OAc	OAc	H	H	$C_{19}H_{26}O_7$	366.41	2270-40-8	162〜164
B	Deoxynivalenol (DON)	OH	H	OH	OH		$C_{15}H_{20}O_6$	296.32	51481-10-8	151〜153
	3-Acetyl deoxynivalenol (3-ADON)	OH	H	OH	OH		$C_{17}H_{22}O_7$	338.35	50722-38-8	185〜187
	15-Acetyl deoxynivalenol (15-ADON)	OH	H	OAc	OH		$C_{17}H_{22}O_7$	338.35	88337-96-6	138〜140
	Nivalenol (NIV)	OH	OH	OH	OH		$C_{15}H_{20}O_7$	312.32	23282-20-4	222〜223
	Fusarenon-X (F-X)	OH	OAc	OH	OH		$C_{17}H_{22}O_8$	354.35	23255-69-8	181〜184

図1.2　食品衛生学上重要なトリコテセン系マイコトキシンの化学構造式とその理化学的性質

布，農作物の栽培中に植物組織内に侵入，増殖する植物病原菌で草（草木）・木本植物の根，茎，枝幹，果実，種子などに寄生し，根腐病，萎凋病，立枯病，茎枯病，枝枯病，胴枯病，果実腐敗病などの原因となる．それに対して *Aspergillus* や *Penicillium* は貯蔵菌類であり，ほとんどは収穫後の農産物で繁殖する．

1.2 赤カビによる穀類汚染の被害の歴史

　これまでに，赤カビ汚染穀類を摂取したことにより人畜に対して大きな被害を及ぼしてきた[11-14]．特に被害が大きかったのが，旧ソビエト連邦で発生した食中毒性無白血球症（ATA）である．ATAが最初に報告されたのは1913（大正2）年，東部シベリア地方で，その後第二次大戦中および戦後の1941（昭和16）～1947（昭和22）年にかけてしばしば大規模に発生した．1932（昭和7）年と1944（昭和19）年は特に深刻で，前者（1932年）は旧ソビエトのオーレンベルグ地方で発生して致死率60％以上を記録し，後者（1944年）はオーレンベルグ地方を中心に東経40°～140°，北緯50°～60°の範囲で発生，住民の10％以上が罹患し，死亡率も高かったという．

　この原因物質として，有毒 *Fusarium* 属の *F. poae* や *F. sporotrichioides* が産生するT-2トキシンやSporofusariogenin[12,15,16]，出血因子として *Penicillium funiculosum* や *Talaromyces*（*Penicillium*）*wortmannii* 由来のWortmannin（$C_{23}H_{24}O_8$= 428.43 [19545-26-7]）が推定されている[17]．

　一方，中国やインドにおいても赤カビ汚染麦類やトウモロコシを原因とする大規模な中毒事件が，1960（昭和35）～1991（平成3）年にかけて53件も記録されている[18]．例えば，中国では1991年の6～9月にかけて13万人の中毒患者が発生し[19]，原因穀物からDON（最大汚染量：52 mg/kg）と，その3および15アセチル化DON，NIVおよびゼアラレノンが検出された[20]．インドでは，1987（昭和62）年に赤カビ汚染小麦で製造したパンに起因する中毒が発生し，DON（最大汚染量：5 mg/kg），アセチル化DON（当該文献には3あるいは15の記載なし），NIVおよびT-2トキシンが検出された[21]．我が国においても赤カビ汚染穀類が原因と推定される中毒例が多く知られ[22]，小麦による中毒例は北海道で多く[23]，関東や鹿児島では米を原因とする報告がある[18]．

1.3 デオキシニバレノール（Deoxynivalenol：DON）およびニバレノール（Nivalenol：NIV）について

　前項のオクラトキシンが幅広い食品への汚染が認められているのに対して，数多くのトリコテセン系マイコトキシンのうち，DONおよびNIVの汚染源は小麦，大麦およびトウモロコシが主であるが，汚染頻度が高いので少し詳しく記述することにする．

　代表的なトリコテセン系マイコトキシンの1つであるDONは，1972（昭和47）年に発見されて以来，精力的な研究が行われ，これまでの報文数は2,000編にも上ると

いわれている．これらの研究により DON は種々の動物に対して，嘔吐，悪心，めまい，腹痛，下痢，出血，皮膚の炎症，造血系の機能低下等の急性症状を示し，低濃度でも，長期間汚染食物を摂取することにより成長や免疫の機能抑制が懸念されることが判明した．その結果，1990（平成 2）年開催の国際化学物質安全性計画（IPCS），1993（平成 5）年の国際がん研究機関（IARC），1993 年の WHO/FAO 合同食品添加物専門家会議（JECFA）などの国際組織で安全性評価の対象となり[24]，2001（平成 13）年 2 月 6 日から 15 日までスイスで開催された第 47 回 WHO/FAO 合同食品添加物専門家委員会（WHO/FAO Joint Expert Committee on Food Additives；JECFA）は，DON の暫定最大耐容一日摂取量（Provisional Maximum Tolerable Daily Intake；PM-TDI）を 1 μg/kg 体重/day と定める[25]運びとなった．

NIV については，JECFA ではリスク評価は行われてはいないが，2000（平成 12）年に EU の食品科学委員会（SCF）で，暫定最大耐容一日摂取量を 0.7 μg/kg 体重/day と定めている．

1.3.1 発見の経緯と研究の進展

DON および NIV については，発見から研究まで我が国がリードしてきた分野である．1950 年代，赤カビ病の被害を受けた米・麦を摂食した人や家畜に急性赤カビ中毒症が多発したことを受けて組織された菌学・化学・毒性学の専門家らによる共同研究の結果，汚染菌の *F. graminearum* の二次代謝産物である DON，NIV などのトリコテセン系化合物が原因であったことが明らかにされた[24, 26-28]．

DON は，1970（昭和 45）年に香川県で発生した赤カビ病罹病大麦から分離した *F. roseum*（＝*F. graminearum*）および大麦自体から Rd-toxin として単離[29]，1973（昭和 48）年に化学構造が決定，デオキシニバレノール（Deoxynivarenol）と命名された[30]．これはカビトウモロコシ中毒症の原因としてアメリカで別途発見され[31]，嘔吐が特徴的な中毒症状であることから，ボミトキシン（Vomitoxin）と命名されたものと同一物質であることが，後に明らかとなった[32,33]．

DON の一般毒性作用と，既知トリコテセンとの差異やブタに対する DON の拒食・嘔吐活性などの毒性についての研究が我が国を中心に世界中で活発に進められ，慢性毒性，免疫抑制作用等の知見が明らかにされていった[24]．一方，NIV は，*Fusarium nivale* Fn2B から我が国において最初に単離され[27]，1966（昭和 41）～1969（昭和 44）年にフザレノン-X（4-アセチル化 NIV）とともに化学構造が決定された[34-36]．本菌はその後，分子系統学的解析の結果，新種とみなされ，*F. kyushuense* と命名された[37]．NIV の毒性に関する研究は，我が国において，1970 年代から 90 年代にかけ

分子毒性学的手法などの先進的な方法を用いて精力的に行われ，アポトーシス（またはアポプトーシス；apoptosis）誘起など細胞毒性発現機構も証明された[38]．

1.3.2 産生菌

DON および NIV は，穀類（特に小麦，大麦およびトウモロコシ）の赤カビ病の病原菌である *Gibberella zeae* およびその無性胞子を形成する不完全時代の *Fusarium graminearum*, *F. culmorum* などにより産生される[39,40]．

世界的な菌の分布から，ヨーロッパやアメリカでは 3-アセチル化 DON が多く，中国やインドなどでは 15-アセチル化 DON による麦類の汚染が多いという報告がなされている[41]．

1.3.3 規制値

1) 国内

厚生労働省では，2002（平成 14）年 5 月 21 日付食安発第 0521001 号厚生労働省食品安全部長通知で，DON について，小麦を対象に 1.1 mg/kg の暫定基準値を設定した．一方，農林水産省では，平成 14 年 7 月 5 日付 14 生畜第 2267 号農林水産省飼料課長通知により，生後 3 カ月以上のウシに給与される飼料については 4.0 mg/kg，生後 3 カ月以上のウシを除く家畜等に給与される飼料には 1.025 mg/kg の暫定許容値を，それぞれ設定した．

NIV については，現在，規制値は設定されていない．

また，平成 20 年 12 月 17 日付 20 消安第 8915 号，20 生産第 5731 号農林水産省消費・安全局長，生産局長連名通知として実施規範「麦類のデオキシニバレノール・ニバレノール汚染低減のための指針」が策定され，汚染低減対策が進められている．

2) 諸外国等の規制またはガイドライン値

現在，DON について基準値もしくは指針値を定めている 37 カ国のうち，その値は 300 μl〜2,000 μl/kg と幅広いが，750 μl/kg が 19 カ国と最多である．ヨーロッパでは，1995（平成 7）年当時はほとんど規制していなかったが，穀類および穀類製品中に mg/kg レベルの汚染が報告された 1990 年代後半以降，EU では規制当局の高い関心を呼び，750 μg/kg の基準値を設定した．その後，さらに規制が強化され，乳幼児用穀類加工品 200 μg/kg，パン，ペストリー，ビスケット，穀類スナック，朝食シリアル 500 μg/kg，乳幼児用穀類加工品を除く直接消費用の穀類および穀類製粉 750 μg/kg 等の最大基準値を定めている．アメリカでは，最終小麦製品中について

1,000 μg/kg の基準値を設定している．

NIV については規制している国はなく，コーデックス委員会では，DON，NIV ともに基準値は設定していない[42-44]．

1.3.4 毒　　性
1) 急性毒性
(1) DON

6 週齢の雄の DDY マウス（1 群 10 匹）に精製 DON を経口投与した LD_{50} 値は 46 mg/kg で，32 mg/kg 以上の投与で，胃底部出血，くも膜下出血および睾丸充血が認められている[45]．離乳後の雌の B6C3F1 マウスへの経口投与による LD_{50} 値は 78 mg/kg 体重で，100 mg/kg の単回経口投与の実験で消化管，骨髄とリンパ組織の広範な壊死が見られた[46]．

ブタの単回投与の実験では，0.4 mg/kg 体重の DON 投与により，十二指腸（粘膜充血・水腫），空腸（絨毛の充血，好酸球浸潤，リンパ細胞拡張），回腸（リンパ細胞拡張），肝臓（肝細胞空胞変性・壊死，充血）などの影響がみられた[47]．1 日齢の雄の鶏での LD_{50} 値は 100 mg/kg であった[48]．

DON の別名が Vomitoxin といわれるように，嘔吐作用が強く，ブタへの単回強制経口投与では最小嘔吐用量は 0.05〜0.1 mg/kg で，混餌投与では 0.19〜0.6 mg/kg/day の用量まで嘔吐は認められなかった．イヌでは精製 DON 0.1 mg/kg の皮下投与で嘔吐が認められたが，混餌投与では 0.45 mg/kg/day の用量まで嘔吐は認められなかった[49,50]．

(2) NIV

6 週齢の雄 ddY マウス[註1]に対する LD_{50} は，経口投与で 38.9 mg/kg，腹腔内投与で 7.4 mg/kg，皮下投与で 7.2 mg/kg，静脈内投与で 7.3 mg/kg であった．経口投与後の死亡は主に 3 日以内に起こり，腸に顕著なうっ血と出血が観察された[51]．F344 ラットでは，経口投与で 19.5 mg/kg，皮下投与で 0.9 mg/kg であり，下痢および肺と消化管のうっ血がみられた[52]．アヒルでは 1.0 mg/kg で，4-アセチル化 NIV（フザレノン-X）0.4 mg/kg の皮下投与で嘔吐が観察された[53]．

ネコに 1.0 mg/kg の用量の 4-アセチル化 NIV を皮下投与した結果，30 分後に嘔吐，

註 1：1910〜1920 年代にドイツから伝染病研究所（伝研，現東大医科学研究所）に導入されたマウス由来で，国立予防衛生研究所（予研）で系統化された．ddY の頭文字は，それぞれドイツ，伝研，予研を示している．クローズドコロニーの ddY から予研にて樹立された近交系が DDY であることを大文字で示し，ddY と区別している．

1日後には死亡した[54]．また，イヌに4-アセチル化NIVを0.1 mg/kgの用量で静脈内投与した結果，44匹中11匹に嘔吐が認められた[52]．

2) 慢性毒性に関する国際がん研究機関（IARC）の見解

IARCでは，1993（平成5）年に *Fusarium graminearum*, *F. culmorum* および *F. rookwellense* が生産するゼアラレノン（ZEN），DON，NIV，4-アセチル化NIVの発癌性評価を行い，「ヒトに対する発癌性が分類できない（Not Classifiable as to its Carcinogenic）」とするグループ3に分類した．実験動物についての発癌性も証拠不十分と結論した[55]．

1.3.5 穀物の汚染調査結果

我が国におけるDONおよびNIVの汚染は主に小麦，大麦およびトウモロコシであり，米では非常に低い[56-58]ことから，汚染実態調査は小麦および大麦を中心に農林水産省および厚生労働省において行われている．

1) 農林水産省による調査結果

2002（平成14）年5月に厚生労働省で小麦（玄麦）におけるDONの暫定的な基準値（1.1 mg/kg）が設定されたことから，農林水産省では国内消費量の約85％を占めるアメリカ，カナダ，オーストラリアからの輸入小麦の検査項目にDONを追加，輸入商社に検査の実施を義務付け，結果が公表されている[59]．一方，国内生産量の約15％を占める国産の小麦および大麦については，継続的に実施されているカビ毒含有実態調査の中でDONとNIVの調査も行われている[60]．その概略を，以下に示す．

(1) DON

船積み時に輸入小麦を検査したDONの結果（2002〜2012年）によると，定量限界以上のサンプルの検出割合および汚染濃度範囲の平均値（括弧内に記載）は，米国産：23〜73 %，（0.03〜1.00 mg/kg），オーストラリア産：0〜19%（0.05〜0.32 mg/kg），カナダ産：0〜79%で（0.03〜0.58 mg/kg），フランス産：33〜85%（0.03〜0.30 mg/kg）で，年度によるばらつきが見られた[59]．

一方，国内産の含有実態調査結果（2002〜2011年）によると，小麦の検出率および汚染濃度範囲の平均値は，36〜87%（0.018〜0.18 mg/kg）であり，大麦では37〜100%（0.060〜0.55 mg/kg）で，やはり年度によってばらつきが見られた．2002年度には唯一，暫定基準値を超えた小麦が確認された[60]．

(2) NIV

国内産小麦の DON と同じく，2002（平成 14）〜2011（平成 23）年の調査結果では，検出率と平均値は 32〜70％（0.010〜0.087 mg/kg），大麦では 56〜90％（0.042〜0.58 mg/kg）で，DON と同様に年度によってばらつきが認められたが，この結果からは DON と NIV との汚染についての相関性は認められなかった[60]．

2) 厚生労働省による調査結果

2001（平成 13）年度に厚生労働科学特別研究により実施された輸入小麦 21，国産小麦 36，輸入大麦 3 およびはだか麦 22，計 82 の DON および NIV の汚染実態調査による全試料中の汚染試料の平均値およびその範囲は，DON が 0.238 mg/kg および 0.001〜2.248 mg/kg，NIV が 0.01 mg/kg および 0.001〜0.110 mg/kg で，全体の 74％ に DON と NIV の複合汚染が認められた[60]．

1.4 分 析 法

1.4.1 公 定 法

2002（平成 14）年 5 月 21 日厚生労働省医薬局食品保健部長通知として出された「食安第 0521001 号」の「小麦のデオキシニバレノールに係る暫定的な基準値の設定について」の中に試験法が記載されている．翌年の 7 月 17 日には厚生労働省医薬食品局食品安全部長通知として出された食安発第 0717001 号の「デオキシニバレノールの試験法」について」の中で，①平成 14 年 5 月 21 日に出された「食安発第 0521001 号」の試験法と同等以上の性能を有する試験法の採用は可，②平成 15 年 4 月 18 日付 15 食糧第 166 号「ELISA を用いた小麦のデオキシニバレノールの分析について」で示されている ELISA 分析キットについては操作に習熟した検査者が簡易分析法として活用することも可とした．

図 1.3 には「デオキシニバレノールの試験法」の概要を示した．この方法で陽性の結果が出た場合は，LC-MS や誘導体化後 GC-MS による確認試験と，必要に応じて定量試験を実施することを求めている．

1.4.2 公定法以外の分析法

上述したように，デオキシニバレノールの公定法が定性能力の劣る 220 nm の波長による検出，定量法であることから，多くの様々な分析法が開発されている．

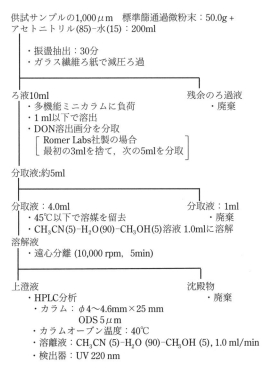

図 1.3 厚生労働省による「デオキシニバレノールの試験法」の概要

1) ガスクロマトグラフィー法

　溶剤抽出後,合成珪酸マグネシウム（フロリジル：Florisil®）やシリカのミニカラム等の固相抽出により精製したサンプルに N-Trimethylsilylimidazole（TMSI）と反応を促進させる触媒である Trimethylchlorosilane（TMCS）を加えてトリメチルシリル化（Trimethylsilation；TMS）して揮発性を高め,ECD 付きガスクロマトグラフや GC-MS で分析する方法[62-66],イオントラップ型 GC-MS[67],GC×GC-TOF MS[68] による分析例等,数多くの報告がある.筆者も ECD 付き GC 法で,大豆と並んで醤油の主要原料である小麦および醤油中の DON および NIV を分析した.輸入および国産小麦それぞれ 6 サンプルずつを分析した結果,外国産はすべて不検出であったが,国産はすべてのサンプルについて DON,NIV の双方または片方で 0.02 ppm～0.30 ppm が検出された.外国産には検出されず,国産に検出された理由はわからなかった.供試した醤油 6 サンプルについてはいずれも不検出であった[69].

2) HPLC および LC-MS 法

HPLC による分析では，イムノアフィニティーカラムで前処理後，UV 検出器で[70]，蛍光誘導体化して蛍光検出器で分析する方法[71-73] などが報告されている．

LC-MS による分析法では，最初に実用化されたイオン化法であるサーモスプレーによる報告が 1987（昭和 62）年頃からみられ[74]，その後，APCI（Atomospheric Pressure Chemical Ionization；大気圧化学イオン化法）[75]，ESI 法[76,77]，APPI 法[78] 等，新たに開発されたイオン化法による分析が試みられ，最近は，装置の普及が進んだ LC-MS-MS による分析例が多い[79-84]．さらには，LC-ESI-MS-MS によるトリコテセンおよびゼアラレノン[85]，LC-TOF-MS によるトリコテセン，ゼアラレノンおよびアフラトキシンの同時分析法の例もみられる[86]．また，分析時のマトリックス効果を補正して定量値を安定させるために安定同位体の合成が試みられ[87]，それを使用した分析法も報告されている[88]．

マイコトキシンを LC-MS などを使って内部標準法で分析する際，サロゲート物質（第 3 章 3.5 (1) p.196 参照）の候補になり得る市販の安定同位体を表 1.1 に示した．

表 1.1 市販されているマイコトキシンの安定同位体

Aflatoxin B1-$^{13}C_{17}$	Fumonisin B2-$^{13}C_{34}$
Aflatoxin B2-$^{13}C_{17}$	Fumonisin B3-$^{13}C_{34}$
Aflatoxin G1-$^{13}C_{17}$	HT-2 Toxin-$^{13}C_{22}$
Aflatoxin G2-$^{13}C_{17}$	T-2 Toxin-$^{13}C_{24}$
3-Acetyl-d_3-deoxynivalenol	Ochratoxin A-d_5
3-Acetyldeoxynivalenol-$^{13}C_{17}$	Ochratoxin A-$^{13}C_{20}$
Deoxynivalenol-$^{13}C_{15}$	Patulin-$^{13}C_3$
Fumonisin B1-$^{13}C_{34}$	Zearalenone-$^{13}C_{18}$

スクリーニング試験法として，ELISA[89] のほか DON や T-2 トキシン分析用のイムノクロマト法[90] も開発されている．

◆ 文　献

1) 田中健治：食糧―その科学と技術，**44**, 23-38 (2006)
2) G.G. Freeman, R.I. Morrison : *Biochem J*, **44**(1), 1-5 (1949)
3) E. Härri, W. Loeffler, H. P. Sigg, H. Stähelin, Ch. Stoll, Ch. Tamm, D. Wiesinger: *Helv.Chim. Acta*, **45**, 839-853 (1962)
4) B. Bohner, E. Fetz, E. Harri, H.P. Sigg, Ch Stoll, Ch. Tamm: *Helv. Chim. Acta*, **48**, 1079-1087 (1965)

5) R. M. Eppley, W. J. Bailey: *Science*, **181**(4101), 758-760 (1973)
6) A. Bata, B. Harrach, K. Ujszászi, A. Kis-Tamás, R. Lásztity: *Appl. Environ. Microbiol.*, **49**(3), 678-681 (1985)
7) R. R. Arndt, C. W. Holzapfel, N. P. Ferreira, J. J. Marsh: *Phytochem.*, **13**, 1865-1870 (1974)
8) H. Minato, T. Katayama, K. Tori: *Tetrahedron Lett*, **30**, 2579-2582(1975)
9) W. G. Sorenson, M. R. Sneller, H. W. Larsh : *Appl. Environ. Microbiol.*, **29**(5), 653-657 (1975)
10) M. Matsumoto, H. Minato, N. Uotani, K. Matsumoto, E. Kondo: *J. Antibiotics*, **30**, 681-682 (1977)
11) J. Forgacs, W. T. Carll: Mycotoxicoses. *Advances in Veterinary Science*, **7**, 273-382 (1962)
12) A.Z. Joffe: Toxin production in cereal fungi causing toxic alimentary aleukia in man, in "Mycotoxins in Foodstuffs" (ed. G.N. Wogan) p.77-85, MIT Press (1969)
13) G. N. Wogan: In Food-borne infections and intoxicatios(ed. H. Rieman) p.395-445, Academic Press (1969)
14) James R. Bamburg, Frank M. Strong, E. B. Smalley: *J. Agric. Food Chem.*, **17**(3), 443-450 (1969)
15) L.E. Olifson : In "Mycotoxicoses of Man and Agricultural Animals" (V. I. Bilay, ed.), p.58. Kiev, U.S.S.R. (1960)
16) L.E. Olifson: *Chem. Abs.*, **56**, 5195 d (1962)
17) C.J. Mirocha, H.K. Abbas: "Mycotoxins and Pycotoxins" (eds. S. Natori, K. Hashimoto, Y. Ueno) p.213-221, Elsevier Science Publishers (1989)
18) 芳澤宅實：*Mycotoxins*, **53**(2), 113-118 (2003)
19) X.Y. Luo: " Proceedings of the Second Asian Conference on Food Safty" p.129-136 (1992) International Life Science Institute, Bangkok
20) F. Q. Li, T. Yoshizawa: *Nat. Toxins*, **7**, 1-5 (1999)
21) R.V. Bhat, S.R. Beedu, Y. Ramakrishna, K.L. Munshi: *Lancet*, **7**, 35-37 (1989)
22) T. Yoshizawa: "Trichothecens Chemical, Biological and Toxicological Aspects" (ed Y. Ueno), p.195209 (1983), Elsevier Science Publishers, Amsterdam
23) 小笠原和夫：食衛誌 **6**, 8182 (1965)
24) 芳澤宅實 : *Mycotoxins*, **56**(1), 11-16 (2006)
25) Safty evaluation of certain mycotoxins in food (JECFA 47, 2001) www.inchem.org/documents/jecfa/jecmono/v47je01.htm
26) Zhang J.B., Li H.P., Dang F.J., Qu B., Xu Y.B., Zhao C.S., Liao Y.C.: *Mycol. Res.*, **111**, 967-975 (2007)
27) 芳澤宅實：マイコトキシン **53**, 113-118 (2003)
28) 宇田川俊一, 辰野高司：薬史学雑誌 **39**, 321-342 (2004)
29) 諸岡信一, 裏辻憲昭, 芳沢宅実, 山本弘幸：食衛誌 **13**, 368-375 (1972)
30) T. Yoshizawa, N. Morooka: *Agric. Biol. Chem.*, **372**, 933-934 (1973)
31) R.F. Vesonder: *Appl. Environ Mycrobiol.*, **26**, 1008-1010 (1937)
32) J. D. Miller, A. Taylor, R.Greenhalgh: *Can. J. Microbiol.*, **29**, 1171-1178 (1983)
33) R. Greenhalgh, D. Levandier, W. Adams, J.D. Miller, B.A. Blackwell, A.J. McAless, A. Tayler: *J. Agric. Food Chem.*, **34**, 98-102 (1986)
34) T. Tatsuno , M. Saito , M. Enomoto, H. Tsunoda: *Chem. Pharm. Bull.*, **16**, 2519-2520 (1968)
35) T. Tatsuno, Y. Fujimoto, Y. Morita: *Tetrahedron Lett.*, **33**, 2823-2826 (1969)
36) Y. Ueno, Y. Ishikawa, K. Saito-Amakai, H. Tsunoda: *Chem. Pharm. Bull.*, **18**, 304-312 (1970)

37) T. Aoki, K. O'Donnell: *Mycoscience*, **39**, 1-6 (1998)
38) 上野芳夫：マイコトキシン **53**, 33-41(2003)
39) C. J. Mirocha , W. Xie, E.R. Filho: Chemistry and detection of *Fusarium* mycotoxins. In Leonard K.J., Bushnell W.R. (ed), Fusarium Head Blight of Wheat and Barley, The American Phytopathological Society, St. Paul, Minn, USA. p.144-164 (2003)
40) J. D. Miller: *Food Addit. Contam.*, **25**, 219-230 (2008)
41) 2010 年 12 月 14 日厚生労働省で開催された「薬事・食品衛生審議会食品衛生分科会食品規格部会議事録」より
42) Worldwide regulations for mycotoxins in food and feed in 2003: FAO Food and Nutrition Paper 81.
43) Official Journal of the European Union, L 364/5, 20.12.2006. COMMISSION REGULATION (EC) No 1881/2006 of 19 December 2006 setting maximum levels for certain contaminants in foodstuffs
44) Official Journal of the European Union, L 255/14, 29.9.2007. COMMISSION REGULATION (EC) No 1126/2007 of 28 September 2007 amending Regulation (EC) No 1881/2006 setting maximum levels for certain contaminants in foodstuffs as regards *Fusarium* toxins in maize and maize products (Text with EEA relevance) http://www.fsai.ie/uploadedFiles/Commission_Regulation_EC_No_1126_2007.pdf
45) 芳沢宅実 , 諸岡信一：食衛誌 **15**, 261-269 (1974)
46) J.H. Forsell, R. Jensen, J.H. Tai, M. Witt, W.S. Lin, J.J. Pestka: *Food Chem. Toxicol.*, **25**, 155-162 (1987)
47) L. Zielonka, M. Wisniewska, M. Gajecka, K. Obremski, M. Gajecki: *Pol. J. Vet. Sci.,* **12**, 89-95 (2009)
48) W.E. Huff, J.A. Doerr, P.B. Hamilton, R.F. Vesonder: *Poultry Sci.*, **60**, 1412-1414 (1981)
49) Y. Moon, J.J. Pestka: Toxicol. *Appl. Pharmacol.*, **187**, 80-88(2003)
50) D.M.Hughes, M. J. Gahl , C.H.Graham , S.L. Grieb: *J. Anim. Sci.*, **77**, 693-700 (1999)
51) J.C. Ryu, K. Ohtsubo, N. Izumiyama, K. Nakamura, T. Tanaka, H. Yamamura, Y. Ueno: *Fundam. Appl. Toxicol.*, **11**, 38-47 (1988)
52) 川崎　靖，内田雄幸，関田清司，松本清司，落合敏秋，臼井章夫，中路幸男，降矢　強，黒川雄二：食衛誌 **31**, 144-154 (1990)
53) Y. Ueno : Developments in Food Science. IV Trichothecenes. In Ueno Y. (ed), Chemical, Biological and Toxicological Aspects, Amsterdam, Elsevier, General toxicology, p.135-146 (1983)
54) Y. Ueno, I. Ueno, Y. Iitoi, H. Tsunoda, M. Enomoto, K. Ohtsubo : *Jpn. J. exp. Med.*, **41**(6), 521-539 (1971)
55) IARC Monographs on the evaluation of carcinogenic risks to humans; Vol.56: Some Naturally Occurring Substances: Food Items and Constituents, Heterocyclic Aromatic Amines and Mycotoxins, 397-444 (1993)
56) 芳澤宅實：わが国における玄米中のデオキシニバレノール及びニバレノール汚染の実態．平成 14 年度厚生労働科学特別研究 (主任研究者：熊谷進) 小麦等のデオキシニバレノールに係る規格基準設定のための緊急調査研究 分担研究報告書，厚生労働省 , p.49-63 (2003)
57) Discussion Paper On Deoxynivalenol, Joint FAO/WHO Food Standards Programme Codex Committee On Contaminants In Foods, First Session, Beijing, China, Codex 2007(#741)
58) Collection of Occurrence Data of Fusarium Toxins in Food and Assessment of Dietary In-

take by the Population of EU Member States 2003. SCOOP Task 3.2.10 Final Report(#742) http://europa.eu.int/comm/food/fs/scoop/task3210.pdf.
59) 米麦の残留農薬等の調査結果，農林水産省 http://www.maff.go.jp/j/syouan/nouan/kome/k_beibaku/index.html
60) 穀類のかび毒調査の結果，農林水産省 http://www.maff.go.jp/j/syouan/seisaku/risk_analysis/priority/kabidoku/tyosa/index.html
61) 熊谷　進：我が国における牛乳中アフラトキシン M1 汚染と麦類中デオキシニバレノール汚染の実態について．平成 13 年度厚生科学特別研究 食品中のかび毒のリスクアセスメントに関する調査研究（主任研究者：熊谷進）分担研究報告書，厚生労働省, p.1-10 (2002)
62) P.M. Scott, P.Y. Lau, S.R. Kanhere: *J. Assoc. Off. Anal. Chem.*, **64**(6), 1364-1371 (1981)
63) R.T. Rosen, J. D. Rosen: *J. Chromatogr.*, **283**, 223-230 (1984)
64) R.M. Black, R.J. Clarke, R.W. Read: *J. Chromatogr.*, **367**(1), 103-115 (1986)
65) P.M. Scott, G.A. Lombaert, P. Pellaers, S. Bacler, S.R. Kanhere, W.F. Sun, P.Y. Lau, D. Weber : *Food Addit. Contam.*, **6**(4), 489-500 (1989)
66) F. Walker, B. Meier : *J. AOAC Int.*, **81**(4), 741-748 (1998)
67) M. Schollenberger, U. Lauber, H.T. Jara, S. Suchy, W. Drochner, H.M. Müller: *J. Chromatogr. A*, **815**(1), 123-132 (1998)
68) H.H. Jeleń, E. Wasowicz: *J. Chromatogr. A*, **1,215** (1-2): 203-207 (2008)
69) 佐々木正興：日本醤油研究所報告 **10**(6), 183-188 (1984)
70) L.M. Cahill, S.C. Kruger, B.T. McAlice, C.S. Ramsey, R. Prioli, B. Kohn: *J. Chromatogr. A*, **859**(1), 23-28 (1999)
71) M. Jiménez, J.J. Mateo, R. Mateo: *J. Chromatogr. A*, **870**(1-2), 473-481 (2000)
72) A. Visconti, V.M. Lattanzio, M. Pascale, M. Haidukowski: *J. Chromatogr. A*, **1,075**(1-2), 151-158 (2005)
73) A. Trebstein, W. Seefelder, U. Lauber, H.U. Humpf: *J. Agric. Food Chem.*, **56**(13), 4968-4975 (2008)
74) R.D. Voyksner, W.M. Hagler, S.P.Jr. Swanson: *J. Chromatogr.*, **394**(1), 183-199 (1987)
75) E. Razzazi-Fazeli, J. Böhm, K. Jarukamjorn, J. Zentek: *J. Chromatogr. B Analyt. Technol. Biomed. Life Sci.*, **796**(1), 21-33 (2003)
76) A. Biancardi, M. Gasparini, C. Dall'Asta, R. Marchelli: *Food Addit. Contam.*, **22**(3), 251-258 (2005)
77) M. Klötzel, B. Gutsche, U. Lauber, H.U. Humpf: *J. Agric. Food Chem.*, **53**(23), 8904-8910 (2005)
78) H. Tanaka, M. Takino, Y. Sugita-Konishi, T. Tanaka, A. Toriba, K. Hayakawa: *Rapid Commun. Mass Spectrom.*, **23**(19), 3119-3124 (2009)
79) D. Royer, H.U. Humpf, P.A. Guy: *Food Addit. Contam.*, **21**(7), 678-692 (2004)
80) F. Berthiller, R. Schuhmacher, G. Buttinger, R. Krska: *J. Chromatogr. A*, **1,062**(2), 209-216 (2005)
81) M. Klötzel, U. Lauber, H.U. Humpf: *Mol. Nutr. Food Res.*, **50**, 261-269 (2006)
82) C. Gottschalk, J. Barthel, G. Engelhardt, J. Bauer, K. Meyer: *Mol. Nutr. Food Res.*, **51**, 1547-1553 (2007)
83) Z. Han, X. Liu, Y. Ren, L. Luan, Y. Wu: *J. Sep. Sci.*, **33**(13), 1923-1932(2010)
84) B. Romagnoli, M. Ferrari, C. Bergamini: *J. Mass Spectrom.*, **45**(9), 1075-1080 (2010)
85) S. Biselli, C. Hummert: *Food Addit. Contam.*, **22**, 752-760 (2005)

86) H. Tanaka, M. Takino, Y. Sugita-Konishi, T. Tanaka: *Rapid Commun. Mass Spectrom.*, **20**(9), 1422-1428 (2006)
87) S. Asam, M. Rychlik: *J. Agric. Food Chem.*, **54**(18), 6535-6546 (2006)
88) G. Häubl, F. Berthiller, J. Rechthaler, G. Jaunecker, E.M. Binder, R. Krska, R. Schuhmacher: *Food Addit. Contam.*, **23**(11), 1187-1193 (2006)
89) A. Molinelli, K. Grossalber, M. Führer, S. Baumgartner, M. Sulyok, R. Krska: *J. Agric. Food Chem.*, **56**(8), 2589-2594 (2008)
90) A.Y. Kolosova, S. De Saeger, L. Sibanda, R. Verheijen, C. Van Peteghem: *Anal. Bioanal. Chem.*, **389**, 2103-2107 (2007)

第 1 章

(iv) パツリン

1.1 化学構造と理化学的性質

パツリン（Patulin）は図 1.1 に示したように β-不飽和 5 員環ラクトン化合物の一種で，水，アルコール，アセトン，酢酸エチル，クロロホルムに易溶，ジエチルエーテル，ベンゼンに難溶，石油エーテルには不溶である．ラクトン環を有するためアルカリ性の水溶液では分解が起こり，メタノールなどの極性溶媒中で不安定な場合がある．

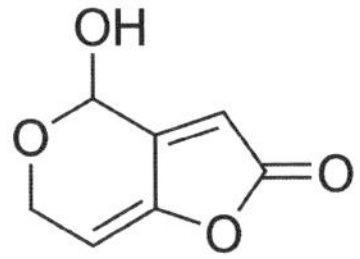

$C_7H_6O_4=154.12$ [149-29-1]

図 1.1 パツリンの化学構造式

1942（昭和 17）年に抗生物質として発見され[1]，グラム陰性，陽性菌に作用する抗生物質として注目され，Clavacin, Claviformin, Expansin, Mycoin C, Penicidin 等とも呼称され，開発がすすめられたが，ヒトに対する毒性が強いことが判明[2,3]，中止された経緯がある．

1.2 産生菌

パツリンは，その名前の由来となった *Penicillium patulum*（=*P. griseofulvum*）をはじめ，*P.expansum* などの *Penicillium* 属，*Aspergillus clavatus* などの *Aspergillus* 属および *Byssochlamys nivea* などの *Byssochlamys* 属の 10 種以上の多くの種類のカビによって産生される．そのなかで最も重要な産生菌は，リンゴの腐敗菌であり，リンゴおよびその加工品のパツリン自然汚染の原因菌と考えられている *Penicillium expansum* である．

1.3 産生条件と汚染防止法

菌の生育量とパツリンの産生量は相関せず，パツリン産生の最適温度は菌の生育の最適温度より低い傾向があり，水分活性が Aw0.95 以上と高ければ，0℃付近の低温でもパツリンの産生がみられるという[4]．

P. exponsum はリンゴの果皮表面の傷から内部に侵入するので,圃場,収穫,流通および貯蔵時に表面に傷を付けないことである.繁殖が始まると1℃でもパツリンを蓄積するので,抑制には0℃程度に保つ必要があるが,5℃以下では加害が始まるまでに一定の時間がかかるので,収穫後は速やかに低温に貯蔵することが大切である[5].加工品への汚染防止には汚染果実の廃棄が前提であろうが,パツリンは汚染部位にのみ蓄積されるので[6],その部分の切除だけでも有効であるといわれている[6,7].

1.4 毒性と中毒例

1.4.1 急性毒性

いずれもオスによる結果を表1.1に示した.投与動物においては胃,腸,肝臓,肺などに充血,出血,壊死がみられた[8-10].

表1.1 パツリンの急性毒性試験結果

投与法 動物種	経口	腹腔内注射	皮下注射
マウス	29〜48	5.7〜8.17	10
ラット	30.57〜55.0	4.59〜10.0	—
ハムスター	31.5	10	23

単位:LD_{50} mg/kg/体重

1.4.2 発癌性

0.2 mgのパツリンを懸濁した油を,週2回61〜64週間,総量平均約24 mgを10匹のラットの皮下の同じ部位に注射したところ,生存していた8匹中6匹のラットの注射部位に肉腫が発生したとの報告[11]などにより,発癌性が疑われていたが,その後,雌雄のラット109週間の反復投与試験において発癌性は認められなかったことから[12],国際がん研究機関(IARC)は,ヒトに対する発癌性が分類できない(Not Classifiable as to its Carcinogenic)のGroup 3と分類した.

1.4.3 中毒例

1952(昭和27)年の夏,神戸,大阪周辺および三重県の牧場で118頭もの乳牛が死亡する事故が発生した.この餌の変敗麦芽根(malt sprouts)からはパツリンは検出されなかったが,分離した *P. urticae* Baimer(=*P. griseofulvum*)はパツリンを産生したと報告されている[13-15].分離菌を接種,培養した麦芽根を乳牛に経口投与した結

果,中毒事件と同様の神経症状を呈して死亡し,解剖所見により,脳内の出血が認められたため脳出血に起因すると結論づけられている[16].

ヒトに対する中毒事件でパツリンが原因であると確かめられた報告例はない.

1.4.4 基準値

Codex委員会は50 μg/kgを基準値として採択し,ヨーロッパ諸国を中心に48カ国で同様の基準値を設定している.我が国では2003(平成15)年に厚生労働省が食品衛生法第7条第1項の規定に基づき,食品添加物などの規格基準の一部を改正し,同年11月26日,食安発第1125001号により,リンゴジュースおよび原料用リンゴ果汁の規格基準値を0.050ppmと設定し,リンゴジュース中のパツリンの分析法を告示した.

FAO/WHO合同食品添加物専門家会議(JECFA)は,パツリンの無作用量(no-effect level:NOEL)を43 μg/kg体重/day,それに安全係数1/100をかけて1日当たりの暫定最大耐容一日摂取量(PM-TDI)を0.4 μg/kg体重/dayであるとした[17].この値を体重5 kgの乳児および20 kgの子供に換算すると50 ng/gのリンゴジュースをそれぞれ40 mlおよび160 ml飲むとPM-TDIに達することになり,50 ng/gという基準値は,ヒトに対する毒性面からは適切であろうとされている.

1.5 分析法

1.5.1 告示法

食品衛生法第7条第1項の規定に基づき,厚生労働省が食安発第1126001号として2003(平成15)年11月26日に告示したリンゴジュース中のパツリン分析法の概略を図1.2に示した.この方法は国際的に広く用いられているAOAC(Official Methods of Analysis 995.10)[18]を採用したものである.この方法での定量下限は10〜20 ng/kgである.

確認試験はLC-MSあるいはGC-MSで行うとしているが,LC-MSの分析条件の記載がなく,GC-MSの場合は図1.2に示した試験溶液をトリメチルシリル化後分析する手法を採用しているが,その条件の記載はあるが省略した.

残留農薬等の分析法はすべて通知法であるが,パツリンは告示法である.

2014(平成26)年12月22日に通知された食安発1222第2号で,告示法から通知法に変更され,同5号で分析法が示されたが,内容は従来と同じである.

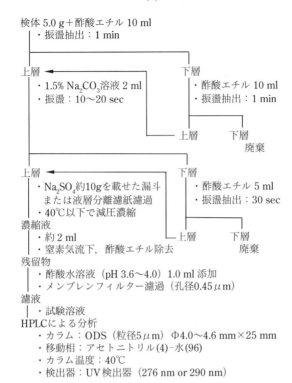

図 1.2 パツリンの告示分析法の概略

1.5.2 告示法以外の分析法

告示法は UV 検出器を採用しているために，パツリンとマトリックス（matrix；試料中の分析対象物質以外の成分の集合体）由来の信号とを区別する定性能力である選択性に劣ることや低濃度の試料の実態調査への応用が困難であるなどの理由から様々な方法が開発されている．公定法と同じく（AOAC 995.10）法を採用した HPLC によるリンゴジュースの分析では，酢酸エチル抽出液を炭酸ナトリウム水溶液による洗浄で精製，妨害物質となりやすい糖や炭水化物の加熱脱水生成物である 5-ヒドロキシメチルフルフラール（5-Hydroxymethylfurfural, HMF：$C_6H_6O_3$=126.11 [67-47-0]）を回避する分析条件を採用して C18 カラムで分離，UV 検出器（280 nm）で検出，定量した．パツリンの確認方法はトリメチルシリル（TMS）化物を電子衝撃イオン化（Elctron Ionization；EI 以前は Electron impact（or Bonbardment）Ionization）搭載の GC-MS の SCAN モードと，非誘導体化物を NCI（Negative Chemical Ionization ま

たは Negative Ion Chemical Ionization) および PCI (Positive Chemical Ionization) の2種類を採用した方法 [19]，TMS 化物を SIM (Selected Ion Monitoring) モードで 10 μg/L の定量および 3 μg/L の検出感度を達成し，HPLC 法より精度の高い分析ができたとの報告 [20] 等がある．LC-MS 法ではパツリン-$^{13}C_3$ をサロゲートに用い回収率とマトリックス効果の補正を行った方法 [21]，最近では LC-MS-MS[22] や LC-TOF-MS[23] による方法も報告されている．

◆ 文　献

1) E. Chain, H.W. Florey, M.A. Jennings: *Brit. J. Exp. Path.*, **23**, 202-205 (1942)
2) Handbook of Toxic Fungal Metabolites, R.J. Cole, R.H. Cox, Eds., Academic Press (1981) p.511
3) E.M. Boyd: *Can. Med. Assoc.*, **50**, 159 (1944)
4) M.D. Northolt, L. Bullerman: *J. Food Protect.*, **45**, 519-526 (1982)
5) 東原圭亮, 竹内正彦, 板東誠治, 三枝曜介, 宮川浩美, 後藤哲久: マイコトキシン **59**(1), 7-13 (2009)
6) S. Bandoh, M. Takeuchi, K. Ohsawa, K. Higashihara, Y. Kawamoto, T. Goto: *International Biodeterioration and Biodegradation*, **63**, 379-382 (2009)
7) FAO/IAEA : Manual on the application of the HACCP system in mycotoxin prevention and control, FAO Food and Nutrition Paper, 73 (2001)
8) E.R. McKnley, W.W. Carlton: *Food Cosmet.Toxicol.*, **18**, 173-179 (1980)
9) E.R. McKnley, W.W. Carlton: *Food Cosmet.Toxicol.*, **18**, 181-187 (1980)
10) E.R. McKnley, W.W. Carlton, G.D. Boon: *Food Chem.Toxicol.*, **20**, 289-300(1982)
11) F. Dickens, H.E.H. Jones: *Br. J. Cancer*, **15**, 85-100 (1961)
12) P.J. Becci, F.G. Hess, W.D. Johnson, M.A. Gallo, J.G. Babish, R.E. Dailey, R.A. Parent: *J. Appl. Toxicol.*, **1**(5), 256-261 (1981)
13) 堀　道紀, 山本丈夫：薬学雑誌 **73**, 1097-1101 (1953)
14) 山本丈夫：薬学雑誌 **74**, 797-801 (1954)
15) 鵜飼貞二, 山本　譲, 山本丈夫：薬学雑誌 **74**, 450-454 (1954)
16) 山本丈夫：薬学雑誌, **74**, 810-812 (1954)
17) WHO Technical Report Series 859, Evaluation of Certain Food Additives and Contaminants, p.36-38, 1995
18) M. W. Trucksess (ed): Official Methods of Analysis of AOAC INTERNATIONAL, 18th Edition, chapter 49 (2005), (AOAC INTERNATIONAL, Gaithersburg, MD United States of America)
19) J.A. Roach, A.R. Brause, T.A. Eisele, H.S. Rupp: *Adv. Exp. Med. Biol.*, **504**, 35-40 (2002)
20) H.S. Marks: *J. AOAC int.*, **90**(3), 879-883 (2007)
21) R. Ito, H. Yamazaki, K. Inoue, Y. Yoshimura, M. Kawaguchi, H. Nakazawa: *J. Agric. Food Chem.*, **52**(25), 7464-7468 (2004)
22) M.C. Spanjer, P.M. Rensen, J.M. Scholten : *Food Addit. Contam.*, **25**(4), 472-489 (2008)
23) H.Z. Senyuva, J. Gilbert : *J. food Prot.*, **71**(7), 1500-1504 (2008)

第 1 章　　(v) フモニシン

1.1　化学構造と理化学的性質

　フモニシン（Fumonisin）は *Fusarium* 属の *F. moniliforme*（*F. verticillioides*）はじめ多くの *Fusarium* 属の菌が産生するので，フザリウムトキシンの一種である．1988（昭和 63）年に *Fusarium moniliforme* の培養物から癌プロモート活性物質としてフモニシン B_1 と B_2 が発見され，化学構造が決定された[1]．その後，1999（平成 11）年にかけて，図 1.1 に示すように一連の代謝産物の存在が次々に明らかにされた[2-13]．

　自然界で多く検出されるフモニシン類は B 群で，毒性的に重要なのは FB_1，FB_2 および FB_3 である[14]．通常 FB_1 が最も大量に存在し[14]，トウモロコシや米あるいは液体培地で培養した場合，FB_1：70～80％，FB_2：15～25％，FB_3：3～8％であったとの報告がある[15-18]．

　フモニシンはマイコトキシンの中では比較的大きな分子で，例えば FB_1 の分子量は 721.83，FB_2 と FB_3 は 705.83 である．水，アセトニトリル・水およびメタノールに易溶，メタノール中ではモノメチルおよびジメチルエステルが生成し，不安定であるが，光や食品加工に使われる程度の温度では分解しない．

1.2　産　生　菌

　フモニシン類は植物病原性をもつ *Fusarium verticillioides*（*F. moniliforme*）をはじめ，*F. proliferatum*, *F. nygamai*, *F. subglutinans* など[19] 多くの *Fusarium* 属菌によって産生される．

　培養条件などが異なるので，厳密な比較はできないが，産生量は同種の菌でも菌株間の差が大きいようで，南アフリカで分離した *Fusarium verticillioides*（*F. moniliforme*）は FB_1 を最高 17,900 mg/kg も産生したが[20]，中国とアルゼンチンで得た菌ではそれぞれ 10,200 mg/kg[21] および 8,160 mg/kg[22] であり，ネパールで採取した菌には産生が認められなかったという[23]．

Tricarballylic Acid (TCA)

3-Hydroxypyridinium (3HP)

Fumonisin Backbone

No.	フモニシン同族体	側鎖							発見年	文献
		R_1	R_2	R_3	R_4	R_5	R_6	R_7		
1	FA_1	TCA	TCA	OH	OH	H	$NHCOCH_3$	CH_3	1988	2
2	FA_2	TCA	TCA	H	OH	H	$NHCOCH_3$	CH_3	1988	2
3	FA_3	TCA	TCA	OH	H	H	$NHCOCH_3$	CH_3	1997	11
4	$PHFA_{3a}$	TCA	OH	OH	H	H	$NHCOCH_3$	CH_3	1999	12
5	$PHFA_{3b}$	OH	TCA	OH	H	H	$NHCOCH_3$	CH_3	1999	12
6	HFA_3	OH	OH	OH	H	H	$NHCOCH_3$	CH_3	1999	12
7	FAK_1	=O	TCA	OH	OH	H	$NHCOCH_3$	CH_3	1995	6
8	FBK_1	=O	TCA	OH	OH	H	NH_2	CH_3	1997	11
9	FB_1	TCA	TCA	OH	OH	H	NH_2	CH_3	1988	1
10	$Iso\text{-}FB_1$	TCA	TCA	OH	H	OH	NH_2	CH_3	1988	3
11	$PHFB_{1a}$	TCA	OH	OH	OH	H	NH_2	CH_3	1995	7
12	$PHFB_{1b}$	OH	TCA	OH	OH	H	NH_2	CH_3	1995	7
13	HFB_1	OH	OH	OH	OH	H	NH_2	CH_3	1999	12
14	FB_2	TCA	TCA	H	OH	H	NH_2	CH_3	1988	1
15	FB_3	TCA	TCA	OH	H	H	NH_2	CH_3	1991	4
16	FB_4	TCA	TCA	H	H	H	NH_2	CH_3	1991	4
17	FB_5	側鎖の構造未確定							1997	11
18	FC_1	TCA	TCA	OH	OH	H	NH_2	H	1993	5
19	$N\text{-}acetyl\text{-}FC_1$	TCA	TCA	OH	OH	H	$NHCOCH_3$	H	1999	13
20	$Iso\text{-}FC_1$	TCA	TCA	OH	H	OH	NH_2	H	1999	13
21	$N\text{-}acetyl\text{-}iso\text{-}FC_1$	TCA	TCA	OH	H	OH	$NHCOCH_3$	H	1999	13
22	$OH\text{-}FC_1$	TCA	TCA	OH	OH	OH	NH_2	H	1996	9
23	$N\text{-}acetyl\text{-}OH\text{-}FC_1$	TCA	TCA	OH	OH	OH	$NHCOCH_3$	H	1999	13
24	FC_3	TCA	TCA	OH	H	H	NH_2	H	1996	9
25	FC_4	TCA	TCA	H	H	H	NH_2	H	1995	8
26	FP_1	TCA	TCA	OH	OH	H	3HP	CH_3	1996	10
27	FP_2	TCA	TCA	H	OH	H	3HP	CH_3	1996	10
28	FP_3	TCA	TCA	OH	H	H	3HP	CH_3	1996	10

註：John P. Rheeder, Walter F. O. Marasas, and Hester F. Vismer：*Appl. Environ. Microbiol.* **68**(5): 2101-2105 (2002) の第1図および第1表を参考に改変

図 1.1　フモニシン類の化学構造の一覧

1.3 産生条件

　滅菌したトウモロコシはフモニシン産生に非常に適した培地で，産生量が高く，トウモロコシから分離した *F. proliferatum* の1菌株は FB_1 を 30,949 μg/g，B_2 を 16,966 μg/g 産生したとの報告もある[19]。

　好適培地であるトウモロコシを使って産生条件の検討が種々なされており，例えば，*F. moniliforme* の1菌株は 20℃，13週間で FB_1 を最高 17.9 g/kg/ 乾物，25℃，11週間では 16.5g/kg/ 乾物を産生したが，30℃では非常に少なく 0.6 g/kg/ 乾物であったと報告されている[20]。水分活性と産生量との関係では，Aw0.925 では産生量は少なく，Aw0.956 と Aw0.968 で高い産生量が得られている[25]。

　産生の最適条件は菌によって異なり，*F. moniliforme* の場合は 30℃，水分活性は Aw 0.97 であり，*F. proliferatum* は 15℃，Aw0.97 であり，*F. moniliforme* の方が *F. proliferatum* よりも最適温度が高い傾向がみられるという[26]。

1.4 毒　　性

　フモニシンの致死的な毒性は低く，LD_{50} は，報告されていない。フモニシンを含む飼料を与えた馬は白質脳症（leukoencephalomalacia :ELEM）を[27-29]，豚は肺水腫を発症し[30,31]，肝臓と膵臓にも変化が見られた[31]ことからフモニシンが原因物質として疑われた。その他，様々な動物で異なる臓器に障害が観察されており，例えば，粗精フモニシン B_1 をラットへの 26 カ月の投与試験では，肝臓に病理学的変化があり，66％（10/15）に原発性肝細胞腫瘍がみられ，一部は心臓，肺，腎臓への転移が認められ，標的臓器は肝臓であると報告されている[32]。羊[33]やうさぎ[34,35]では腎臓と肝臓への障害が観察されている。

　以上の毒性試験の多くは，フモニシン産生菌の培養物または自然汚染飼料を試料とし，動物数も少なく病変がフモニシンによるものかどうかの判断が難しいために統計処理のできる本格的な毒性試験が望まれていた。アメリカ保険社会福祉省（United States Department of Health and Human Services：HHS）の下部組織アメリカ公衆衛生局（United States Public Health Service：PHS）の下にあるアメリカ国立衛生研究所（National Institutes of Health：NIH）は米国国家毒性プログラム（National Toxicology Program:NTP）として多数のラットとマウスを用い，精製フモニシンを飼料に混ぜて詳細な毒性試験を行った結果を Technical Report（TR）496 としてまとめ報告している[36]。それによると 0〜484 ppm の5段階（0, 12, 20, 28, 56 mg/kg 体重）の

濃度でフモニシン B_1 を雌雄それぞれ 10 匹のラットに 28 日間投与した実験では，フモニシンの投与による死亡例はなく，484 ppm 投与群で高脂血症と肝臓酵素系への影響が，163 ppm 以上の投与群で尿中のスフィンゴ脂質（Sphingolipid：炭素 18 個の長鎖アミノアルコールを骨格にもつ Sphingosine, Dihydrosphingosine, Phytosphingosine 等のスフィンゴイド塩基（Sphingoid base）と呼ばれる構造を有する複合脂質の総称）の増加が雌に認められている．腎臓に対しては高濃度投与群でアポトーシスと病変が観察され，マウスでもほぼ同様の結果が得られている．2 年間にわたり雌雄それぞれ 48 匹のラットとマウスに 0〜50 ppm のフモニシン B_1（0〜17mg/kg 体重）を含んだ飼料を与えた実験では，生存率，体重，飼料摂取量には対照群と差が認められなかったが，雄ラットの尿細管と，雌マウスの肝臓に明らかに発癌性が認められ，雌ラットと雄マウスには発癌性は認められなかったという．

フモニシンによる動物の脳，肺，肝臓，腎臓など広範な毒性発現にはセラミド（Ceramide：スフィンゴシン等のスフィンゴイド塩基のアミノ基と脂肪酸がアミド結合した化合物の総称）の合成阻害が関与していると考えられている[37,38]．細胞をセラミドで処理することにより，セラミドの *de novo* 合成系が阻害され，細胞内のセラミドの前駆体であるスフィンガニン（Sphinganine：$C_{18}H_{39}NO_2$=301.515 [764-22-7] セラミドを構成する飽和型スフィンゴシン）濃度の急激な上昇が観察される[39]．このように，スフィンゴ脂質の代謝変動が増殖阻害やアポトーシスなどにより多くの臓器，器官への障害を惹起すると考えられている．

Salmonella typhimurium（TA100, TA102 および TA98）によるエイムス試験（Ames test：B.N. Ames が開発）による変異原性のテストは陰性であったとの報告がある[40]．

上述のように，フモニシンはラットとマウスによる動物実験では発癌性が認められており，南アフリカ[41,42]と中国[43,44]の食道癌の多発地域では，食糧にされているトウモロコシ中のフモニシン含量が高かったことからヒトに対しての発癌性も疑われたが，この地域のトウモロコシはフモニシンばかりでなく，トリコテセン系マイコトキシンの濃度も高い[43,45]という報告もあるため，フモニシン B_1 に対する国際がん研究機関（IARC）の評価は [ヒトに対する発癌性が疑われる（Possibly Carcinogenic）] の Group 2B の分類に留まっている．

アメリカやメキシコで，妊婦が摂取していたトウモロコシ製品中のフモニシン濃度が高い場合，出生児に神経管閉鎖奇形（neural tube defect）が起こる確率が高くなることが報告されている[46,47]．

主な汚染対象であるトウモロコシとその加工品について，世界中の試料を分析した結果[48]を表 1.1 に示した．どの地域のサンプルも汚染頻度は非常に高く，検出率が

表 1.1 トウモロコシおよびその加工品のフモニシン汚染

Area	Product	Detected / total	FB_1 (mg/kg)
North America	Maize	324/729	0.08-37.9
	flour, grits	73/ 87	0.05-6.32
	foods	66/162	0.004-1.21
	feed	586/684	0.1-330
Latin America	Maize	126/138	0.17-27.05
	flour, grits	5/ 17	0.07-0.66
	foods	63/ 77	0.15-0.31
	feed	33/ 34	0.2-38.5
Europe	Maize	248/714	0.007-250
	flour, grits	181/258	0.008-16
	foods	167/437	0.008-6.10
	feed	271/344	0.02-70
Africa	Maize	199/260	0.02-117.5
	flour, grits	73/ 90	0.05-3.63
	foods	8/ 17	0.03-0.35
	feed	16/ 16	0.47-8.85
Asia	Maize	361/614	0.01-155
	flour, grits	44/ 53	0.06-2.60
	foods	52/199	0.07-2.39
	feed	10/ 34	0.05-1.59
Oceania	Maize	67/ 70	0.3-40.6
	flour, grits	0/ 12	—

80％以上や100％のサンプルも見受けられる．汚染のレベルは害虫による損傷や保存条件に左右されるといわれている[49]が，北米の飼料サンプルでは330mg/kg，トウモロコシでは250mg/kgや117.5mg/kgにものぼるサンプルもあるばかりか，アフラトキシン，オクラトキシン，DONおよびゼアラレノンなどの同時汚染も指摘されている[50]ことから，トウモロコシのマイコトキシン汚染は深刻といえよう．フモニシン汚染はトウモロコシだけに留まらず，米[51]，アスパラガス[52]，小麦[53]，さらには赤ワイン[54]など汚染が広範囲にわたっていることが確認されており，農産物および必要に応じて加工品の汚染実態調査を継続的に行う必要があろう．

1.5 規 制 値

アメリカとECのフモニシンの規制値を表1.2に示したように，細かく規制値を定めている．一方，フモニシンの農産物への汚染例がほとんどない我が国では，食品添

表1.2 アメリカおよびECのフモニシンの規制値

国名	対象食品	規制値	
		フモニシン	μg/kg
アメリカ	脱胚芽トウモロコシの粉化加工品(粉,粗挽き粉等)	$B_1 + B_2 + B_3$	2,000
	ポップコーン用洗浄済みトウモロコシ	$B_1 + B_2 + B_3$	3,000
	全粒または部分脱胚芽トウモロコシの乾燥,粉化加工品 乾燥・製粉フスマ,マサ(Masa:トルティーヤの原料粉)用洗浄品(トルティーヤ:メキシコ,アメリカ南西部,中米における伝統的な薄焼きパン)	$B_1 + B_2 + B_3$	4,000
EC	湿式製粉加工品を除く未加工トウモロコシ	$B_1 + B_2$	4,000
	直接消費用トウモロコシ,トウモロコシ加工品	$B_1 + B_2$	1,000
	トウモロコシが主原料の朝食用シリアル・スナック	$B_1 + B_2$	800
	トウモロコシが主原料の加工食品・乳幼児用トウモロコシ加工品	$B_1 + B_2$	200
	直接消費用以外の500 μmより大きい製粉画分	$B_1 + B_2$	1,400
	直接消費用以外の500 μm以下の製粉画分	$B_1 + B_2$	2,000

註:出典は下記の通り

〈アメリカ〉

① Guidance for Industry: Fumonisin Levels in Human Foods and Animal Feeds; Final Guidance June 6, 2000; Revised November 9, 2001(FDA)

② Worldwide regulations for mycotoxins in food and feed in 2003

〈EC〉

COMMISSION REGULATION (EC) No. 1126/2007 of 28 September 2007

Amending Regulation (EC) No. 1881/2006 setting maximum levels for certain contaminants in foodstuffs as regards Fusarium toxins in maize and maize products

Official Journal of the European Union 29/9 2007

加物であるムラサキトーモロコシ色素中のフモニシンB_1に対して0.3 μg/kg以下(色素30に換算)という限度規格が設定されている以外は,コーデックス委員会の判断と同じく,基準値は設定されていないが,アメリカは飼料についても$B_1 + B_2 + B_3$の総量として5-100mg/kgの基準を設けている.

1.6 分 析 法

フモニシンB_1, B_2およびB_3を同時に分析できるAOAC Official Methods 995.15や2001.04[55]を基本とする方法が普及している.995.15では粉砕試料をメタノール(3)-水(1)混合液で抽出,強陰イオン交換カートリッジで精製,2001.04ではメタノール(25)-アセトニトリル(25)-水(50)で抽出,イムノアフィニティーカラムで精製,それぞれで精製したサンプルをオルトフタルアルデヒド(o-Phthalaldehyde (OPA):$C_8H_6O_2$= 134.13 [643-79-8])でフモニシンのアミノ基に結合させて蛍光誘

導体化，励起波長を335nm，蛍光波長を440nmにセットした蛍光検出器付きHPLC（HPLC-FL）で分析している．蛍光誘導体化試薬である2,3-ナフタレンジアルデヒド（2,3-Naphthalenedialdehyde: $C_{12}H_8O_2$= 184.19 [7149-49-7]）もオルトフタルアルデヒドと同様に利用できるとの報告もある[56]．最近はイムノアフィニティーカラムで精製し，LC-MS[57]，LC-MS-MS[58,59]，LC-TOF-MS[60]，安定同位体希釈法を採用したLC-MS-MS分析法[61]，12種類のマイコトキシンの一斉分析法[62]さらに，イムノクロマト法[63]も報告されている．

◆ 文　献

1) Gelderblom, W. C. A., K. Jaskiewicz, W. F. O. Marasas, P. G. Thiel, M. J. Horak, R. Vleggaar, N. P. J. Kriek: *Appl. Environ. Microbiol.*, **54**, 1806-1811 (1988)
2) Bezuidenhout, S. C., W. C. A. Gelderblom, C. P. Gorst-Allman, R. M. Horak, W. F. O. Marasas, G. Spiteller, R. Vleggaar: *J. Chem. Soc. Chem. Commun.*, 743-745 (1988)
3) MacKenzie, S. E., M. E. Savard, B. A. Blackwell, J. D. Miller, J. W. ApSimon: *J. Nat. Prod.*, **61**, 367-369 (1988)
4) Cawood, M. E., W. C. A. Gelderblom, R. Vleggaar, Y. Behrend, P. G. Thiel, W. F. O. Marasas: *J. Agric. Food Chem.*, **39**, 1958-1962 (1991)
5) Branham, B. E., R. D. Plattner: *J. Nat. Prod.*, **56**, 1630-1633 (1993)
6) Musser, S. M., R. M. Eppley, E. P. Mazzola: *J. Nat. Prod.*, **58**, 1392-1397 (1995)
7) Sydenham, E. W., P. G. Thiel, G. S. Shephard, K. R. Koch, T. Hutton: *J. Agric. Food Chem.*, **43**, 2400-2405 (1995)
8) Plattner, R. D.: *Nat. Toxins*, **3**, 294-298 (1995)
9) Seo, J.-A., J.-C. Kim, Y.-W. Lee: Isolation and characterization of two new type C fumonisins produced by *Fusarium oxysporum* Fusarium oxysporum. *J. Nat. Prod.*, **59**, 1003-1005 (1996)
10) Musser, S. M., M. L. Gay, E. P. Mazzola: Identification of a new series of fumonisins containing 3-hydroxypyridine. *J. Nat. Prod.*, **59**, 970-972 (1996)
11) Musser, S. M., R. D. Plattner: *J. Agric. Food Chem.*, **45**, 1169-1173 (1997)
12) Poling, S. M., R. D. Plattner: *J. Agric. Food Chem.*, **47**, 2344-2349 (1999)
13) Seo, J.-A., J.-C. Kim, Y.-W. Lee: *J. Nat. Prod.*, **62**, 355-357 (1999)
14) Marasas, W. F. O.: Fumonisins: history, worldwide occurrence and impact, p. 1-17. *In* L. S. Jackson, J. W. DeVries, L. B. Bullerman (ed.), Fumonisins in food. Plenum Press, New York, N.Y. (1996)
15) Branham, B. E., R. D. Plattner: *Mycopathologia*, **124**, 99-104 (1993)
16) Marín, S., V. Sanchis, N. Magan: *Can. J. Microbiol.*, **41**, 1063-1070 (1995)
17) Marín, S., V. Sanchis, I. Vinas, R. Canela, N. Magan: *Appl. Microbiol.*, **21**, 298-301 (1995)
18) John P. Rheeder, Walter F. O. Marasas, Hester F. Vismer: *Applied and Environmental Microbiology*, **68**(5), 2101-2105(2002)
19) Pitt, J.I., Hocking, A.D.: Fungi and Food Spoilage, 2nd ed. Aspen Publ., p.593, 1999
20) Alberts, J. F., W. C. A. Gelderblom, P. G. Thiel, W. F. O. Marasas, D. J. Van Schalkwyk, Y.

Behrend: *Appl. Environ. Microbiol.*, **56**, 1729-1733 (1990)
21) Yoshizawa, T., A. Yamashita, Y. Luo: *Appl. Environ. Microbiol.*, **60**, 1626-1629 (1994)
22) Rheeder, C. E. Peralta Sanhueza, H. H. L. Gonzalez, S. L. Resnik: *J. Agric. Food Chem.*, **41**, 891-895 (1993)
23) Riley, R. T., W. P. Norred, C. W. Bacon: *Annu. Rev. Nutr.*, **13**, 167-289 (1993)
24) Castellá, G., M. R. Bragulat, F. J. Cabañes: *J. Food Prot.*, **62**, 811-813 (1999)
25) Marín, S., V. Sanchis, I. Vinas, R. Canela, N. Magan: *Lett. Appl. Microbiol.*, **21**, 298-301 (1995)
26) Marín, S., Magan, N., Bellí, N., Ramos, A.J., Canela, R., Sanchis, V.: *Int. J. Food Microbiol.*, **51**, 159-167 (1999)
27) Marasas, W. F., Kellerman, T. S., Gelderblom, W. C., Coetzer, J. A., Thiel, P. G., Vander Lugt, J. J.: *J. Vet. Res.*, **55**, 197-203 (1988)
28) Thiel, P. G.,Shephard, G. S.,Sydenham, E. W., Marasas, W.F. O., Nelson, P. E.,Wilson, T. M.: *J. Agric. Food Chem.*, **39**, 109-111 (1991)
29) Thiel, P.G., Marasas W.F., Sydenham E.W., Shephard G.S., Gelderblom W.C.: *Mycopathologia.*, **117**(1-2), 3-9 (1992) Review.
30) Harrison, L. R., Colvin, B. M., Greene, J. T., Newman, L. E., Cole, J. R. Jr: *J. Vet. Diagn. Invest.*, **2**, 217-221 (1990)
31) Haschek, W.M., Motelin, G., Ness, D.K., Harlin, K.S., Hall, W.F.,Vesonder, R.F., Peterson, R.E., Beasley, V.R.: *Mycopathologia*, **117**, 83-96 (1992)
32) Gelderblom, W. C. A., Kriek, N. P. J., Marasas. W. F. O., Thiel, P. G.: *Carcinogenesis*, **12**, 1247-1251 (1991)
33) Edrington, T.S., Kamps-Holtzapple, C.A., Harvey, R.B., Kubena, L.F., Elissalde, M.H., Rottinghaus, G.E.: *Journal of Animal Science*, **73**, 508-515 (1995)
34) Gumprecht L.A., Marcucci A., Weigel R.M.,Vesonder R.F., Riley R.T., Showker J.L., Beasley V.R., Haschek W.M.: *Nat. Toxins*, **3**(5), 395-403 (1995)
35) LaBorde J.B., Terry K.K., Howard P.C., Chen J.J., Collins T.F., Shackelford M.E., Hansen D.K., Fundam: *Appl. Toxicol.*, **40**(1), 120-128 (1997)
36) NATIONAL TOXICOLOGY PROGRAM:TR-496, TOXICOLOGY AND CARCINOGENESIS STUDIES OF FUMONISIN B_1 (CAS No. 116355-83-0) IN F344/N RATS AND B6C3 F_1 MICE (FEED STUDIES), Decenber 2001
37) Wang, E., Riley, R. T., Meredith, F. I., Merrill, A. H. Jr.: *J. Nutr.*, **129**, 214-220 (1999)
38) Merrill, A. H. Jr., Sullards, M. C., Wang, E., Voss, K. A., Riley, R. T.: *Environ. Health Perspect.*, **109**(Suppl. 2), 283-289 (2001)
39) Riley, R. T., Enongene, E., Voss, K. A., Norred, W. P., Meredith, F. I., Sharma, R. P., Spitsbergen, J., Williams, D. E., Carlson, D. B., Merrill, A. H. Jr.: *Environ. Health Perspect.*, **109**(Suppl. 2), 301-308 (2001)
40) Park, D. L., S. M. Rua, C. J. Mirocha, A. M. Abd-Alla El-Sayed, C. Y. Weng: *Mycopathologia*, **117**, 105-108 (1992)
41) Sydenham, E. W., P. G. Thiel, W. F. O. Marasas, G. S. Shephard, D. J. Schalkwyk, K. R. Koch: *J. Agric. Food Chem.*, **38**, 1900-1903 (1990)
42) Rheeder, J. P., Marasas, W. F., Thiel, P. G., Sydenham, E. W., Shephard. G. S., Van Schalkwyk, D. J.: *Phytopathology*, **82**, 353-357 (1992)
43) Yoshizawa, T., Gao, H.P.: Risk assessment of mycotoxins in staple foods from the highrisk area for human esophageal cancer in China. Mycotoxin Contamination: Health Risk and

第1章　(v) フモニシン

Prevention Project, Proc. Int. Symp. Mycotoxicol. '99, Japanese Association of Mycotoxicology, p.9 (1999)
44) Agag, B. I.: *Ass. Univ. Bull. Res.*, **8**, 115-140 (2005)
45) Marasas, W.F.O., van Rensburg, S.J., Mirocha, C.J.: *Agric. Food Chem.*, **27**, 1108-1112 (1979)
46) Stacey A. Missmer, Lucina Suarez, Marilyn Felkner, Elaine Wang, Alfred H. Merrill, Jr., Kenneth J. Rothman, Katherine A. Hendricks: *Environmental Health Perspectives*, **114**, 237-241 (2006)
47) 小西良子：公益財団法人 日本食品化学研究振興財団. 発行 FOODS & FOOD INGREDIENTS JOURNAL OF JAPAN FFI ジャーナル (食品・食品添加物研究誌) **211**(12), 1004-1008 (2006)
48) WHO (ed.) "Environmental Health Criteria 219, fumonisin B_1, International Programme on Chemical Safety", Geneva, 2000
49) Plumlee, K.H., Robeson, N.F. (ed) "Current Therapy in Equine Medicine" W.B. Saunders Co., Philadelphia, 1997, p.668
50) Agag B.I.: *Ass. Univ. Bull. Environ. Res.*, **8**(1), 115-140 (2005)
51) Abbas H. K., Cartwright R. D., Shier, W. I., Abouzied, M. M., Bird, C. B., Rice, L. G., Ross, P. F., Sciumbato, G. L., Meredith, F. I.: *Plant Disease*, **82**, 22-25 (1998)
52) Logrieco A., Doko B., Moretti A., Frisullo, Sand Visconti A.: *J. Agric. Food Chem.*, **46**, 5201-5204 (1998)
53) Shephard G.S., Van der Westhuizen L., Gatyeni P.M., Katerere D.R., Marasas W.F.O.: *J. Agric. Food Chem.*, **53**, 9293-9296 (2005)
54) Logrieco A., Ferracane R., Visconti A., Ritieni A.: *Food Additives & Contaminants: Part A*, **27**, 1136-1141 (2010)
55) William Hrwiz, Dr. George Latimer, Jr. (ed): Official Methods of Analysis of AOAC INTERNATIONAL, 18th Edition, chapter 49 (2005), (AOAC INTERNATIONAL, Gaithersburg, Maryland, U.S.A.)
56) Ndube N., van der Westhuizen L., Green I.R., Shephard G.S.: *J. Chromatogr. B Analyt. Technol. Biomed. Life Sci.*, 2011 Jun 13. [Epub ahead of print]
57) Senyuva H.Z., Gilbert J., Stroka J., Biselli S., De Girolamo A., De Rijk T., De Saeger S., Köppen R., MacDonald S., Neumann G., Patel S., Seefelder W., Tibet U., Trucksess M.W., van Osenbruggen W.A., Zachariásová M.: *J. AOAC Int.*, **93**(2), 611-621 (2010)
58) Li W., Herrman T.J., Dai S.Y.: *J. AOAC Int.*, **93**(5), 1472-1481 (2010)
59) Khayoon W.S., Saad B., Salleh B., Ismail N.A., Abdul Manaf N.H., Abdul Latiff A.: *Anal. Chim. Acta*, 2010 Oct 29; **679**(1-2), 91-97, Epub 2010 Sep 16
60) Bartók T., Tölgyesi L., Szekeres A., Varga M., Bartha R., Szécsi A., Bartók M., Mesterházy A.: *Rapid Commun Mass Spectrom.*, 35-42 (2010)
61) Han Z., Ren Y., Liu X., Luan L., Wu Y.: *J. Sep. Sci.*, **33**(17-18), 2723-2733 (2010)
62) Soleimany F., Jinap S., Rahmani A., Khatib A.: *Food Addit. Contam. Part A*, **28**(4), 494-501 (2011)
63) Wang S., Quan Y., Lee N., Kennedy I.R.: *Agric. Food Chem.*, **54**, 2491-2495 (2006)

第1章

(vi) ゼアラレノン

1.1 はじめに

　1927（昭和2）年8月頃，アメリカ中西部のアイオワ州などで発生した若年雌豚の膣炎，エストロゲン（Estrogen：女性ホルモンまたは卵胞ホルモン）作用に似た異常発情とカビの生えた餌のトウモロコシとの関連が指摘された[1-3]．その後も，アメリカ，オーストラリア，アイルランドでも同様の現象の報告が続いていた[4-6]が，原因は不明であった．1962（昭和37）年になって，カビ汚染トウモロコシから分離した *Gibberlla zeae*（*Fusarium graminearum*）の培養物から体内の窒素排泄を減少させ，窒素（蛋白質）の蓄積を促す蛋白質同化ホルモン（別名 肥育ホルモン；Protein anabolic hormone, Anabolics, Anabolic steroid）作用や子宮肥大作用を有する物質が単離された[7]．1965（昭和40）年には同じくカビトウモロコシから分離した *Fusarium* 培養物から子宮の肥大活性をもつ物質を薄層クロマトグラフィーで精製し，その画分名から F-2 と名づけられた物質は 1962 年 に分離，精製された物質と同一物であった[8]．化学構造は1966（昭和41）年に決定し，ゼアラレノン（Zearalenone）の慣用名が付けられ[9]，1968（昭和43）年には合成に成功している[10]．トリコテセン系マイコトキシンと同様，*Fusarium* 属の菌によって産生され，フザリウムトキシンの中で最も広く分布するマイコトキシンであるが，トリコテセン骨格を持たないため，区別され，女性ホルモン作用をもつことが特色で，内分泌かく乱物質（環境ホルモン）の可能性も指摘され注目を浴びている．

1.2　化学構造と理化学的性質と同族体の化学構造

　ゼアラレノン（Zearalenone：$C_{18}H_{22}O_5$=318.36 [17924-92-4]）の化学構造を図1.1に示した．

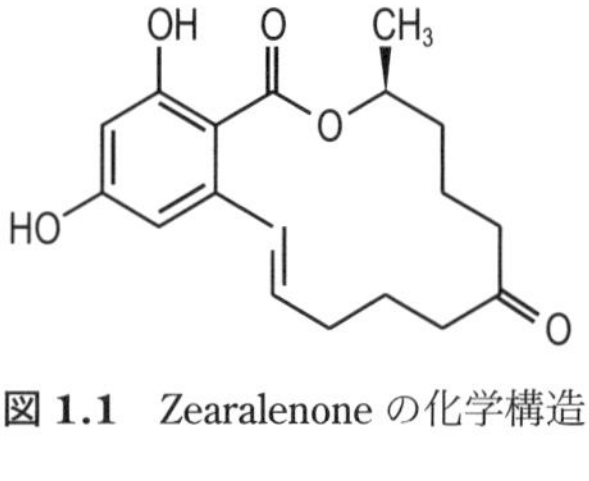

図1.1　Zearalenone の化学構造

白色結晶,融点:164〜165℃,$[\alpha]^{25}_{546}=-170.5°$ (C=1.0, メタノール), 25℃での溶解度(%):水 (0.002), ヘキサン (0.05), ベンゼン (1.13), アセトニトリル (8.6), ジクロロメタン (17.5), メタノール (18), エタノール (24), メタノール (58)[11], 紫外部吸収(メタノール):236 nm (ε=29,700), 274 nm (ε=13,909) および 316 nm (ε=6,020), 蛍光:360 nm の紫外線下で青緑色, 260 nm でさらに強い緑色, 314 nm で

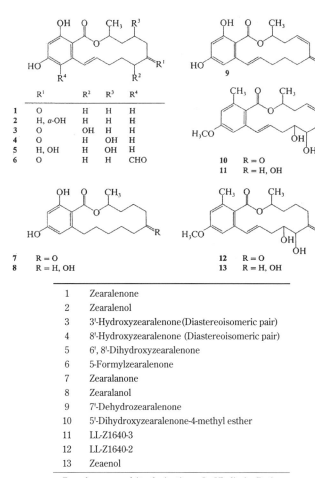

	R¹	R²	R³	R⁴
1	O	H	H	H
2	H, α-OH	H	H	H
3	O	OH	H	H
4	O	H	OH	H
5	H, OH	H	OH	H
6	O	H	H	CHO

7　R = O
8　R = H, OH

10　R = O
11　R = H, OH

12　R = O
13　R = H, OH

1　Zearalenone
2　Zearalenol
3　3'-Hydroxyzearalenone (Diastereoisomeric pair)
4　8'-Hydroxyzearalenone (Diastereoisomeric pair)
5　6', 8'-Dihydroxyzearalenone
6　5-Formylzearalenone
7　Zearalanone
8　Zearalanol
9　7'-Dehydrozearalenone
10　5'-Dihydroxyzearalenone-4-methyl ester
11　LL-Z1640-3
12　LL-Z1640-2
13　Zeaenol

Zearalenone and its derivatives. In Vladimir. Betina ed., "Bioactive molecules Vol.9 Mycotoxins: Chemical, Biological and Environmental Aspects" ELSEVIER, p.272 (1989) を参考に改変

図 1.2　ゼアラレノンおよび同族体の化学構造

450 nm の最強の蛍光を発する[9].

120℃までは安定で,150℃以上では分解が起こるが,食品中のゼアラレノンは150℃以上でも分解しないと報告されている[12-14].

ゼアラレノン以降,数多く発見されている同族体を図 1.2 に示した.このうち,ゼアラレノンの 7 位のケトン基を接触還元 (catalytic reduction) することにより得られる α-ゼザノール (α-Zeranol,別名 α-ゼアララノール:α-Zearalanol $C_{18}H_{26}H_5$=322.40 [26538-44-3]) を主成分に,β-ゼザノール (タレラノール),ゼアララノン,ゼアラレノンを含むゼザノール製剤は,我が国では承認されていないが,諸外国では牛の肥育促進や飼料効率の改善を目的として耳根部へ皮下移植投与される.我が国の畜産食品中における残留基準値は牛肉で 0.002 ppm,牛肝臓では 0.01 ppm に設定されている.

1.3 産生菌

ゼアラレノンは,*Fusarium graminearum* をはじめとして,*F. crookwellense, F. acuminatum, F. equeiseti, F. culmorum, F. semitectum* など,*Fusarium* 属の菌によって産生される[15].

1.4 産生条件

産生の最適温度条件は菌株により異なるが,トリコテセン系マイコトキシンとほぼ同様の傾向がみられる.*F. crookwellense* による実験では,培養温度は 10〜20℃が最適で,25℃では産生量が極端に減少,暗所でも少なくなるとされている[16].

F. graminearum を米やトウモロコシを培地とした場合,25℃で 2〜4 週間,10〜15℃で 2〜4 週間の培養が最適であるという報告も多い[7,17].

一方,水分活性は,Aw0.97 で多量に産生され,Aw0.95 では,ほとんど産生はみられないといわれている[18].従って,最適条件は菌の生育後,低温多湿の状態に保つことであるといえる.トウモロコシや米は良生産培地である[19]が,大豆は適さないとされている[20].

1.5 毒性

1.5.1 急性毒性

ゼアラレノンの LD_{50} は,雌マウスへの腹腔内投与では 500 mg/kg 以上,経口投与

では 20,000 mg/kg 以上，雄ラットの腹腔内投与で 5,500 mg/kg，モルモットの腹腔内投与で 2,500 mg/kg であり[21]，致死性の急性毒性はあまり強くない．

1.5.2 亜急性毒性

亜急性毒性（subacute toxicity）は比較的短期間（通常 1〜3 カ月）の反復投与よって生じる毒性で，亜慢性毒性（subchronic toxicity）ともいう．

細胞内のエストロゲン受容体と結合することによって発症すると推測される毒性はげっ歯類に比べ豚や羊のほうがより感受性が高いことが認められている[22,23]．

最も感受性の高い豚ではゼアラレノンを含む飼料の摂取により，雌豚には過エストロゲン症を引き起こし，外陰部や乳房の腫れ，子宮の肥大，卵巣の変化と不妊症がみられたという[12]．

ゼアラレノンは代表的な女性ホルモン（エストロゲン；estrogen 別名 卵胞ホルモン）のうち，生理活性が強い 17β-エストラジオール（Estradiol：$C_{18}H_{24}O_2$ =272.39 [50-28-2]）と化学構造（図 1.3）が類似しているためエストロゲン受容体と結合しやすく，内分泌かく乱作用を示し[24]，その程度は Polychlorinated biphenyl（PCB）や Bisphenol A より高いとの報告もあり[25]，家畜，特に豚における生殖系への影響が強く示唆されている[26,27]．

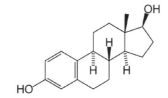

図 1.3　17β-エストラジオールの化学構造

1.5.3 変異原性と発癌性

エイムス試験では，変異原性は陰性[28]，発癌性試験では，マウスの肝臓などに腺腫が認められているが，発生率の増加は認められておらず，IARC による発癌性評価は，「ヒトに対する発癌性については分類できない」グループ 3 に分類されている[29]．最近の研究から，エストロゲンレセプターを発現しているヒト乳癌細胞に対して増殖促進をすることが報告されており，乳癌発症リスクの上昇が懸念されている[30]．

1.6　規制値と耐容一日摂取量

我が国では 2002（平成 14）年 3 月 25 日，農林水産省生産局畜産部　飼料課長名で

出された「13 生畜第 7269 号」により,飼料に含まれることが許容される最大値が 1.0 ppm と規制されているが,食品に対しては未設定である.

一方,海外では,1996 年時点で規制値の設定国は 6 カ国であったが,2003(平成 15)年には 16 カ国が食品および飼料を規制するようになった[31].EU においてはその規制値は 20〜200 μg/kg と,他のフザリウムトキシンである DON やフモニシン B 群よりも低い値に設定されている.

女性ホルモン作用による毒性を考慮し,耐容一日摂取量を FAO/WHO 合同食品添加物専門家会議(JECFA)は 2000(平成 12)年に,EU は 2001(平成 13)年にそれぞれ 0.5 μg/kg 体重/day および 0.2 μg/kg 体重/day を設定している.

1.7 食品汚染

世界中のトウモロコシ,大麦,小麦,オート麦,モロコシ,アワ,米など多くの穀類のみならず,加工品である小麦粉,麦芽,ビールなどからも検出される.とりわけトウモロコシへの汚染はその頻度において最も問題視されており,他のフザリウムが産生するトリコテセン系のカビ毒やフモニシンよりも高頻度に検出され[31],DON やアフラトキシンとの同時汚染も報告されている[32-35].

1.8 分析法

紫外線下で蛍光を発する特徴を利用した TLC 法と HPLC(励起波長:236 nm,蛍光波長:418 nm)法が先ず開発され "AOAC Official Method 976.22 Zearalenone in Corn Thin-Layer Chromatographic Method First Action 1976, Final Action 1988"[36] および AOAC Official Method 985.18, α-Zearalenol and Zearalenone in Corn Liquid Chromatographic Method First Action 1985, Final Action 1988"[37] がそれぞれ "Official Methods of Analysis of AOAC International 18th Edition, 2005" にも採用された.その後,安定同位体希釈法による LC-MS-MS 分析法[38] やゼアラレノン分析用イムノアフィニティーカラムを用いて,ゼアラレノンを精製[39-41]あるいはゼアラレノンのみならず女性ホルモン様作用を有するゼアラレノンの 4 種の代謝産物(α-Zearalenol, β-Zaralenol, α-Zearalanol, β-Zearalanol)も同時に精製し,HPLC や LC-MS-MS で分析する方法などが報告されている[42].

ゼアラレノンのみならずトリコテセン系等,他のマイコトキシンと同時に分析する方法では種々の方法が開発されている.先ず,GC や GC-MS 法では前処理で精製

したサンプル中のマイコトキシンをトリメチルシリル化により揮発性を高めて ECD もしくは FID 付き GC あるいは GC-MS で分析するのが一般的である[43,44]．最近では，残留農薬分析の前処理に採用される QuEchERS 法（3.3.2 p.190 参照）[45] で処理し，GC-MS の最新法である heart-cutting 法で分析する方法も報告されている[46]．

一方，小麦やトウモロコシをアセトニトリル / 水 / 酢酸 79 + 20 + 1 (v/v/v) の混合液で抽出し，そのまま，39 種類のマイコトキシンを[47]，あるいは飼料や食品の抽出液を多機能カラム[48,49] やイムノアフィニティーカラムにより精製し[50]，LC-MS-MS や LC-TOF-MS で分析する方法[51] などの報告例がみられる．

◆ 文　献

1) Buxton, E.A.: *Vet. Med.*, **22**, 451-452 (1927)
2) Legenhausen, A. H.: *Vet. Med.* **23**, 29 (1928)
3) McNutt, S. H., Purwin, P., Murray, C.: *J. Am. Vet. Med. Assoc.*, **73**, 484-492 (1928)
4) Pullar, M. E., Lerew W.M.: *Aust. Vet. J.*, **13**, 28-31 (1937)
5) Koen, J. S., H. C. Smith H.C.: *Vet. Med.*, **40**, 131-133 (1945)
6) McErlean, B. A.: *Vet. Rec.*, **64**, 539-540 (1952)
7) Stob, M., Baldwin L.S., Tuite J., Andrews F. M., Gillete K.G.: *Nature*, **196**, 1318 (1962)
8) Christensen, C.M., Nelson, G.H., Mirocha, C.J.: *Appl. Microbiol.*, **13**(5), 653-659 (1965)
9) Urry, W. H., Wehrmeista, H.L., Hodge, E.B., Hmy, P.H.: *Tetrahedron Lett.*, **27**, 3109-3114 (1966)
10) Vlattas, I., Harrison, I.T., Tökés, L., Fried, J.H., Cross, A.D.: *J. Org. Chem.*, **33**, 4176-4179 (1968)
11) Hidy, P.H., Baldwin, R.S., Gresham, R.L., Keith, C.L., McMullen, J.R.: *Adv. appl. Microbiol.*, **22**, 59-82 (1977)
12) Kuiper-Goodman, T., Scott, P.M., Watanabe, H.: *Regul. Toxicol. Pharmacol.*, **7**, 253-306 (1987)
13) Cole, R.J., Cox, R.H. (ed.): Handbook of Toxic Fungal Metabolites, Academic Press, p.937 (1981)
14) IARC : Toxins derived from Fusarium graminearum, F. culmorum and F. crookwellence : zearalenone, deoxynivalenol, nivalenol and fusarenone X. IARC Monographs on the Evaluation of Carcinogenic Risks to Humans, IARC: Lyon, Vol.56, p.397-444 (1993)
15) Pitt, J.I., Hocking, A.D.: "Fungi and Food Spoilage, 2nd ed., Aspen Publ., p.593 (1999)
16) Margaret E. Di Menna, Denis R. Lauren, Wendy A. Smith: *Mycopathologia*, **116**(2), 81-86 (1991)
17) Ryu Dojin, Bullerman Lloyd B.: *J. Food Protect*, **62**, 1451-1455 (1999)
18) Jimenez, M., M. Manez M., Hernandez E.: *Int. J. Food Microbiol.*, **29**, 417-421 (1996)
19) Megalla, S. E., Bennett, G. A., Ellis, J. J., Shotwell, O. L.: Production of deoxynivalenol and zearalenone by isolates of Fusarium graminearum Schw. *J. Food Prot.*, **50**, 826-828 (1987)
20) Graciela Vaamonde, Graciela Scarmato, Noemí Bonera: *Int. J. Food Microbiol.*, **4**, 129-133 (1987)

21) WHO : Zearalenone, Food Additives Series, 44, p.393-482 (2000)
22) Joint FAO/WHO Expert Committee on Food Additives "Safety evaluation of certain food additives and contaminants", Geneva, WHO, 2000, series 44.
23) Kuiper-Goodman, T., Scott, P. M., Watanabe H.: *Regul. Toxicol. Pharmacol.*, **7**, 253-306 (1987)
24) Bacha, H., Chekir, L., Ellouz F., Hadidane R., Creppy E. E. "Effects of zearalenone on fertilizationl and gestation in rats". Scudamore, K. A., ed., Proceedings of the UK Workshop, Mycotoxin, The University of West London, Central Sciences Laboratory, London., p.258-262 (1993)
25) Urraca J.L., Marazuela M.D., Moreno-Bondi M.C.: *Anal. Chim. Acta*, **524**, 175-183 (2004)
26) Kim I. H., Son H.Y., Cho S.W., Ha C.S., Kang B.H.: *Toxicol. Lett.*, **138**(3), 185-192 (2003)
27) Avantaggio, G., Havenaar, R., Visconti, A.: *Food Chem. Toxicol.*, **41**, 1283-1290 (2003)
28) Wang, J.S., Groopman, J.D.: DNA damage by mycotoxins. *Mutat. Res.*, **424**, 167-181 (1999)
29) WHO IARC Monographs on the Evaluation of Carcinogenic Risks to Humans, Agents Classified by the *IARC Monographs* Volumes 1-102 (Last update: 17 June 2011)
30) Ahamed S., Foster J.S., Bukovsky A., Wimalasena J.: *Mol. Carcinog.*, **30**(2), 88-98 (2001)
31) Zinedine A., Soriano J.M., Moltó J.C., Mañes J.: *Food Chem. Toxicol.*, **45**, 1-18 (2007)
32) Terada, H.: Microanalysis of zearalenone and its related compounds, *Mycotoxins*, **50**, 129-135 (2000)
33) Hagler, W. M., Jr., Tyczkowska K., Hamilton P.B.: *Appl. Environ. Microbiol.*, **47**, 151-154 (1984)
34) 上村　尚，田端節子，田村行弘，安田和男，牛山博文，橋本秀樹，西島基弘，二島太郎：食衛誌 **28**, 322-329 (1987)
35) Vargas, E.A., Preis, R.A., Castro, L., Silva, C.M.: *Food Addit. Contam.*, **18**, 981-986 (2001)
36) Shotwell, O. L., M. L. Goulden, G. A. Bennett: *J. Assoc. Off. Anal. Chem.*, **59**, 666-670 (1976)
37) Bennett G.A., Shotwell O.L., Kwolek W.F.: *J. Assoc. Off. Anal. Chem.*, **68**(5), 958-961 (1985)
38) B. Cramer, M. Bretz, H. U. Humpf: *J. Agric. Food Chem.*, **55**, 8353-8358 (2007)
39) H. M. Campbell, J. F. Armstrong: *J. AOAC Int.*, **90**, 1610-1622 (2007)
40) I. Arranz, C. Mischke, J. Stroka, E. Sizoo, H. van Egmond, M. Neugebauer: *J. AOAC Int.*, **90**, 1598-1609 (2007)
41) S. J. MacDonald, S. Anderson, P. Brereton, R. Wood, A. Damant: *J. AOAC Int.*, **88**, 1733-1740 (2005)
42) P. Songsermsakul, G. Sontag, M. Cichna-Markl, J. Zentek, E. Razzazi-Fazeli: *J. Chromatogr. B*, **843**, 252-261 (2006)
43) 厚生労働省監修：公定試験法・標準試験法詳解　食品衛生検査指針 理化学編，日本食品衛生協会発行 p.598-601 (2005)
44) Tanaka T., Yoneda A., Inoue S., Sugiura Y., Ueno Y.: *J. Chromatogr. A*, **882**(1-2), 23-28 (2000)
45) Anastassiades M., Lehotay S.J., Stajnbaher D., Schenck F.J.: *AOAC Int.*, **86**, 412-431 (2003)
46) Cunha S.C., Fernandes J.O.: *J. Sep. Sci.*, **33**, 600-609 (2010)
47) Sulyok M., Berthiller F., Krska R., Schuhmacher R.: *Rapid Commun. Mass Spectrom.*, **20**(18), 2649-2659 (2006)
48) Biselli S., Hummert C.: *Food Addit. Contam.*, **22**(8), 752-760 (2005)
49) 農林水産消費安全技術センター：飼料分析基準 5-1-6. 1　飼料分析基準：第5章カビ毒　第1節カビ毒各条6 ゼアラレノン．p.46-51

50) Tanaka H., Takino M., Sugita-Konishi Y., Tanaka T., Leeman D., Toriba A., Hayakawa K.: *Rapid Commun. Mass Spectrom.*, **24**(16), 2445-2452 (2010)
51) Tanaka H., Takino M., Sugita-Konishi Y., Tanaka T.: *Rapid Commu. Mass Spectrom.*, **20**, 1422-1428 (2006)

第2章　食物アレルギー

2.1　食物アレルギーの定義とメカニズム

　食物（または食品）アレルギー（food allergy）とは，「原因となる食物を摂取した後に免疫反応を介して皮膚，呼吸器，消化器あるいは全身に生じる体にとって不利益な症状」とされる．食物アレルギーの患者数はここ10〜20年の間に先進国を中心に増加しており，社会問題になっている．

　我が国において，何らかの食物アレルギーの有症率は，乳児で10%，3歳児で4〜5%，学童期で2〜3%，成人で1〜2%と推定されている[1]．

　食物アレルギーのメカニズムの大部分は，IgE（Immunoglobulin E；免疫グロブリンE）という生体内の微量蛋白質が介在して起こるものである．IgE抗体が，皮膚，腸粘膜，気管支粘膜，鼻粘膜，結膜などに存在するマスト細胞（または肥満細胞）に結合した状態で食物アレルゲン（アレルギー誘発物質であり，アレルギー反応を起こすIgE抗体と結合する蛋白質）と出会うことにより，マスト細胞からヒスタミン（かゆみ，くしゃみ，鼻水の原因物質）やロイコトリエン（Leukotriene；気管支を収縮させたり，鼻づまりを起こす物質）などの化学伝達物質が放出され，アレルギー反応

表2.1　アレルギー原因食品とアレルゲンの例

食　品	アレルゲン
牛　乳	カゼイン β-ラクトグロブリン α-ラクトアルブミン
鶏　卵	オボムコイド オボアルブミン リゾチーム
小　麦	α-アミラーゼインヒビター グルテン，グリアジン，グルテニン
エビ・カニ	トロポミオシン
ピーナッツ	ビシリン，グリシニン，コングルチン
魚	パルブアルブミン

が引き起こされる．その結果，じんま疹，紅斑，下痢，嘔吐，咳，咽頭浮腫，呼吸困難などの症状が誘発される．IgE 抗体依存型の場合は，食物を摂取した直後から 2 時間以内くらいにアレルギー反応を認めるのがほとんどである．

表 2.1 にアレルギー原因食品とアレルゲン（allergen）の例を示した．

2.2 食物アレルギーの症状

食物アレルギーによって引き起こされる症状としては，表 2.2 に示すように皮膚，粘膜，呼吸器，消化器などに出現する．食物アレルギーは大きく分けて，食物摂取後数分から 2 時間以内に症状が現れる即時型，2 時間以上経ってから症状を呈する非即時型および特殊型の 3 つのタイプがある．

特殊型の食物依存性運動誘発アナフィラキシー（food-dependent exercise-induced anaphylaxis）は，食べるだけなら平気でも，食後運動するとアナフィラキシーが起こることがあり，運動によって腸での消化や吸収に変化が起き，未消化の蛋白質が吸収されてしまって起きると考えられている．

一方，口腔アレルギー症候群（oral allergy syndrome，花粉アレルギー症候群ともいわれる）は，花粉に対する IgE 抗体が果物や野菜と反応するために起こる即時型食物アレルギー（immediate type food allergy）で，消化されると反応しなくなるため，ふつうは口の中がピリピリしたりかゆくなったりするだけであるが，大量に食べて全

表 2.2 食物アレルギーよる諸症状

1. 皮膚の症状
   かゆみ，じんま疹，発赤，湿疹
2. 眼の症状
   結膜の充血，かゆみ，涙，まぶたの腫れ
3. 口，のどの症状
   口の中の違和感，腫れ，のどのかゆみ，イガイガ感
4. 鼻の症状
   くしゃみ，鼻汁，鼻づまり
5. 呼吸器の症状
   息が苦しい，咳，ぜーぜーする，のどのつまった感じ，声がれ
6. 消化器の症状
   腹痛，はきけ，嘔吐，下痢，血便
7. 循環器の症状
   頻脈，血圧低下，手足が冷たい，蒼白
8. 神経症状
   頭痛，元気がない，ぐったり，意識障害
9. アナフィラキシー

身症状が出てしまうこともある.

即時型食物アレルギー反応のなかでも,じんま疹だけや腹痛だけなど1つの臓器に留まらず,皮膚(じんま疹や発赤,かゆみ),呼吸器(咳,くしゃみ,ぜーぜー,呼吸困難),消化器(腹痛,嘔吐),循環器(脈が速い,血圧低下),神経(活動性の変化,意識の変化)など,複数の臓器に重い症状が現れるものをアナフィラキシー(anaphylaxis)と呼称する.食物以外にも,薬物やハチ毒などが原因で起こり,血圧低下や意識障害などのショック症状を伴う場合はアナフィラキシーショック(anaphylactic shock)と呼び,生命を脅かす危険がある.

2.3 食品衛生法に基づく加工食品に対するアレルギー表示

我が国では,世界に先駆けて食物アレルギーの防止のため,2002(平成14)年4月より,発症頻度が多いか重篤な症状を誘発しやすい食物の卵,乳,小麦,そばおよび落花生が省令で表示を義務付ける特定原材料として指定され,2008(平成20)年6月(ただし猶予期間2年)には,エビとカニが義務表示に追加された.特定原材料に準ずるものとして,表2.3に示す18品目が通知で表示が推奨されている.

表 2.3 食品衛生法によるアレルギー物質を含む食品の表示

特定原材料等の名称
義務:卵,乳,小麦,そば,落花生,えび,かに
推奨:あわび,いか,いくら,オレンジ,キウイフルーツ,牛肉,くるみ,さけ,さば,ゼラチン,大豆,鶏肉,バナナ,豚肉,まつたけ,もも,やまいも,りんご

消費者庁は2013(平成25)年9月20日,加工食品にアレルギー物質として表示を推奨する品目にゴマとカシューナッツを追加し,2014(平成26)年8月31日までに当該2品目の表示に努めるよう求めた[2].同庁によると,2011(平成23)〜2012(平成24)年度に報告があった食物アレルギー約3,000件のうち,ゴマは12件,カシューナッツは18件,血圧低下を伴うアナフィラキシーショックが起きた事例もあったという.

2.3.1 特定原材料の混入に関する表示

食物アレルギーは,舐める程度でもアナフィラキシーショックを発症することがあるので,特定原材料が使用されている場合は含有量にかかわらず,これらの原材料を

使用している旨の表示が必要である．

原材料の管理や製造工程中の特定原材料の混入防止措置が疎かになるおそれがあるので，特定原材料等が「入っているかもしれない」の表示は認められていない．他の製品に用いた原材料中のアレルギー物質が製造ライン上で混入しないように，ラインを充分に洗浄すること，アレルギー物質を含まない製品から先に製造すること，可能な限り専用器具を使用すること等，原材料の管理，製造工程における混入防止措置を適切に行い，それでも特定原材料等の混入が避けられない場合には「○○（特定原料等の名称）を使用した設備で製造しています．」等の注意喚起を行うことを推奨している．

原材料の採取方法によるコンタミネーションについては，「本製品で使用しているシラスは，カニが混ざる漁法で採取しています．」等の注意喚起を，エビ，カニを捕食していることによるコンタミネーションについては，「かまぼこで使用しているイトヨリダイは，エビを食べています．」等の注意喚起をそれぞれ行うことを推奨している．

表示が義務付けられる7品目の特定原材料が含まれていても表示されない場合があるので，注意が必要である．まず，表示されるものとは，①予め箱や袋で包装されている加工食品，②缶や瓶詰めの加工食品，である．

一方，表示されないので，気をつけなければならないものは，①店頭で計り売りされる総菜・パンなど，その場で包装されるもの，②注文して作るお弁当，③容器包装の面積が30cm^{2}以下の小さなもの，である．

アレルギー物質を含む食品に関する表示方法については，消費者庁の資料に詳しく書かれている[3,4]．

2.3.2 特定原材料等の代替表記方法

特定原材料等が使用されていることが連想できるような常識的な代替表記方法（特定原材料等の表記方法や，言葉が違うが，特定原材料等と同じものであることが理解できる表記）が認められている．例えば，卵で認められている代替表記では「玉子，たまご，タマゴ，エッグ，鶏卵，あひる卵，うずら卵」がある．特定加工食品（一般的に特定原材料等により製造されていることが知られているため，それらを表記しなくても，原材料として特定原材料等が含まれていることが理解できる加工食品），卵についてはハムエッグ，マヨネーズ，オムレツなどが認められている．また，複数の複合原材料を用いた際に，特定原材料等が重複している場合には，繰り返して特定原材料を表記しなくてもよいとされている．一方，牛肉，豚肉，鶏肉を「肉類」，「動物

性○○」と表記すること，リンゴ，桃を「果物類」と表記することは認められていない．しかしながら，植物蛋白質酸加水分解物，魚醤，魚油，魚介エキスについては，網で無分別に捕獲した魚介類をそのまま原材料として使用しており，どの種類の魚介類が入っているか把握できないため，例外的に「魚介類を含む」と表示することが認められている．

表示に関しては，消費者庁の「加工食品製造・販売業のみなさまへ　アレルギー物質を含む加工食品の表示ハンドブック　平成22年3月改訂」に詳細な記述があり，インターネットで閲覧できるので便利である．

2009（平成21）年9月の消費者庁の発足に伴って，食品衛生法の規定に基づく表示に関する業務が厚生労働省から消費者庁に移管された．

特定原材料等の代替表記方法についても，消費者庁の資料に詳しく書かれている[3,4]．

2.4 測定法

食物アレルギーの原因物質の測定に利用されている技術は，①アレルギー食品に含有されている蛋白質を抗体（antibody：抗原（antigen）の侵入を受けた生体がその刺激で作り出す蛋白質の総称）で検知する方法，②アレルギー食品由来のDNAを検知する方法，に大別される．

2.4.1 アレルギー食品に含有されている蛋白質を抗体で検知する方法
1) 定量検査法

アレルギー食品のスクリーニング検査は定量検査法で行うことが一般的で，通常，酵素結合免疫吸着法（ELISA）が用いられる．

ELISA法は，サンプル中に含まれる微量の目的物質を，酵素標識した抗体または抗原を用い，抗原-抗体反応を利用して定量的に検出する方法で，この方法は，①抗原を高感度で検出でき，定量性にも優れている，②抗原-抗体反応の高い特異性により，目的物質の精製や前処理を省略して粗抽出物で測定できる，③短時間で多数の検体を測定できる，などのメリットがある．図2.1にサンドイッチELISA法の基本原理を示した．

図2.1に示した基本原理の概要は，以下に示す通りである．①マイクロプレートに一次抗体を固定化，②抗体と抗原（目的蛋白質）を結合させ，複合体を形成，③一次抗体と酵素標識した二次抗体を結合した複合体を形成，④酵素と反応する基質を添加し，基質が発色する．

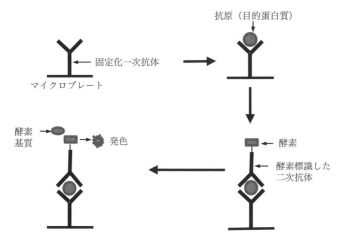

図 2.1　サンドイッチ ELISA 法の基本原理

2002（平成14）年11月6日，厚生労働省の通知として，「アレルギー物質を含む検査方法について」［食発第1106001］（以下，通知検査法）で公表された方法では，卵，乳，小麦，そばおよび落花生の5品目については，複合抗原を認識するポリクロナール抗体を利用いたELISA法（日本ハム(株)製ELISAキット）と，単一あるいは精製抗原を認識するポリクロナール抗体を利用したELISA法（(株)森永生科学研究所製ELISAキット）の，検査特性が異なる2種類の方法が用いられる．両キットとも，原理はサンドイッチELISA法であり，両検査法の特徴は相補的な関係にあり，これらの定量検査法が最も効率的であると考えられている．

エビ，カニの主要アレルゲンは，先に表2.1に示したように，トロポミオシンである．これを認識するモノクロナール抗体およびポリクロナール抗体を用いたサンドイッチELISA法が2種類開発された．日水製薬(株)製のキットと(株)マルハニチロ食品製のキットである．甲殻類のトロポミオシンは種間の相同性（homology）が高く，抗体による識別が困難であるため，上記2種のELISA法は，エビとカニを区別せずに検出するものである．

消費者庁が2009（平成21）年9月1日に発足したことに伴って，食品衛生法に基づく表示の所管が厚生労働省から消費者庁に移管されたこと等から，「アレルギー物質を含む食品の検査方法について」も［食発第1106001］に替わって，2010（平成22）年9月10日に消費者庁から消食表第286号が通知されたが，ELISAによる定量方法の記述に関しては［食発第1106001］の方が詳しい．2010（平成22）年9月10日に「事務連絡」として，「アレルギー物質を含む食品の検査方法について（参考）」

において，卵，牛乳，小麦，そば，落花生用に「現在までに試験室間バリデーションが行われ，条件を満たす旨のデータが提示されている定量検査キット」として，従来の日本ハム（株），（株）森永生科学研究所製に加えてプリマハム（株）のキットが掲載された．

スクリーニング検査で特定原材料が混入している可能性があるものと判断する基準については，2010（平成22）年9月10日消食表第286号別添3の「判断樹について」で，「スクリーニング検査で陽性とは，食品採取重量1gあたりの特定原材料等由来のタンパク質含量が10μg以上のものをいう」としている．陽性の判断基準の根拠として，2001（平成13）年10月29日に取りまとめられた厚生労働科学研究費補助金による「食品表示が与える社会的影響とその対策及び国際比較に関する研究班アレルギー表示検討会中間報告書」および2013（平成25）年9月20日付け消食表第257号「アレルギー物質を含む食品に関する表示について」別添2「アレルギー物質を含む食品に関する表示Q&A」において，「数μg/ml濃度レベル又は数μg/g含有レベル以上の特定原材料等の総タンパク質を含有する食品については表示が必要と考えられる」とされたこと等によるとしている．

2) 定性検査法
(1) ウエスタンブロット法
本法は，特定原材料蛋白質をポリアクリルアミドゲル電気泳動法で分離し，PVDF膜（polyvinylidene difluoride membrane）に転写後，膜上で抗原-抗体反応を行って蛋白質を検出する方法である．分子量に関する情報が得られる点で，ELISA法より特異性が高い方法である．

通知試験法では，卵および乳の確認試験法が，森永生科学研究所製モリナガウエスタンブロットキットを用いて行うことが定められている．

2.4.2 アレルギー食品由来のDNAを検知する方法であるPCR法
検査対象となる食品から抽出したDNAをPCR（polymerase chain reaction）反応に供することにより，アレルギー食品由来のDNAが存在するか否かを検査する方法である．

通知検査法では小麦，落花生およびソバのオリエンタル酵母工業(株)製アレルゲンチェッカーが，エビおよびカニについては(株)ファスマック製を使用することが記載されている．

2.4.3 イムノクロマト法

ELISA法は，比較的容易に検査が実施できるようにキット化されているが，酵素基質の発色度合いを測定するのにプレートリーダーなどの機器を必要とし，数時間の分析時間を要する．従って，食品工場などの製造現場での利用は難しい．そこで，より簡便なシステムとして開発されたのが，イムノクロマト法（ラテラルフロー法）である．その原理は，「第1章 (ii) アフラトキシン」1.5 分析法（p.107）に詳しく記載したので参照されたい．

◆ 文　献

1) 海老澤元宏，今井孝成：平成17年度即時型食物アレルギー全国モニタリング調査，厚生労働科学研究報告書「食物等によるアナフィラキシー反応の原因物質（アレルゲン）の確定，予防・予知法の確立に関する研究」平成17年度総括・分担研究報告書, p.4-6 (2006)
2) 消食表第257号「アレルギー物質を含む食品に関する表示について」http://www.caa.go.jp/foods/pdf/syokuhin1086.pdf
3) 消食表第257号「アレルギー物質を含む食品に関する表示について」別添1「アレルギー物質を含む食品に関する表示指導要領」http://www.caa.go.jp/foods/pdf/syokuhin1088.pdf
4) 消食表第257号「アレルギー物質を含む食品に関する表示について」別添2「アレルギー物質を含む食品に関する表示 Q & A」http://www.caa.go.jp/foods/pdf/syokuhin1088.pdf

第3章 残留農薬

3.1 農薬問題がクローズアップされた背景

　1996（平成8）年から2002（平成14）年にかけて，食品衛生学上極めて重大な事件が立て続けに発生し，食に対する不安・不信が広がった．その概要を表3.1にまとめて示した．

　世論の批判に後押しされるようにして「国民の健康の保護が最も重要である」を基本理念とする画期的な法律「食品基本法」が，2003（平成15）年5月23日に公布された．同法の理念に沿って食品衛生法も1947（昭和22）年12月24日の制定以来，半世紀

表 3.1　1996～2002年にかけての食品衛生上の重大な事件

事件名	概　　要
腸管出血性大腸菌（O157）食中毒事件	最初の事例は1982（昭57）年，アメリカで発生したハンバーガーによる食中毒，日本では1984（昭59）年に大阪府，東京都で発生，1990（平2）年は埼玉県で，1996（平8）年には全国で多発．87件で患者数10,332人，大きな社会問題に
雪印集団食中毒事件	雪印乳業㈱が製造した低脂肪乳の原料の脱脂粉乳への病原性黄色ぶどう球菌汚染による食中毒．2000（平12）年6～7月，患者数13,420名
牛海綿状脳症，狂牛病（BSE）問題	日本で最初の発症例．2001（平13）年9月10日，2006（平18）年9月28日までに29頭を確認
雪印食品偽装牛肉事件	BSEの全頭検査が始まった2001（平13）年10月18日以前に解体処理された国産牛を，農林水産省の外郭団体である農畜産業振興事業団が全国農業協同組合連合会など業界6団体を通じて，食肉会社から買い取る仕組みを雪印食品㈱が悪用し，輸入肉を国産用の箱に詰め替えて偽装．2002（平14）年1月23日発覚
中国産冷凍ほうれん草中の残留農薬問題	中国産冷凍ほうれん草，およびその加工品から基準値を超えるクロルピリホス検出の報道．2002（平14）年3月16日『週刊文春』8月8日号で「毒菜」の取り扱い
登録失効農薬問題	山形県内で登録失効農薬（ダイホルタンおよびプリクトラン）を販売していた業者2人が，農薬取締法・劇物締法違反の容疑で逮捕の報道．2002（平14）年7月30日

ぶりに大改正された（平成15年5月30日公布，平成18年5月29日施行）．食品の安全に対して行政が消費者本位へと大きく舵をきった食品衛生法の最大の改正点は，農薬，飼料添加物および動物用医薬品（以上をまとめて農薬等と定義される）の規制が，ネガティブリスト制度からポジティブリスト制度へと変更されたことである．旧制度では，残留してはいけない農薬等283品目（農薬250品目，動物用医薬品等33品目）について約130種類の農産物ごとの残留基準値を定め，それ以外は原則すべて自由で，残留基準が設定されていない農薬等が食品から検出されても，販売禁止にするなどの措置をとることができなかった．これに対し，ポジティブリスト制度では，人の健康を損ねる恐れのないことが明らかであるアミノ酸，有機酸，重曹，とうがらし色素等65品目と，発癌性がある等の理由から食品中に検出されてはならない農薬等19品目（p.183を参照）を除くすべてについて残留基準値を設定し，基準を超えて残留していた場合，販売禁止等の措置がとれるようになった．規制対象も，加工食品を含む全食品に拡大された．この概要を図3.1に示した．

　残留基準値の設定方法について，旧法で残留基準値が設定されていた283品目についてはそのままの値とし，その他についてはコーデックス基準値，外国基準値などを参考に暫定基準値が設定された．参考とする基準値のない農薬等に関しては一律基準値0.01 ppmが設定され，制度施行の半年前の2005（平成17）年11月29日，関係法令が告示された．一律基準値の設定に関しては，FAO/WHOの食品添加物専門家会議（JECFA）による香料や米国食品医薬品局（FDA）による間接添加物（食品包装に使われる樹脂や容器から溶出して食品に入ってしまう物質等）の評価に用いられている「許容される曝露量」および，国内またはFAO/WHO残留農薬専門家会議（JMPR），JECFAで評価された農薬および動物用医薬品の「許容一日摂取量（ADI）」等を考慮し，

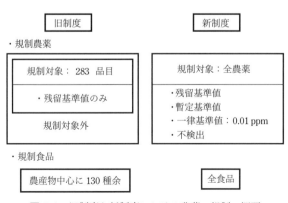

図3.1 旧制度と新制度における農薬の規制の概要

許容量の目安を 1.5 μg/kg 体重/day が妥当であるとした．我が国の食品摂取量から換算して，一律基準値によって規制される農薬等の摂取量が 1.5 μg/day を超えず，「ヒトの健康を損なう恐れのない量」として 0.01 ppm が決定された．

農薬等および食品ごとの基準値の詳細は，厚生労働省のホームページから以下のように調べることができる．厚生労働省→行政分野ごとの情報→食品→食品中の残留農薬・動物用医薬品・飼料添加物（ポジティブリスト制度など）→関連法令等→（参考）食品中の残留農薬等の基準値を調べるにはこちらが便利です→基準値のデータベース．ここではその一部を表3.2に示した．暫定と記載されている項は，旧法では空欄であり規制されていなかったが，新法ではすべて規制されるようになった．1968（昭和43）年3月に，はじめて BHC[註1]，DDT[註2]，鉛，パラチオン[註3] および砒素の5品目が規制された当時から考えると，隔世の感がある．

表 3.2 食品中の残留農薬等基準値の一例

農薬の用途と品目名 / 農産物名	殺虫剤 クロルピリホス	殺虫剤 メタミドホス	殺菌剤 イマザリル	殺菌剤 ミクロブタニル	除草剤 グリホサート
米（玄米）	0.1	暫定 0.01	0.05	暫定 0.03	0.1
小麦	0.5	暫定 0.01	0.01	0.3	5.0
大豆	0.3	0.05	暫定 0.02	暫定 0.05	2.0
ばれいしょ	0.05	0.25	5.0	暫定 0.03	0.2
たまねぎ	0.05	暫定 0.3	暫定 0.02	1.0	0.2
にんじん	0.5	暫定 0.01	暫定 0.02	1.0	0.2
ほうれんそう	0.01	暫定 0.5	暫定 0.02	1.0	0.2
しょうが	0.01	暫定 0.05	暫定 0.02	暫定 0.03	0.1
しいたけ	0.01	暫定 0.1	暫定 0.02	暫定 0.02	暫定 0.1
バナナ	3	暫定 0.1	2.0	2.0	0.2

単位：ppm

3.2 公定法

3.2.1 旧法下における分析法

公定法といわれる分析法には，開示された方法通りに実施しなければならない告示

註1：Benzene hexachloride または Hexachlorocyclohexane：HCH, $C_6H_6Cl_6$ =284.80 [58-89-9 (γ-BHC), 608-73-1：異性体混合物] γ-BHC はリンデン（Lindane）とも呼称
註2：Dichloro-diphenyl-trichloroethane: $C_{14}H_9Cl$=354.49 [50-29-3]
註3：Parathion，エチルパラチオンもしくはホリドール（ドイツ・バイエル社の商品名）$C_{10}H_{14}NO_5PS$ =291.26 [298-00-0]

試験法（以下，告示法と略），「真度，精度及び定量限界において，同等もしくはそれ以上の性能を有するとともに，特異性を有すると認められる方法」であれば別法でも可，とする通知試験法（以下，通知法と略）とがある．旧法下では基準値設定農薬250品目に対して，告示法として121通りの（2004. 2. 25現在）分析法が開示されていた．そのうち大部分の101の方法が1品目のみを対象とする個別試験法で，2品目を同時に分析する方法が11種類，5種類同時分析法が4種類，10種類以上の分析法が5種類という内訳であった．分離，分析装置にはECD[注4]，NPD[注5]，FPD[注6]等選択性の高い検出器を搭載したGCやUV検出器，あるいは蛍光検出器付きHPLCが一般的であった．前処理方法を含めた分析法は農薬ごとの差異は少ないので，1例として中国産冷凍餃子汚染事件で問題となった殺虫剤メタミドホス（Methamidophos：$C_2H_8NO_2PS=141.13$ [10265-92-6]）と，殺虫・殺ダニ剤であるアセフェート（Acephate：$C_4H_{10}NO_3PS=183.17$ [30560-19-1]）の共通の分析法フローチャートを図3.2に示したが，かなり複雑であり，このような方法で何百種類もの農薬を分析することは，農産物1サンプルについてだけでも不可能に近い．食品衛生監視業務等を効率的に行う

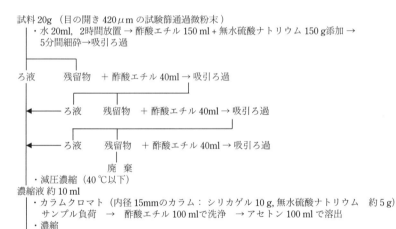

図 3.2 メタミドホスとアセフェートの分析法の概略

註4：Electron Capture Detector；電子捕獲型検出器
註5：Nitrogen Phosphorus Detector；窒素・リン検出器．別名；Flame Thermoionic Detector（FTD）
註6：Flame Photometric Detector；炎光光度検出器

ことを目的として，1997（平成9）年4月8日「厚生省生活衛生局通知　衛化第43号　残留農薬迅速分析法」が開発された．この概略を図3.3に示した．この方法では，一斉試験法の要素を取り入れ，個別試験法に比べて省力化がなされてはいるが，前処理に採用されたGPC（Gel Permeation Chromatography）による精製は1サンプルを処理するのに約20分かかり，その後さらにカラムによる精製工程を必要とし，サンプルの精製にかなりの時間を要するため，あまり効率的とはいえない方法であった．一方，分析機器は定性能力の高い検出器を搭載したGCおよびHPLCを採用しているが，GC-MSの使用は，農薬等が検出された場合の確認用に限られていた．

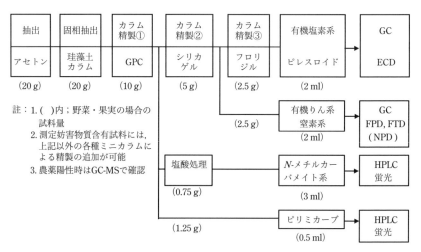

図3.3　残留農薬迅速分析法の概略

3.2.2　新法下における分析法
1)　分析法の概略

新法になってからは対象農薬等が大幅に増え，全食品が対象になったことを踏まえ，一斉試験法が全面的に導入されることになった．2004（平成16）年8月6日には「食品中の残留する農薬等のポジティブリスト制度に係る分析法（案）の検討について」として，分析法の開発状況と計画が公表された．翌年1月24日になって，「食品に残留する農薬，飼料添加物又は動物医薬品の成分である物質の試験法」が食安発第0124001号により「一斉試験法」および「個別試験法」が通知され，その後，何度かの改正が重ねられ2015（平成27）年2月26日現在，一斉試験法についての概要は表3.3のようになっている．

第3章　残留農薬

表3.3　一斉試験法の概要

サンプル	試験法	品目数 (含：異性体)
農産物	・GC-MS による農薬等の一斉試験法　（農産物）	296
	・LC-MS による農薬等の一斉試験法 I (農産物)	105
	・LC-MS による農薬等の一斉試験法 II (農産物)	59
畜水産物	・GC-MS による農薬等の一斉試験法（畜水産物）	
	・筋肉，脂肪，肝臓，腎臓および魚介類	192
	・乳，卵およびはちみつ	216
	・LC-MS による農薬などの一斉試験法 I（畜水産物）	
	・筋肉，脂肪，肝臓，腎臓および魚介類	52
	・乳，卵およびはちみつ	79
	・LC-MS による農薬などの一斉試験法 II（畜水産物）	50
	・HPLC による動物用医薬品等の一斉試験法 I（畜水産物）	108
	・HPLC による動物用医薬品等の一斉試験法 II（畜水産物）	69
	・HPLC による動物用医薬品等の一斉試験法 III（畜水産物）	33

表3.4　すべての食品において不検出とされる農薬等の一覧表（平成19年5月31日改正）

農薬の和名	英名	主な用途
2,4,5-T	2,4,5-T	農薬：除草剤
アゾシクロチン及びシヘキサチン	Azocyclotin および Cyhexatin	農薬：ダニ駆除剤
アミトロール	Amitrole	農薬：除草剤
カプタホール	Captafol	農薬：殺菌剤
カルバドックス	Carbadox including QCA	動物薬：合成抗菌剤
クマホス	Coumafos/Coumaphos	動物薬：殺虫剤
クロラムフェニコール	Chloramphenicol	動物薬：抗生物質
クロルプロマジン	Chlorpromazine	動物薬：鎮静剤
ジエチルスチルベストロール（DES）	Diethylstilbestrol	動物薬：ホルモン剤
ジメトリダゾール	Dimetridazole	動物薬：寄生虫駆除剤，抗原虫剤
ダミノジット	Daminozide	農薬：成長調整剤
ニトロフラゾン	Nitrofurazone	動物薬：合成抗菌剤
ニトロフラントイン	Nitrofurantoin	動物薬：合成抗菌剤
フラゾリドン	Furazolidone	動物薬：合成抗菌剤
フラルタドン	Furaltadone	動物薬：合成抗菌剤
プロファム	Propham	農薬：除草剤，成長調整剤
マラカイトグリーン	Malachite green	動物薬：合成抗菌剤
メトロニダゾール	Metronidazole	動物薬：寄生虫駆除剤，抗原虫剤
ロニダゾール	Ronidazole	動物薬：寄生虫駆除剤，抗原虫剤

註：カルバドックスの分析対象化合物はキノキサリン-2-カルボン酸

表 3.5 指定の食品において検出されてはならない農薬等の一覧表

農薬の和名	英名	主な用途
アルドリン	Aldrin	農薬・殺虫剤
エンドリン	Endrin	農薬・殺虫剤
ディルドリン	Dieldrin	農薬・殺虫剤
トリアゾホス	Triazophos	農薬・殺虫剤
二臭化エチレン	Ethylene Dibromide（EDB）	農薬・線虫駆除剤
パラチオン	Paration	農薬・殺虫剤、殺ダニ剤
デキサメタゾン	Dexamethasone	動物薬・ステロイド系消炎剤
酢酸トレボロン	Trenbolone Acetate	動物薬・ホルモン剤
クレンブテロール	Clenbuterol	動物薬・成長促進剤

註：酢酸トレボロンの分析対象化合物：α-Trenbolone（肝臓），β-Trenbolone（筋肉）

一方，個別試験法については，旧制度下では殺虫剤である二臭化エチレン（Ethylene dibromide：EDB）の分析法等一部を除きほとんどが告示法であったが，新制度下では，遺伝毒性のある発癌物質および国際機関でADIが設定できないと評価されている表3.4に示した19品目[註7]の農薬等は「食品において不検出とされる農薬等」としてすべての食品に検出されてはならないとされた．また，表3.5の指定の食品に限り検出されてはならない農薬等9品目の，計28品目の分析法が告示法である以外は旧制度下で告示法であった方法もすべて通知法とされ，「個別試験法」として264種の分析法が開示されている（2015（平成27）年6月2日現在）．

その後，2010（平成22）年12月13日，厚生労働省告示第417号（食安発1223第1号）により，告示で定める試験法である「告示試験法」についても，同等以上の性能を有すると認められる試験法による試験を可能とした．続いて2010（平成22）年12月24日，食安発1224第1号により試験法の妥当性評価ガイドラインの一部改正が行われ，表3.4および表3.5の農薬についても他の農薬と同じく，分析法の妥当性確認を行った後実施する通知法として取り扱われることになった．

個別試験法は，低回収率あるいはマトリックスの影響が大きく，正しい分析ができないサンプル，マンネブ（Maneb）やジネブ（Zineb）等のジチオカルバメート（Dithiocarbamate）系農薬のように前処理が特殊，複雑で一斉試験法が適用できない場合等に採用される．法的な規制ではないが，基準値の1/2以上の農薬等が検出された場合の確認分析法としてもよく利用されている．

新制度下では上述したように，すべての農薬等に対して通知法が採用され，「試験

註7：2007（平成19）年5月31日の法律改正では19品目であったが，2012（平成24）年4月26日の食安発0426第2号による改正でアミトロールが削除され18品目になった．

表 3.6 各濃度ごとの真度（回収率）および精度の目標値

濃度 (ppm)	試行回数 (回)	真度（回収率） (%)	併行精度 (RSD%)	室内精度 (RSD%)
≦ 0.001	5	70 ～ 120	30 >	35 >
0.001 < ～ ≦ 0.01	5	70 ～ 120	25 >	30 >
0.01 < ～ ≦ 0.1	5	70 ～ 120	15 >	20 >
0.1 <	5	70 ～ 120	10 >	15 >

註：1. RSD%：Relative Standard Deviation（相対標準偏差）
　　2. 「併行精度」とは，同一と見なされる試料の測定において，同一の方法を用いて，同一の試験室で，同一の実施者が同一の装置を用いて，短時間のうちに独立した試験結果を得る条件（併行条件）による測定結果の精度をいう．
　　3. 「室内精度」とは，同一と見なされる試料の測定において，同一の方法を用い，同一の試験室で，独立した試験結果を得る条件（室内条件）による測定結果の精度をいう．

法以外の方法によって試験を実施しようとする場合には，試験法に比較して，真度（回収率），精度および定量限界において，同等またはそれ以上の性能を有するとともに，特異性を有すると認められる方法において実施するものとする」と記載された．そして，公表された以外の方法も認め，具体的な検証方法が 2007（平成 19）年 11 月 15 日，厚生労働省のホームページ上に「食安発第 1115001 号」として「食品中に残留する農薬等に関する試験法の妥当性評価ガイドラインについて」が公開された．この内容は厚生労働省のホームページで見ることができるが，内容を解説した文献もある[1-3]．

同ガイドラインでは，真度（回収率）および精度の目標値について表 3.6 のように定めている．

このように，回収率 1 つをとっても妥当性評価は非常に厳しく，煩雑であり，しかも評価は個々の農薬等および食品について行わなくてはならず，極めて大きな労力を要する．しかし，この評価は行政的判断を下す場合には必要であるが，社内分析の場合は社内の基準でよく，分析依頼を受けた場合は相手方との相談次第とされている．

告示法による分析法は，厚生労働省のホームページで以下に示す手順で見ることができる．厚生労働省→行政分野ごとの情報→食品→食品安全情報→残留農薬等→分野別施策 [食品中の残留農薬等]（食品中の残留農薬・動物用医薬品・飼料添加物）→関連法令等→厚生省告示 370 号（昭和 34 年 12 月 28 日）食品, 添加物等の規格基準（抜粋　残留農薬等関係）（平成 23 年 2 月 16 日更新）．

2010（平成 22）年 12 月 24 日以前は「告示試験法」であった例として，表 3.4 のうち，2,4,5-T（2,4,5-Trichlorophenoxyacetic acid）の試験法の概略を図 3.4 に示したが，これが例外であるのではなく，何れも非常に複雑な方法である．

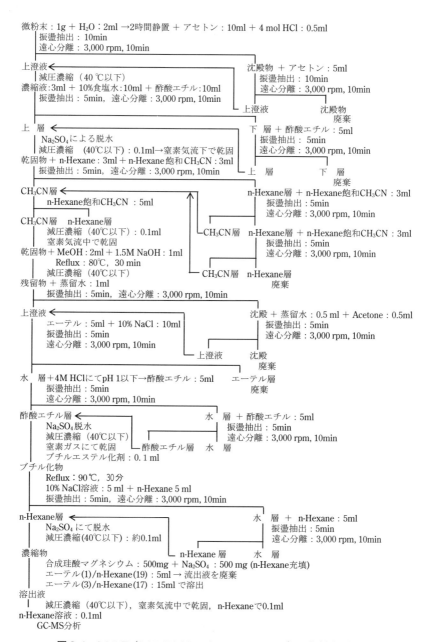

図 3.4 2,4,5-T (2,4,5-Trichlorophenoxyacetic acid) の分析法の概略

2) 前処理法

新制度下で示されている前処理法の1例として,「GC-MSによる農薬等の一斉試験法(農産物)」の中に記載されている試験溶液の調製法のうち,穀類,豆類および種実類の場合を図3.5に示した.図3.2に示した旧法下での方法と比較すると,抽出は3回から2回に,内径15mm,シリカゲル10g,無水硫酸ナトリウム5gを充填するかなり大きなサイズのクロマトカラムに代えて,充填済みのC18(ミニカラム),クロロフィルやカロチン(または カロテン:Carotene)等除去に有効な平面構造をしたグラファイトカーボン(Graphite carbon;商品名 ENVI-carb^{TM} 原料が化石燃料系で非多孔質,通常の活性炭に存在する細孔がなく高回収率)とフェノール基をもつアントシアニン等フラボノイド系色素や脂肪酸の除去に有効なアミノプロピルシリル化シリカゲル(Aminopropylsilanized silica gel)等の固相抽出が広く取り入れられている.アミノプロピルシリル化シリカゲルと同様の効果を示すPSA(Primary-secondary amine)もよく使われる.例えば,バリアンFood Safety セミナー2009「残留農薬・

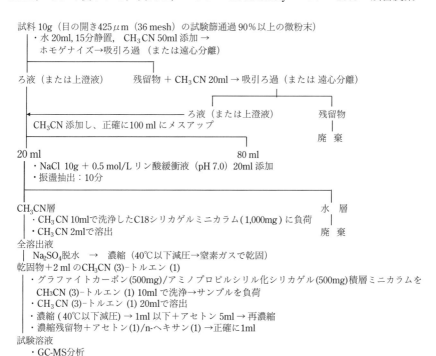

図3.5 農作物中の残留農薬 GC-MS 一斉試験法
(穀類,豆類および種実類の場合)

動物用医薬品分析の最新情報」の資料集 p.56 等がある．図 3.3（p.182）で示した残留農薬迅速分析法で夾雑物除去に有効とされた GPC は採用されていない．

3) 分析機器

旧法下での分析機器は ECD，FPD，FTD（NPD）等定性能の高い検出器を搭載したガスクロマトグラフおよび HPLC による分析が中心で，GC-MS は陽性の結果が出た場合の確認用に限られていたが，新法では全面的に GC-MS や LC-MS が採用された．

2005（平成 17）年 1 月 24 日，「食安発第 0124001 号」として試験法が公表された時点では国立医薬品食品衛生研究所をはじめ都道府県の衛生研究所には GC-MS-MS が導入されておらず，評価ができなかった．そのため，パブリックコメント（第 1 回目：2003（平成 15）年 10 月 28 日～2004（平成 16）年 1 月 27 日，第 2 回目：2004（平成 16）年 8 月 20 日～11 月 30 日）の結果などを踏まえ，「ガスクロマトグラフ・タンデム型質量分析計（GC-MS-MS）の使用も可能である」との一文が入れられた．当時 GC-MS-MS より普及が進んでいた LC-MS-MS については，「食安発第 01204001 号」に「液体クロマトグラフ・質量分析計（LC-MS）又は液体クロマトグラフ・タンデム型質量分析計（LC-MS-MS）」とすでに記載されていた．

3.3 公定法以外の分析法

3.3.1 試料からの残留農薬の抽出法

公定法以外にも，前処理法において様々な工夫がなされ，多くの報告がある．例えば，前処理法の第 1 段階である抽出操作においても，以下に示すような方法が採用されている．

(a) ホモゲナイズ（homogenization）法

ポリトロン（Polytron），オムニミキサー（Omni-Mixer）等の名称で知られ，2～3 分ホモゲナイズすることで高い抽出率が得られ，簡便で短時間での処理が可能なことから，厚生労働省の公定法にも採用され，農薬の分析においては最も一般的な手法であり，多くの論文で採用されている[4-6]．装置も 20～30 万円で入手可能であるが，作業効率を高めるにはシャフトジェネレーター，あるいはジェネレーターといわれるヘッドを何本か揃える必要がある．

繊維質の多いサンプルなどは予め液体窒素で凍結後，粉砕器で粉砕する方法も有効である．

(b) 振盪抽出 (shaking extraction) 法

1台の振盪機で複数のサンプルを同時に処理できることが最大の利点であり,装置も20万円程度と安価である.農産物等のサンプルから,ホモゲナイズ法で得た抽出液中の水溶性の夾雑物を除去する目的で,pH 7.0などの緩衝液で抽出する方法として振盪抽出法が採用されていることが多い[4,7,8].

ボルテックスミキサー (vortex mixer) も振盪抽出法の一種であり,試験管等に入っている液体を渦巻き状に激しく回転させることにより抽出する.3.3.3項 (p.192〜193) に示す筆者らの方法やQuEchERS法で採用されている.

(c) 高速溶媒抽出 (accelerated solvent extraction:ASE) 法

酢酸エチル,アセトニトリルあるいはメタノール等の溶剤を100℃,1,500 psiの高温,高圧で抽出することにより,5分程度の短時間で高い抽出率が得られる利点がある.2003 (平成15) 年3月11日時点で,国立医薬品食品衛生研究所,(財) 残留農薬研究所,都道府県の衛生研究所等,大学,官公庁だけで139台が納品されていた.操作が簡便で抽出効率が良く操作時間が短いなどと評価した報文がみられた[9-11]ことから,かなりの機関に導入されたものと推測される.装置はかなり高価で,廉価なバッチ式装置でも約285万円,オートサンプラーを備えた高級機では約600万円もする.

(d) マイクロ波抽出 (microwave extraction) 法

メタノール等の溶媒とサンプルを密閉容器に入れ,80〜120℃,475 W程度の出力で10〜20分程度で抽出が完了する.玄米等の硬いサンプルでも,予め粉砕しなくても充分な抽出率が得られること,一度に40サンプルも処理が可能などの利点があり,農薬等の抽出に利用した報告もなされている.装置は400万〜500万円と高価である[12,13].

(e) 超臨界流体抽出 (supercritical fluid extraction:SFE) 法

抽出媒体に超臨界状態の炭酸ガスを使用する方法で,超臨界状態の炭酸ガスが油脂をよく溶かす性質を利用している.もともと油脂の標準的な抽出法であるソックスレー抽出法に代わる方法として開発された.ソックスレー抽出法が抽出に8〜16時間を要するのに比べ,20〜30分の短時間で完了すること,抽出媒体が炭酸ガスであることから抽出物の濃縮の必要がない等の利点があり,農薬等の分析の迅速化に関する調査研究の一環として取り上げられたり[14,15],多くの報文[16-19]や総説もみられる[20].

装置は高価で,手動の装置で約600万円,自動装置では約1,400万円であり,高圧ガスの使用申請が必要である.

(f) 超音波発生器,ソックスレー抽出器 (sonicator, Soxhlet's extractor)

農薬等の分析に採用した実例は見つからなかったが,超音波洗浄器等の超音波発生

器は抗原-抗体反応を利用したマイコトキシンなどの ELISA 分析における抽出に多用されているし，メラミンの抽出（p.324 参照）にも使用されている．ソックスレー抽出法についても自動装置が開発されているので，それぞれ使用されている可能性はある．

3.3.2 抽出液の精製法

抽出液の精製法については，GPC は大部分の農薬等に比べて分子量が大きいクロロフィル（クロロフィル a の分子量は 893.49）や油脂等を除くには有効であり，自動化も可能であるが，1 つのサンプルを処理するのに約 20 分を要し，かなりの量の溶媒を使用する．そのため，精製法の主流は，充填剤の種類の多い固相抽出であり，多くの方法が提案されている．固相抽出の使用方法については，厚生労働省のホームページで公開されている「食品に残留する農薬，飼料添加物又は動物用医薬品の成分である物質の試験法」の「第 3 章 個別試験法」で，264 種（2015 年 6 月 2 日現在）にも上る試験法が示されているので参考となる．

前処理法の中で注目されているのが，QuEchERS 法である．これは Quick（早い），Easy（簡単），Cheap（安い），Effective（効果的），Rugged（堅牢）and Safe（安全）に由来し，MINI-MULTI-RESIDUE-METHOD ともいわれる[21]．

操作法の概略を図 3.6 に示したように，①小スケールで簡便に抽出できる，②必要な実験器具と装置はディスポーザブルの遠沈管大小と遠心機だけ，分液漏斗，ナスフラスコ，エバポレータ等は不要，③固相抽出に代えて PSA 充填剤と無水 $MgSO_4$ とを

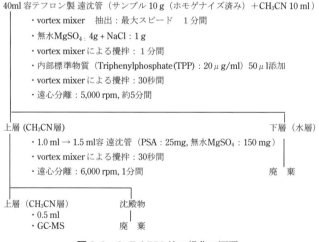

図 3.6 QuEchERS 法の操作の概要

直接添加する，等の特徴がある．

また，QuEchERS 法のバリデーション[22]，改変法[23,24] や他の簡便法との比較[25] など多くの報告がなされている．

QuEchERS 法は操作が簡単なことから採用される例が多くなっているが，GC-MS や LC-MS のイオン源をはじめ内部が非常に汚れるので，装置内を頻繁にクリーニングする必要があることに留意すべきである．その後，イオン源の汚れを軽減する改良法が種々考案され，普及が進んでいる．

3.3.3 分析機器

LC-MS-MS は LC-MS に取って代わって，2003（平成 15）年頃には農薬の一斉分析に使用されて始めていた[26]．一方，GC-MS-MS に関しては，イオントラップ（Ion trap）型 GC-MS-MS で 35 品目の農薬を対象に分析した例[27] があるものの四重極型 GC-MS-MS の使用例は皆無で，GC-MS の SIM による分析が主流であった．イオントラップ型 GC-MS-MS 装置は，SCAN 分析での感度は四重極型より数倍高感度といわ

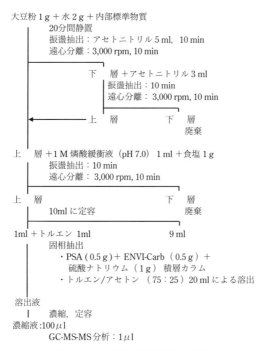

図 3.7 大豆粉の前処理法の概略

れているが，1 セグメント（またはグループ）内に設定できる農薬数が 4〜5 品目に限られる．一方，四重極型では 25 品目程度までは設定が可能であるので，数多くの農薬を一斉に分析するには四重極型 GC-MS-MS が最適と著者は判断し，内部標準法による分析法を確立，結果を共同研究者と連名で，学会発表をした[28-31]．本法では供試した農薬 97 品目のうち，75 品目は新法での一律基準値である 0.01 ppm の感度，

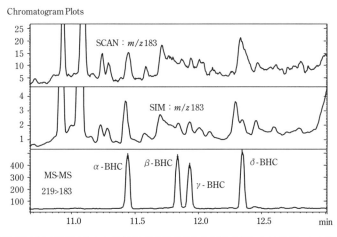

図 3.8 SCAN（上），SIM（中）および GC-MS-MS（MRM）（下）分析におけるデータの比較（その 1）

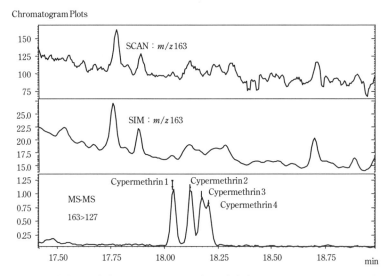

図 3.9 SCAN（上），SIM（中）および GC-MS-MS（MRM）（下）分析におけるデータの比較（その 2）

30％以内のRSDおよび70〜120％の回収率を得ることができた．さらに，図3.7に示した前処理方法により通常のサンプル供試量である10〜50 gを1/10〜1/50量である1gにして操作効率，試薬使用量を大幅に節約し，339品目の農薬等を高精度，高感度で分析する方法を開発，結果を共同研究者と連名で，学会発表した[32]．

図3.7ではサンプルは大豆粉の例を示したが，同じ方法で多くの種類の食品原料および加工食品についても分析できることを確認し，実用化した．なお，図中の振盪抽出には8本掛けのボルテックスミキサー[註8]を使用した．

著者らが取り上げた四重極型GC-MS-MSが，GC-MS（SIM）と比べて，農薬を確実に定性する能力およびS/N比（信号に対するノイズ（雑音）の比：signal to noise ratio）にいかに優れてるかの実例を，図3.8と図3.9に示す[33]．いずれも大豆粉に各農薬等を10 ppb濃度になるように添加し，先に図3.7に示した方法で前処理，分析したデータである．それぞれの図において，上からSCANの表示はSCANモードで全データを取り込み，当該イオン質量数（m/z：質量対電荷比）のみを取り出しプロットしたデータ（mass chromatogram：マスクロと略して呼ばれることも多い），中段は予め目的のm/zを設定して分析したSIM，そして下段はGC-MS-MSのMRMデータである．一目瞭然，10 ppbの低濃度ではGC-MS-MSでなければ信頼のおけるデータは得られないことが明白である．LC-MSでも同じことが言え，今やLC-MS-MSが必須である．

最近では，農薬等被定量物質の精密質量を算出することにより定性能を確保する飛行時間質量分析計を接続したGC-TOF-MSで305品目[34]，Fast GC-TOF-MS法で有機リン農薬57品目の分析例[35]やLC-TOF-MSによる農産物中の酸性農薬95品目を分析した報告もみられるようになってきた[36]．

3.4 農薬分析の難しさ

農薬分析は，他の分析とは異質の，多くの困難が伴う．先ず，残留基準が設定されている農薬等が779品目（2015（平成27）年2月3日現在）もあり，しかも一律基準値が0.01 ppmと非常に厳しい．一部の農薬等について分子式，分子量，融点，水への溶解度，安定性などを示した表3.7からわかるように，それぞれの理化学的性質は様々であり，分子量1つをとってもMethamidophosの141.13からFenbutatin oxideの1052.66までと幅が広い．また，水にほとんど溶けないDeltamethrinや

註8：サーモニクス㈱製サーモミキサー　Model TM-705-1　〒183-0045　東京都府中市美好町2-46-5
　　　TEL：042-362-5930

表 3.7 農薬の理化学的性質の例

品目	用途	CAS No.	分子式	分子量	融点 (℃)	水への溶解度	安定性
Methamidophos	殺虫・殺ダニ剤	10265-92-6	$C_2H_8NO_2$	141.13	46.1	200 g 以上/L (20℃)	室温で安定, pH 3〜8 で安定, 酸, アルカリで分解
Ethephon	植物成長調節剤	16672-87-0	$C_2H_6ClO_3P$	144.49	74〜75	1kg/L (23℃)	pH 3.5 以下の水溶液中で安定, 60℃まで安定, 光に安定
Glyphosate	除草剤	1071-83-6	$C_3H_8NO_5P$	169.07	200 (分解)	10.5 g/L (pH 1.9, 20℃)	
Monocrotophos	殺虫・殺ダニ剤	6923-22-4	$C_7H_{14}NO_5P$	223.16	54〜55	100% (20℃)	38℃で分解開始, 低級アルコール溶液中で不安定
Thiuram (Thiram)	殺菌剤	137-26-8	$C_6H_{12}N_2S_4$	240.44	155〜156	18 mg/L (室温)	熱, 空気, 水分に長期間さらすと劣化
Fenitrothion (スミチオン)	殺虫剤	122-14-5	$C_9H_{12}NO_5PS$	277.24	0.3	14 mg/L (30℃)	通常条件下では加水分解に比較的安定
Uniconazole P	植物成長調節剤	83657-17-4	$C_{15}H_{18}ClN_3O$	291.78	152.1〜155.0	8.41 mg/L (25℃)	通常の保存で安定
Malathion	殺虫剤	121-75-5	$C_{10}H_{19}O_6PS_2$	330.36	2.85	145 mg/L (25℃)	中性溶液で比較的安定, 酸または アルカリで分解
Deltamethrin	殺虫剤	52918-63-5	$C_{22}H_{19}Br_2NO_3$	505.21	100〜102	0.2 μg/L 以下 (25℃)	190℃以下で安定, UV 光で異性化
Oxpoconazole fumarade	抗カビ剤	174212-12-5	$C_{42}H_{52}C_{12}N_6O_8$	839.80	123.6〜124.5	0.895 g/L (pH 4, 25℃)	アルカリ, 中性で安定, 酸性下でやや不安定
Emamectin benzoate B 1a	殺虫剤	155569-91-8	$C_{56}H_{81}NO_{15}$	1008.30	141〜146	0.024 g/L (pH 7, 25℃)	記載なし
Fenbutatin oxide	殺ダニ剤	13356-08-6	$C_{60}H_{78}Sn_2$	1052.66	140〜145	0.0152 mg/L (pH 4.7〜5.0, 20℃)	熱, 光, 酸素に非常に安定

Emamectin benzoate B 1a とは逆に，よく溶ける Ethephon や Monocrotophos もあれば，その中間の農薬等も存在するといったように，性質は千差万別である．一方，分析しなければならないサンプルは農産物，畜水産物，加工食品等全食品にまで及ぶため，高脂肪，高クロロフィル，高蛋白質等成分組成も多岐にわたる．さらに，製造や出荷の関係から分析にかけられる時間に制約があるうえに，誤認は決して許されない．製品ができ上がってから，あるいは出荷後に分析結果が間違っていたことが判明したのでは取り返しがつかない．このような制約の中で 0.01 ppm の感度で回収率 70〜120％，変動係数（CV）30％以内の精度管理の基準を達成することは容易ではない．通常の定量では，目標（標準）分析濃度の 80, 100, 120％で回収率を求めるのがバリデーションとして一般的とされている．さらに厄介なことに，前処理や分析中に分解するような農薬等も多いので，この点も配慮しなくてはならない．分析操作における農薬等の変化とその対応の仕方について，①ホモゲナイズ時の分解，②抽出時の分解，酸化，吸着，③ GC 分析中の分解，④サンプル保存中の分解の対処方法が書かれている文献[37,38]があるので参考になる．

3.5 農薬分析を成功させる秘訣

3.5.1 分析法の立案
1) 分析すべき農薬の選択

　世界中で農薬等は 1,000 品目に上るといわれ，新法下での規制対象農薬でも 779 品目も存在する．これを，すべての原料あるいは製品について短時間に分析することは不可能である．では，どうすればよいのだろうか．先ず候補にするのは，社内で使用されている量的に多い原料順にそれぞれに使用履歴がわかっている農薬等である．次に，各部門からの希望も調査し，会社として取引業者に納得してもらえ，消費者からの問い合わせに対して製品の安全・安心確保に取り組む会社の真摯な姿勢が伝わり，理解してもらえる品目，品目数を設定すべきであろう．

　農薬等の標準品は高価であるため，多くの品目を取り揃えるには高額になる．各試薬会社から，GC-MS あるいは LC-MS 一斉分析用として，農薬等の 10〜20 ppm 濃度の混合溶液が何種類も販売されているので重宝である．各商品に混合されている農薬の数は様々であるが，互いに反応したり，保存中に分解する品目は混合されていないとのことである．これらの商品を利用すると，300 余の農薬等の混合溶液を簡単に調製できるが，「混合溶液商品を互いに混合した場合の安定性などの試験はなされていない」とのことであるので，注意する必要がある．農薬を混合した場合の安定性を検

討した文献[39,40]もあるので，安定性を調べる方法の参考になる．

2) 目標値の設定と分析精度を高めるための方策

　人員，分析機器の台数を勘案し，各部署とも相談して分析する農薬等の品目，品目数，サンプルおよび分析頻度等が決定したら，分析の目標値を設定する．例えば，前述した厚生労働省の回収率および精度の目標値を参考にするか，バリデーションとして一般的とされている目標（標準）分析濃度の80, 100, 120％で回収率を求める方法を採用するかなど分析の目標値を決める．さらには，陽性の結果が出た場合，どのような分析法で対処するかも予め決めておかなくてはならない非常に重要な要素である．

　以下に目標値に近づけるための方策のいくつかを記す．GCやGC-MSで分析した場合，まず問題となるのはマトリックス効果（matrix effect）である．これは溶媒のみで調製した農薬等の標準溶液の感度に比べ，農産物等に残留あるいは添加した抽出液の農薬等の方が高感度になり，分析値が高く出る増感効果や反対に感度が低下する減感効果をいう．その他にピークのテーリング，非対称，頂点が2本以上に割れる等のピークの形状の悪化や保持時間 (R.T.) のズレのなども認められる現象である．マトリックス効果および解決法などについては津村のホームページ[註9]に詳細な説明がある．

　マトリックス効果を補正する試料調製時の対処法の1つとしては，①農産物の抽出液のマトリックス効果の影響が完全に除去されるまでの精製の徹底，②サロゲートを利用した内部標準法の採用，③マトリックスマッチング法の採用，および④農産物の抽出試料に分析対象化合物保護剤（analyte protectants：APs あるいは masking reagents）を添加する等の方法がある，①の方法は単成分の定量分析であれば可能かもしれないが，多成分の同時分析では精製手段も限られてしまうため不可能である．実用的な②〜④の方法について以下，簡単に記述する．

(1) サロゲートを利用した内部標準法の採用

　毎回同じように前処理操作をしても，回収率を全く同様に揃えることは不可能である．ましてや担当者が変われば尚更である．しかも，分析機器の感度などの調子は絶えず変化している．従って，少し面倒でも内部標準法（internal standard method）を採用すべきである．

　安定同位体の採用が最適であるが，農薬の安定同位体の種類はそれほど多くはないし，非常に高価であるので数多くを使用する必要はない．クリーンアップスパイクを採用することにより，前処理法の巧拙，装置の感度等の性能変化を補正，チェックできる利点があり，サロゲート（surrogate）物質を1種類だけ使用しても効果がある．

註9：http://www5e.biglobe.ne.jp/~ytsumura/maindex.html

サロゲート物質を使用する場合に注意することは，前出の「食安発第1115001号」の「食品中に残留する農薬等に関する試験法の妥当性評価ガイドラインについて」で，「真度（回収率）」の項の「注1」に，「サロゲート（回収率の変動の補正を目的として，分析試料に添加する安定同位体標識標準品）を使用した場合には，サロゲートの回収率が40％以上であることを確認する」とあり，それを念頭において選択すべきである．

サロゲート物質の残留農薬分析への利用についての文献[41,42]を，参考のために掲げた．以下に，クリーンアップスパイク，シリンジスパイクおよびサロゲート物質の用語の説明を記した．

・クリーンアップスパイク：抽出や精製等の前処理を行う前の試料に内部標準物質を添加すること
・シリンジスパイク：前処理後，分析直前の試料溶液に内部標準物質を添加すること
・サロゲート物質：クリーンアップスパイクに使用する安定同位体

(2) マトリックスマッチング法（マトリックス検量線法）の採用

農薬等を溶剤に溶解した溶液で検量線を作製して，サンプル中の農薬等を定量した場合，真の値より大きくなったり，小さくなったりするマトリックス効果が出ることがしばしば認められる．この定量誤差を相殺する工夫として，予め農薬等を含まないことを確認した農産物等を分析時と同様な方法で前処理を施した溶液を使用して，検量線を作製する「マトリックスマッチング法」または「マトリックス検量線法」といわれる方法を採用することにより，定量精度を高めることができる．

(3) 分析対象化合物保護剤（analyte protectants：APs）を添加する方法

APs剤として，Polyethylene glycol（PEG）を使用した例を示す．

キャピラリーGC-MS分析において，PEG200および300の各1,000 ppmアセトン混合溶液1 μl とサンプル溶液1 μl の計2 μl をマイクロシリンジで吸引し，GCに注入する方法によってマトリックス効果と農薬等のピークのテーリングを低減できるという報告がある[43,44]．その文献によると，PEG200はカラムから早く溶出するメタミドホス等に効果的であり，PEG300を使用した場合はガスクロマトグラフのオーブン温度を310℃に上げないと，カラム内に残留してしまうので注意する必要がある．PEG400は高沸点農薬等に効果的であるが，カラム内に残留してしまうので好ましくない．PEG300の場合，最適な注入量は，絶対量として約500 ngであり，1 μl の注入なら500 ppm（ng/μl）溶液を使用する．これより少ないと効果がなく，多すぎると吸着を引き起こし悪影響が出るという[45]．

M. Anastassiades らは 93 種の化合物についてマトリックス効果の低減効果を比較した結果，グリセリン（Glycerin）またはグリセロール（Glycerol：$C_3H_8O_3$=92.09 [56-81-5]），グルコノラクトン（Gluconolactone：$C_6H_{10}O_6$=178.14 [90-80-2]），ソルビトール（Sorbitol：$C_6H_{14}O_6$=182.17 [50-70-4]）およびシキミ酸（Shikimic acid：$C_7H_{10}O_5$=174.15 [138-59-0]）の混合物が有効であったと報告し[46]，その効果を検証した論文も見られる[47]。

(4) 前処理

サンプルから農薬等を取り出す抽出，抽出物中の夾雑物を除去する精製，精製溶液の濃縮操作を経て，分析用のサンプルを調製する前処理方法とその操作の巧拙によって分析結果が決まるといっても過言ではない．表3.3（p.183）に示したように，厚生労働省から一斉試験法が公開され，抽出，精製方法についての詳細な解説がなされているので大いに参考になる．ところが，例えば，「GC-MS による農薬等の一斉試験法（農産物）」では，サンプルの例としては「(1) 穀類，豆類及び種実類の場合」と，「(2) 果実，野菜，ハーブ，茶及びホップの場合」しか示されていない．実際に分析依頼を受けると，ありとあらゆるサンプルが持ち込まれるので，自分で方法を考えざるを得なくなる．ではどうするか，以下にその対処法について記載する．

(a) サンプル内容の把握

先ず最初にしなくてはならないことは，サンプルの中身，構成成分をよく知ることである．主成分は何か，pH はどうか，特に前処理の妨害となる脂質の含量，クロロフィルの多寡，香辛料あるいはそれを含むサンプルなら唐辛子のカプサイシン（Capsaicin：$C_{18}H_{27}NO_3$=305.41 [404-86-4]），山椒なら α-サンショオール（α-Sanshool：$C_{16}H_{25}NO$=247.37 [504-97-2]），そのほか，リモネン（Limonene：$C_{10}H_{16}$=136.23 [d 体：5989-27-5, l 体：5989-54-8, d/l 体：138-86-3]，リナロール（Linalool：$C_{10}H_{18}O$=154.25 [78-70-6, (S)-体：コリアンドロール 126-90-9, (R)-体：リカレオール 126-91-0]）等の精油（Essential oil）成分など，農薬分析に妨害となりそうな成分を調べ，抽出および精製の前処理法の組み立てに役立てる．

(b) 抽出溶剤の選択法

次に抽出溶剤の選択，厚生労働省が開示している「一斉試験法」では一度に分析する農薬等が多数になるので，多くの場合アセトニトリルが使用されるが，多種類の農薬を個別に分析する「個別試験法」では穀類，豆類，種実類，果実，野菜，抹茶，ホップ，ハーブ等の様々な作物に対応できるように，アセトンをはじめアセトニトリル，酢酸エチル，メタノール，ヘキサン，イソプロパノール，クロロホルム，ジクロルメタン，水およびこれらを組み合わせ様々な溶媒が記載されている．実際の分析では，上記以

外の加工食品も分析対象になる．その場合，サンプルの主および微量成分の組成，性状等と対象農薬等の極性を"The Pesticide Manual"（p.206 参照）で Kow log P（オクタノール/水分配係数；Octanol Water Partition Coeffcient）で調べ，不掲載の農薬等は化学構造式から極性の程度を推定し，最適な溶媒を選択する．

3) 精製法

脂質やクロロフィルを除くには GPC が有効であるが，前述したように時間がかかるし，溶剤の使用量が多く，機器も高価であり，Emamectin benzoate B 1a（分子量：1008.30）や Fenbutatin oxide（同：1052.66）は除去されしてしまうおそれもある．

精製法で最も汎用される手法は，固相抽出である．「第Ⅰ編　第2章　溶剤抽出(p.45～)」の項で記したように，市販品の種類も多く，うまく選択すれば非常に有効な手段である．農薬の理化学的性質と抽出液の性状，固相抽出の充填剤の作用機作を充分把握して選択すれば良い結果が得られる．固相抽出の選択と使い方は厚生労働省の「個別試験法」が参考となるし，成書[註10]を見るのもよい．

4) 分析装置とカラムの選択

研究所，あるいは所属施設の機器を使わざるを得ない制約があるが，できることなら GC-MS-MS，あるいは LC-MS-MS を使うことが望ましい．もし，新たに購入するチャンスに恵まれれば，「第Ⅰ編　序論」に記した判断基準で機器を選定してはどうだろう．装置は予算の関係等から理想通りに揃えることはできないかもしれないが，カラムなら選択の余地はあるのではないだろうか．

ルーチン分析の場合は分離性能の良いことはもちろんであるが，再現性に優れ，ロット間のブレのないものを選択することが最低限必要であろう．所属機関の事情や個人の好みもあるだろうが，筆者は下記を愛用していた．

- GC：RESTEK 製　Rxi-5Sil MS ϕ 0.25mm×30m，膜厚：0.25 μm（5 % Diphenyl/95% Dimethypolylsiloxane 相当）Cat. No. 13623
- HPLC：(財) 化学物質評価研究機構製 *L-Column 2 ODS* ϕ 2.1mm×150mm（シリカゲル物性値：平均粒子径：3 μm, 平均細孔径：12nm, 比表面積：340 m^2/g, 細孔容積：1.1 mL/g, 炭素含有量：17%）Cat. No. 711020 およびガードカラム *L-Column 2 ODS* ϕ 2.0 mm×5 mm Cat. No.752331

註10：ジーエルサイエンス固相抽出ガイドブック編集委員会（編）「固相抽出ガイドブック」ジーエルサイエンス㈱　2012 年 7 月 18 日発行（ISBN 948-4-904402-41-2）

3.5.2 予備実験結果の検証

前述した「3.5 農薬分析を成功させる秘訣」の項（p.195）で述べてきた方法，あるいはその他の方法を参考に独自の方法で予備的に分析したならば，結果を必ず検証しよう．サンプルによって回収率や再現性が満足できるか否かは，その原因が前処理方法に依ることが多いが，農薬自体の性質に基づくこともある．先にも（p.195）記したように，分析操作における農薬の変化とその対応の仕方について，①ホモゲナイズ時の分解，②抽出時の分解，酸化，吸着，③ GC 分析中の分解，④サンプル保存中の分解の対処方法について書かれている文献があるので参考となろう[37,38]．

3.5.3 陽性の結果が出た場合の検証法

分析したサンプルに陽性の結果が出た場合，判断は慎重にしなければならない．GC-MS や GC-MS-MS あるいは LC-MS や LC-MS-MS で定量イオン（quantitative ion またはターゲットイオン：target ion），および確認イオン（qualify ion または識別用イオン：diagnostic ion，そのほか参照イオン：reference ion といわれることもある）が認められ，それらの比率が標準品と一致したとしても，あくまでも陽性の可能性を示しているだけである．多くの国際機関では，判定には厳しい基準を設けている[48]．

表 3.8 EU の食品中の GC-MS, LC-MS による残留農薬分析における許容基準

ベースピークに対する相対強度（%）	EI-GC-MS 相対強度（%）	CI-GC-MS, GC-MS″, LC-MS, LC-MS″ 相対強度（%）
> 50 %	± 10 %	± 20 %
> 20 ～ 50 %	± 15 %	± 25 %
> 10 ～ 20 %	± 20 %	± 30 %
≤ 10%	± 50 %	± 50 %

註：GC-MS″：GC-MS-MS, LC-MS″：LC-MS-MS

表 3.9 世界アンチドーピング機構 GC-MS, LC-MS 分析における許容基準

ベースピークに対する相対強度（%）	EI-GC-MS	CI-GC-MS, GC-MS″, LC-MS, LC-MS″
> 50 %	± 10 %（絶対強度）	± 15 %（絶対強度）
> 20 ～ 50 %	± 20 %	± 25 %
< 25%	± 5 %（絶対強度）	± 10 %（絶対強度）

註：（絶対強度）の表示以外は相対強度

例えば，EU の食品中の残留農薬分析においては，最低 3 つの確認イオンを設定し，各確認イオンと，ベースピーク（最強度イオン）に対する強度比ごとに，被検試料と同一条件で分析したマトリックスマッチング法による検量線データから得られた各確認イオンとベースピーク相対強度が，表 3.8 に記した範囲に入ることを定めている．ベースピークとの比が 50% 以上の強度のある確認イオンでは，GC-MS（EI）の場合は，被検試料と検量線で得られたイオン比が ±10，GC-MS（CI），GC-MS-MS，LC-MS および LC-MS-MS では ±20% を要求している．また，世界アンチドーピング機構でも表 3.9 に示した基準を設けている[49]．

このように厳しい基準があっても，対象食品および農薬等の種類共に多い残留農薬分析では，確認イオンの数を増やしても標準品との区別がつかず，GC-MS，GC-MS-MS，LC-MS および LC-MS-MS 分析では陽性と判断せざるを得ないケースにしばしば遭遇する．そのような場合は異なるモードでの分析が必要で，GC-MS，GC-MS-MS による分析が可能な有機塩素系あるいは有機リン系農薬の場合は，NCI が高感度なので是非試みたい手段である．

また，高選択性の検出器付きガスクロマトグラフも極めて有効なツールで，含塩素農薬等には ECD，含リンや含硫黄には FPD，含窒素には FTD（NPD，TSD 等の呼称もある）をそれぞれ選択することにより，農薬等とマトリックス由来の物質と区別できることがある．実際に，GC-MS-MS では陽性でありながら高選択性検出器付きガスクロマトグラフで陰性になる例も散見される．それに対して，LC-MS あるいは LC-MS-MS による定性方法は限られる．プロダクトイオンスキャンでは感度が MRM の 1/10〜1/100 で，あまり実用的ではない．最近では，四重極飛行時間型液体クロマトグラフ質量分析計[註11]や三連四重極型液体クロマトグラフ質量分析計[註12]が開発され，Q1 で分離した目的イオンを Q2 で壊して生成したプロダクトイオンを Q3 で一時的にトラップして濃縮し，検出感度を高める装置や，Q3 の後に TOF マスを接続してプロダクトイオンの精密質量までをも検出できる三連四重極型 TOF 型 LC-MS 装置が市販されるようになってきた．

このように，LC-MS あるいは LC-MS-MS の弱点とされていた定性機能が充実した機種も登場し，定性能力は向上してきてはいるが装置は非常に高額で，プロダクトイ

註 11：四重極飛行時間型液体クロマトグラフ質量分析計（Quadrupole Time-of-Flight Mass Liquid Chromatograph Spectrometer）

註 12：三連四重極型液体クロマトグラフ質量分析計（Triple Quadrupole Liquid Chromatograph Mass Spectrometer）
2 つの四重極質量分析計（Q）で衝突室（q）を挟んで直列に連結した装置で Q-q-Q と略記．より広義な用語として，質量分析計が四重極に限定されないタンデム質量分析計がある．

オンスキャンの感度も実用的なレベルには少し不足気味ではなかろうか．もし，紫外線下で蛍光を発する農薬等であれば蛍光検出器付き HPLC（FL-HPLC）は選択性があり，しかも，感度が高く有用である．HPLC の分離モードの異なるカラムを使って，農薬類とマトリックス由来のピークとの R.T. の変化を注意深く観察するなり，厚生労働省から提示されている個別試験法など複数の方法を適宜選択，分析してから判断するのが賢明である．

農薬等標準品を用いて GC-MS の SIM，GC-MS-MS の MRM，NCI，GC の FPD，ECD，NPD，LC-MS-MS の MRM および HPLC の蛍光検出法それぞれで分析した際の感度を確認し一覧表にしておくと，怪しいピークが検出された場合，どのシステムのどのモードで分析すればよいかすぐに判断できるので，非常に有用である．

定性分析の結果は定量値と同等に大切であり，新しく分析システムを立ち上げる場合は，以上の点も考慮に入れて設計すべきである．

3.5.4 精度を維持するために
1) 分析装置のメンテナンスとカラムの選択
(1) 機器の整備，手入れ

GC-MS や GC-MS-MS は，GC 注入口のガラスインサート（ガラスライナー）の選択と手入れが高感度，高回収率を得，維持するうえで大切である．インサートは，ジメチルジクロロシラン等で不活性化処理済みの製品を選択すること．予め石英（シリカ）ウールが充填された製品もあるが，自分で詰めるなら，やはり不活性化処理品を選択する方がよい．インサートはあまり汚れないうちに，こまめに新品と交換するように心掛けたい．そうでないと汚れや農薬等が吸着し，回収率低下の原因になる．インサートを頻繁に取り替えていても，多くのサンプルを分析しているとカラムの入り口側が汚れてくるので，インサートを交換しても回収率が上がらないような場合は，カラムを 50 cm くらい切断してみるのもよい．また，液相が塗布されていない不活性化処理されたキャピラリーカラムがガードカラム（guard column）として市販されているので，注入口と分析カラムとの間に 2～10 m 取り付ける方法もある．

GC-MS，GC-MS-MS，LC-MS および LC-MS-MS のイオン源のクリーニングも感度に影響を及ぼすので慣れないうちは面倒かもしれないが，メーカーに頼らず是非試みてほしい．

(2) カラムの選択

筆者は，「3.5.1 節 4) 分析装置とカラムの選択（p.199）」で示したカラムを愛用していた．

(3) 標準品の定期的な分析

品目と濃度を決めた農薬および内部標準物質標準溶液を調製しておき，機器の分析条件を一定にして定期的に分析したデータを蓄積しておくと，装置の状態の経時変化がわかり有効である．

(4) トラブルノートの作成

農薬分析に限らないが，機器が不調な場合，「日時」「状況」などを記載するノートを用意しておくと，メーカーのサービスマンの仕事が迅速に進むこともある．

また，メーカーのコールセンターやサービスセンターに電話して状況を説明する場合にも非常に役立つし，電話だけでトラブルを解決できる場合が多々ある．これらのことを積み重ねると，自分で判断してある程度のトラブルを解決できるようにもなる．

これまで，農薬分析成功の勘所について記述してきたが，どんなに慎重に，誰が操作しても，被分析農薬全部を100％近い回収率で，しかも再現性よく分析することは不可能である．回収率70〜120％，CVが[注13]30％以内で妥協せざるを得ない．むしろ陽性に出た場合の，信頼のおける対応に努力を傾注すべきであろう．

以上，所属機関で分析ができるケースについて述べてきたが，設備がなく外部に分析を依頼しなければならないときは，どこに依頼すればよいか迷ってしまう．そこで，依頼先を選択する判断基準について次に記す．

3.5.5 自社で分析設備をもっていない場合の，検査機関選択の見極め法

自社で分析設備がない場合，外部の検査機関に分析を依頼することになる．インターネットで見ても数多くの機関があり，分析対象農薬数，値段も様々であり，どこに頼めばよいか迷うことが多いと思う．

そこで，先ず，「これは」と思う検査機関に対して，前処理方法，使用分析機器などについて可能な限り聞き出す．次に，陽性の結果が出た場合の取り扱いをどうしているかを聞く．「一斉分析はスクリーニング検査であるので，確認試験は実施していない」とか，「厚生労働省から公開されている個別試験法」あるいは「NCIやECD，FTD（NPD），FPD等GCの高選択性検出器等で確実な確認試験を行っている」などいろいろな答えが返ってくると思う．これらの調査結果が重要な判断材料になるが，

注13：標準偏差 s を平均値 $\bar{x}$ で割った値を相対標準偏差（relative standard deviation：RSD）あるいは変動係数（coefficient of variation：CV）と呼称し，通常は百分率（％）で示す．従って，RSD＝CV＝$s/\bar{x} \times 100\%$ である．

ISO 17025 を取得しているか否かも 1 つの判断基準になるであろう．分析対象農薬数ばかりを誇示し，その割に値段の安い機関については，特に詳しく調査する必要があろう．同時に，依頼者も農薬の分析法について勉強して"理論武装"することも忘れてはならない．

3.6 ELISA による分析

農薬を ELISA 法で分析する研究も進んでおり [50, 51]，㈱堀場アドバンスドテクノ[注14]から「SmartAssay シリーズ」の商品名で殺菌剤，除草剤等 37 種類のキットが市販されている．

3.7 この章のおわりに

元千葉ロッテマリーンズのバレンタイン監督は「経験は教えることができないが，大舞台で勝って自信を持たせることが選手を逞しくする」と話されていたことがある．手順は教えることは簡単であるが，経験で得た正常値か，異常値か何となくわかるということ，あるいはひらめきや自信を教えることはできない．だから，恐れることはない．慌てることはない．自分を信じて自信をもってやれるように，日頃から問題意識をもって研鑽を積み重ねることによってそれらは自然に養われる．チャレンジの継続こそ力になる．

3.8 農薬に関する情報源

農薬に関する情報の入手先を，以下に示した．必要に応じて利用してほしい．

■国内の学会
　日本食品衛生学会：学術講演会（5 月中旬東京，10 月初旬に地方で）
　日本農薬学会：農薬残留分析研究会（10 月初旬に各地で）
■ホームページなど
　〈農薬に関する情報〉
　　・農薬全般に関する情報：農林水産省農薬対策室（農薬コーナー）　http://www.maff.go.jp/nouyaku/index.html

註 14：〒 601-8306　京都市南区吉祥院宮の西町 31　TEL：075-321-7184

・登録に関する情報：(独) 農林水産消費安全技術センター　http://www.famic.go.jp/
・登録保留基準に関する情報：環境省　http://www.env.go.jp/
・残留基準に関する情報：厚生労働省　http://www.mhlw.go.jp./
　(財) 日本食品化学研究振興財団　http://www.ffcr.or.jp/
・リスク評価に関する情報：内閣府食品安全委員会　http://www.fsc.go.jp/

〈国立医薬品食品衛生研究所　安全情報部〉

食品安全情報として，「食品微生物関連情報」と「食品化学物質関連情報」が月に2～3回公表されている．http://www.nihs.go.jp/hse/food.info/foodinfonews/index.html

例えば，No. 19/2008 (2008.9.10) の「食品化学物質関連情報」の23頁に「残留農薬に関する新しい規則によりEUにおける食品安全が強化される」と題し，2008 (平成20) 年9月1日の「残留農薬に関する規則改正」で簡素化された新しい規則 (EC No.396/2005) の発効について掲載されている．これまではEUと各国のMRL (Maximum Residue Levels；最大残留基準値) が混在していたことにより消費者，農家，流通業者などに混乱が生じていたが，この改正によりEU内でハーモナイズされたMRLが設定され，食品の安全確保と貿易の円滑化が進むとみられるという．農薬，作物それぞれから目的のMRLは下記のアドレスから検索できる．http://ec.europa.eu/sancopesticides/public/index.cfm

また，インターネットで「各国の農薬・農薬残留基準」で検索することにより，各国の基準値も知ることができる．

〈「津村ゆかりの分析化学のページ」〉

http://www5e.biglobe.ne.jp/~ytsumura/index.html

2003 (平成15) 年3月まで国立医薬品衛生研究所大阪支所で残留農薬の分析業務に携わっておられた津村ゆかり氏のホームページ，残留農薬分析に限らず分析化学全般についての解説がある[52]．

〈農薬の分析に関して〉

登録の必要はあるが，"CRL Data Pool" は農薬情報を調べるのに便利である．
①物性などの基本情報，②GC-MS, LC-MSのイオン化情報，③スペクトル，④GC各検出器での感度，⑤QuEchERS法での回収率，⑥マトリックス効果 (GC, HPLCの挙動)，⑦MS-MS情報などが満載　www.crl-pesticides-datapool.eu

〈農薬に限らない化学物質の物性安全情報〉

神奈川県環境科学センターが運営する「神奈川県化学物質安全情報システム (Web

kis-net)」．これは，国立環境研究所の化学物質データベース「WebKis-Plus」，国立医薬品食品衛生研究所国際化学物質安全性カード（ICSC），独立行政法人科学技術振興機構の日化辞 Web（日本化学物質辞書）および日本化学工業協会の化学製品情報データベースなどとリンクしている．

〈分析に関する用語解説〉

www.au-techno.com/bunseki/bunseki.html および www.au-techno.com/bunseki/bunseki3.html から「分析用語集」にアクセスでき，分析に関する用語についての簡単な説明が見られる．

■書　籍

① BCPC（British Crop Protection Council 英国穀物保護協議会）発行 "A World Compendium **The Pesticide Manual** Sixteenth Edition Editor: C. MacBean" ISBN 978-1-901396-86-7（2012 年発行），CD-ROM 版も有り．農薬等 920 品目について名称，CAS No. 内容：分子量，分子式，融点，水への溶解度，安定性，K_{ow} log P，用途，作用機作，毒性，など詳細な記載がなされている．製造中止農薬等 710 品目について名称，CAS No. 分子式などの簡単な説明が添えられている．

② SHIBUYA INDEX 研究会発行 "SHIBUYA INDEX (Index of Pesticides) 16 th Edition" ISBN：978-4-88137-162-6（2012 年 5 月出版）内容：一般名，商品名，コードナンバー，メーカー名，構造式，主要剤型と濃度，安全性，使用分野等が掲載されているが，CAS No. の記載はない．

③ 農薬残留分析法研究班（編）『最新農薬の残留分析法　改訂版』中央法規出版（2006.10）

④ 厚生労働省（監修）『食品衛生検査指針　残留農薬編 2003』日本食品衛生協会（2003.7）

⑤ 上路雅子，小林裕子，中村幸二（編著）『2002 年版　残留農薬分析法』ソフトサイエンス社 (2001) ISBN：978-4-88171-097-5

⑥ 日本農薬学会環境委員会　残留農薬分析検討委員会（編）『残留農薬分析 知っておきたい問答あれこれ　改訂 2 版』日本農薬学会（2005）

◆ 文　献

1) 松田りえ子：「残留農薬分析のバリデーション」食衛誌　**48**(5), J-329-333 (2007)
2) 厚生労働省医薬食品局　食品安全部長：「通知　食品中に残留する農薬等に関する試験法

の妥当性評価ガイドラインについて」食品衛生研究 **58**(1), 74-82 (2008)
3) 松田りえ子:「試験法の妥当性評価ガイドライン」食品衛生研究 **58**(3), 25-31 (2008)
5) M. Okihashi, Y. Kitagawa, K. Akutsu, H. Obana, S. Hori: *J. Food Hyg. Soc. Japan*, **43**(6), 389-393 (2002)
6) Y. Hirahara, M. Kimura, T. Inoue, S. Uchikawa, S.Otani, A. Haganuma, N. Matsumoto, A. Hirata, S. Maruyama, T. Iizuka, M. Ukyo, M. Ota, H. Hirose, S. Suzuki, Y. Uchida: *J Health Science*, **51**(5), 617-627 (2005)
7) 柿本芳久, 大谷有二, 舟木紀夫, 條 照雄:食衛誌 **44**(5), 253-262 (2003)
8) Y. Saitou, S. Kodama, A. Matsunaga: *J. AOAC Int.*, **87**(6), 1356-1367 (2004)
9) 柿本幸子, 尾花裕孝, 起橋雅浩, 堀伸二郎:食衛誌, **38**(5), 358-371 (1997)
10) H. Obana, K. Kikuchi, M. Okihashi, S. Hori: *Analyst* (London), **122**, 217-220 (1997)
11) 奥津有紀, 坂口陽子, 坂口将進, 佐藤元昭:日本食品化学学会 第11回総会・学術大会, 2005.4 (東京), 講演要旨集 p.54
12) 坂口陽子, 坂口将進, 小畑雅一, 佐藤元昭:日本食品化学学会 第8回総会・学術大会, 2002.6, 東京, 講演要旨集 p.49
13) 坂口将進, 坂口陽子, 小畑雅一, 佐藤元昭:日本食品化学学会 第8回総会・学術大会, 2003.6 東京, 講演要旨集 p.52
14) 佐々木久美子, 外海泰秀, 永山敏廣, 中澤裕之:平成10年度 厚生科学研究補助金(生活安全総合研究事業)食品中残留農薬検査の超迅速化に関する調査研究研究報告書 (1998)
15) 佐々木久美子, 外海泰秀, 永山敏廣, 中澤裕之:平成12年度 厚生科学研究補助金(生活安全総合研究事業)食品中残留農薬検査の超迅速化に関する調査研究研究報告書 (2000)
16) 吉井公彦, 外海泰秀, 津村ゆかり, 中村優美子, 柴田 正:食衛誌 **39**(3), 184-191 (1998)
17) 吉井公彦, 津村ゆかり, 中村優美子, 石光 進, 外海泰秀, 土屋 鍛, 木村実加, 関口幸弘:食衛誌 **40**(1), 68-74 (1999)
18) S.J. Lehotay: *J. Assoc. Off. Anal. Chem. Int.*, **83**, 680-697 (2000)
19) S. J. Lehotay: *J. AOAC Int.*, **85**, 1148-1166 (2002)
20) 小野由紀子:迅速化のための前処理技術―超臨界流体抽出, 食品と開発 **41**(11), 14-16 (2006)
21) M. Anastassiadeses, S. J. Lehotay, D. Štajnbher, F. J. Schenck: Fast and Easy Multiresidue Method Employing Acetonitrile Extraction/Partitioning and "Dispersive Solid-Phase Extraction" for the determination of Pesticide Residues in Produce, *AOAC Int.*, **86**(2), 412-431 (2003)
22) Lehotay S.J., de Kok A., Hiemstra M., Van Bodegraven P.: Validation of a fast and easy method for the determination of residues from 229 pesticides in fruits and vegetables using gas and liquid chromatography and mass spectrometric detection. *J. AOAC Int.*, **88**(2), 595-614 (2005)
23) U. Koesukwiwat, S.J. Lehotay, K. Mastovska, K.J. Dorweiler, N. Leepipatpiboon: Extension of the QuEChERS Method for Pesticide Residues in Cereals to Flaxseeds, Peanuts, and Doughs (dagger). *J. Agric. Food Chem.*, 2009 Dec 21. [Epub ahead of print]
24) M. Okihashi, Y. Kitagawa, H. Obana, Y. Tanaka, Y. Yamagishi, K. Sugitate, K. Saito, M. Kubota, M. Kanai, T. Ueda, S.Harada, Y. Kimura:Rapid Multiresidue Method for the Determination of more than 300 Pesticide Residues in Food, *Food*, **1**(1), 101-110 (2007)
25) Lehotay S.J., Son K.A., Kwon H., Koesukwiwat U., Fu W., Mastovska K., Hoh E., Leepipatpiboon N.: Comparison of QuEChERS sample preparation methods for the analysis of pesticide residues in fruits and vegetables. Chromatogr A. 2010 Jan 22. [Epub ahead of print]

26) J. Klein, L. Alder: Applicability of Gradient Liquid Chromatography with Tandem Mass Spectrometry to the Simultaneous Screening for About 100 Pesticides in Crops. *J. AOAC Int.*, **86**(5), 1015-1037 (2003)
27) 武田和夫, 石黒 寛, 田中里恵, 丸山純一, 笠松隆志, 大川 真, 堀伸二郎:「イオントラップ型 GC/MS/MS による農産物中の残留農薬多成分分析の検討」食衛誌 **43**(5), 280-288 (2002)
28) 辰巳宏樹, 石山 孝, 佐々木正興:第 89 回日本食品衛生学会学術講演会, 2004.5（東京）講演要旨集, p.34 (2005)
29) 榊原達哉, 石山 孝, 木村紀子, 堀内達雄, 辰巳宏樹, 佐々木正興:「醤油原料（大豆・小麦）中の残留農薬の一斉分析」醤油の研究と技術 **32**(2), 93-98 (2006)
30) 榊原達哉, 石山 孝, 木村紀子, 堀内達雄, 佐々木正興:「醤油中の農薬分析法の開発」サンプル：醤油, 醤油粕, 醤油油, 醤油の研究と技術 **32**(5), 303-311 (2006)
31) 榊原達哉, 辰巳宏樹, 木村紀子, 堀内達雄, 佐々木正興：技術講座「醤油製造に関する残留農薬一斉分析法の開発」, 醤油の研究と技術 **33**(3), 171-175 (2007)
32) 榊原達哉, 木村紀子, 戸邉光一朗, 佐々木正興:第 95 回日本食品衛生学会学術講演会, 2008.5（東京）講演要旨集, p.19 (2005)
33) 佐々木正興：バリアン テクノロジーズ ジャパン リメテッド主催の 2006 VARIAN Food Safety セミナー．2006 年 3 月 16 日（大阪）および 22 日（東京）．同資料集, p.105-129 (2006)
34) 生方正章, 小野寺潤, 上田祥久, 星野邦広, 小林美佳, 榎本剛司：GC-HRTOFMS を用いた残留農薬一斉分析に関する基礎的検討―高分解能による選択性向上の確認と, 精密質量データベースの構築について― 第 98 回日本食品衛生学会学術講演会 同要旨集 p.136 (2009). 2009 年 10 月 8～9 日（函館）
35) 生方正章, 石井啓介, 小野寺潤, 上田祥久, 星野邦広, 小林美佳, 榎本剛司：「GC-HRTOFMS を用いた有機リン系農薬の FastGC 測定」第 32 回農薬残留分析研究会, 同講演要旨集 p.217-225 (2009). 平成 21 年 10 月 1～2 日（松江）
36) 秋山由美, 松岡智郁, 三橋隆夫：LC/TOF-MS を用いた農産物中の酸性農薬等の多成分スクリーニング分析法, 日本農薬学会誌 **34**, 265-272 (2009)
37) 小林裕子：「分析操作における農薬の変化とその対応」, 食衛誌 **42**(6), J-331-336 (2001)
38) 中村宗知：ミニファイル 試料分解・調製法 食品（残留農薬）, ぶんせき 2006(9), 441-442
39) 伊藤伸一, 節田節子：農薬 13 成分の混合溶液中での安定性の検討, 水道協会雑誌 **65**(1)（第 736 号）, 24-29 (1996)
40) 伊藤伸一, 節田節子：農薬 13 成分の混合溶液中での安定性の検討―農薬 13 成分の標準混合原液は冷凍庫保存で 13 ケ月安定だった―, 水道協会雑誌 **66**(5)（第 752 号）, 22-23 (1997)
41) 上野英二：サロゲート物質の食品中残留農薬分析への利用について, 食衛誌 **49**(5), J-309-J-313 (2008)
42) 上野英二：LC/MS による食品中残留農薬分析におけるサロゲート物質利用, 林純薬工業㈱発行 *HPC NEWS*, **34**, 2-9 (2006)
43) 奥村為男：キャピラリーGC/MS による水中の農薬及びその酸化生成物の定量―標準液の PEG 共注入法―, 環境化学 (*Journal of Environmental Chemistry*), **5**(3), 575-583 (1995)
44) 佐々野遼一, 谷澤春奈:第 95 回日本食品衛生学会学術講演会 講演要旨集 p.40 (2008 年 5 月 15～16 日, 東京)
45) ㈱アイスティサイエンスの資料：マトリックス効果による異常回収率の対策について

〜PEG 共注入による対策〜，技術資料 2010-101
46) M. Anastassiades, K. Maštovská, S.J. Lehotay: Evaluation of analyte protectants to improve gas chromatographic analysis of pesticide. *J. Chromatogr. A*, **1015**, 163-184 (2003)
47) 永井雄太郎：GC/MS(MS) 測定における Analyte Protectants の有用性について，食衛誌，**51**(2), J-193-200 (2010)
48) QUALITY CONTROL PROCEDURES FOR PESTICIDE RESIDUES ANALYSIS Document N° SANCO/10232/2006 24/March/2006
49) 植木眞琴：薬毒物検査，鑑識分野における質量分析法，ぶんせき 2003(11), 630-635
50) 三宅司郎：日本農薬学会誌 **35**, 176-180 (2010)
51) M. Uchigashima, M. Saigusa, H. Yamashita, S. Miyake, K. Fujita, M. Nakajima, M. Nishijima: *J. Agric. Food Chem.*, **57**, 8728-8734 (2009)
52) 藪崎 隆：ぶんせき 2007.11, p.562-568

第4章　アクリルアミド

4.1　アクリルアミドモノマーの食品からの発見の経緯

　この項に関しては，農林水産省の資料に詳しいので，文章を一部改変して以下に記載する．

　1997（平成9）年に，スウェーデンで鉄道用トンネルの建設工事現場で大規模な水漏れが発生したため，同年8月から9月にかけて，トンネルの内壁に約1,400トンという大量のアクリルアミド重合物を含む充填材が用いられた．この充填材の原料に含まれていたアクリルアミドのモノマー（Acrylamide monomers；C_3H_5NO=71.08 [79-06-1]）が，トンネル内の漏水によってトンネル出口近くの河川に排出された．9月下旬になると，建設工事現場近くの河川の下流水域で魚が死ぬようになり，河川の水を飲んでいた牛が麻痺を起こすなどの急性の毒性症状が観察されるようになった．アクリルアミドが河川や地下水，井戸水を汚染していることが原因と判明し，地方当局はトンネル工事を一時中止する一方，緊急事態宣言を出してアクリルアミド汚染の危険性のある地域を特定した．この事件は，欧州では多くのマスコミで報道され，アクリルアミドを含む充填材の代わりに，コンクリートでの覆工工事が行われ，トンネル工事が再開されたのは2004（平成16）年になってからであった．

　周辺住民や200名以上のトンネル建設工事作業員に対して，アクリルアミドによる健康影響が生じている懸念があったことからスウェーデン政府，大学が共同で調査したところ，作業員の多くがアクリルアミドを呼吸や皮膚から大量に摂取・吸収していることが判明し，一部の人にはアクリルアミドによる毒性としてよく知られている末梢神経の障害が生じていることが明らかとなった[1]．アクリルアミドによる環境汚染と消費者の反発から，この汚染地域の周辺で生産されていた畜産物や農産物は処分されたが，当時の調査では，汚染地域で生産されたそれらの食品からは，アクリルアミドは検出されなかった．スウェーデン政府は，作業員の他に，周辺地域の家畜，野生動物，住民のアクリルアミドの摂取量を評価するため，血中のヘモグロビンに結合しているアクリルアミド濃度の分析を行った結果，建設工事に直接関係していない住民

や，汚染地域外に住む人々からも低濃度のアクリルアミドが検出されたことから，トンネル工事による環境汚染に由来するものだけではなく，何か共通の汚染源が存在する可能性があるとした[2]．喫煙者は血中のヘモグロビンに結合しているアクリルアミドの濃度が非喫煙者より高いこと，ヒトのアクリルアミド摂取量が野生動物よりも多いこと，タバコの煙からアクリルアミドが見つかったこと等から，生成は燃焼が関係していると考えられた[3]．さらに，工業用途のアクリルアミドによるヒトへの汚染は無視できる程度の量であることなどを考慮すると，ヒトがアクリルアミドを摂取している原因は，加熱食品ではないかとの仮説が立てられた．この仮説を証明するため，加熱した飼料を用いて動物実験が行われた結果，加熱した飼料およびその飼料を食べた動物の体内からアクリルアミドが検出されたため，加熱した食品にアクリルアミドが含まれている可能性がさらに強くなった[4]．

スウェーデンでは，この環境汚染に端を発し，食品中のアクリルアミドに関する研究が1998（平成10）年に始まり，2001（平成13）年になって，フライドポテトが高濃度に含有していることが判明した．スウェーデン政府，ストックホルム大学は，その後も共同で食品に含まれているアクリルアミドについて調査を続け，2002（平成14）年4月24日，炭水化物を多く含む食材を焼いたり，炒めたり，揚げたりして製造した食品にアクリルアミドが含まれていることを，その分析法と詳細データを世界向けて発表[5-6]し，世界に大きな衝撃をもたらした．

この事実を，見過ごせない緊急問題と捉えたFAOとWHOは，2002年6月25～27日に緊急に専門家会議を招集し，食品中のアクリルアミドに関する情報を収集するとともに，今後の対処方針を検討した．この会議では，食品中のアクリルアミドが健康に関する重要な問題となり得ることが確認されたが，健康に対する影響を評価するためにはさらにデータを収集する必要があるとされ，これを機に各国で研究が開始された．

イギリス，ノルウェー，スイス，カナダ，アメリカなども，自国の食品中にアクリルアミドが含まれていたことを確認し，報告した．

我が国でも，国立医薬品食品衛生研究所，（独）農業・食品産業技術総合研究機構食品総合研究所が，国内で販売されている多くの食品にも諸外国の報告と同様にモノマーが含まれることを確認し，2002年10月に薬事・食品衛生審議会食品衛生分科会毒性部会で報告した．

4.2 アクリルアミドとは

C₃H₅NO=71.08 [79-06-1], 融点は 84.5℃, 常温では無臭白色結晶で, 水に易溶, アルコール等にも可溶である.

熱や光に不安定であり, 重合しやすいため, 市販の試薬や工業薬品には安定剤（重合禁止剤）としてヒドロキノン[註1]や BHT[註2]などが添加される.

1950 年代から商業的な製造が行われ, 紙力増強剤, 合成樹脂, 合成繊維, 排水中等の沈殿物凝集剤, 土壌改良剤, 接着剤, 塗料, 土壌安定剤等の原料として用いられている.

毒物および劇物取締法上の劇物に指定されており, 神経毒性・肝毒性を有し, 皮膚からも吸収されるため, 取り扱いには注意を要する. 変異原性（発癌性）が認められ, 化学物質排出把握管理促進法；化管法（pollutant release and transfer register：PRTR）の第一種指定物質となっている. 国際がん研究機関（IARC）による発癌性分類において, アクリルアミドは 2A（ヒトに対しておそらく発癌性がある）に分類されているが, ヒトにおける発癌については, 現時点で確認されていない.

4.3 食品中のアクリルアミド生成機構

食品中でアクリルアミドが生成される主な原因は, 食品の原材料に含まれているアミノ酸の一種であるアスパラギンと果糖, グルコースなどの還元糖が, 揚げる, 焼く, 焙るなどの調理中の加熱（120℃以上）により「アミノカルボニル反応（amino-carbonyl reaction またはメイラード反応；Maillard reaction）」と呼ばれる化学反応を起こし, その過程でアクリルアミドが生成するためと考えられている[7-8].

アミノカルボニル反応が, 食品中のアクリルアミドの主要な生成経路とされているが, 食品原材料に含まれているアスパラギンや還元糖以外の食品成分が原因物質となっている可能性や, アミノカルボニル反応以外の反応経路からもアクリルアミドが生成する可能性があるとされており, 世界中で生成メカニズム解明のための調査研究が行われている. 例えば, 食品に含まれる脂質が分解して生成するアクロレイン酸化物による経路や, アスパラギン酸から生成したアクリル酸がアンモニアと反応して生成する経路, セリンやシステインといったアミノ酸から生成した乳酸がアンモニアと反応して生成する経路, アスパラギンの酵素的脱炭酸反応により生成した 3-アミノ

註1：Hydroquinone：C₆H₆O₂=110.11 [123-31-9]
註2：ジブチルヒドロキシトルエン；Dibutylhydroxytoluene：C₁₅H₂₄O= 220.34 [128-37-0]

プロパンアミドが脱アミノ反応する経路などが，研究によって推定されている．

現時点では，このように多様な経路が存在すると考えられており，食品中でアクリルアミドが生成される仕組みは完全には解明されていない．食品中のアクリルアミドの低減を図るために，生成経路の解明は重要な課題となっている．

4.3.1 分析法

GC，GC-MS および GC-MS-MS を用いた高感度定量法（定量限界：5～9ng/g）[5] が開発されたが，アクリルアミドの揮発性向上と高感度を目的とした臭素化操作が煩雑であったため，比較的簡便な前処理で高感度分析の可能な LC-MS-MS による分析法（定量限界；10～30ng/g）[5-6] が主流になった．アクリルアミドは極性が非常に高く，通常の ODS 系カラムでは保持できないので，多孔性グラファイトカーボン（Hypercarb）[5-6]，HILIC（Hydrophilic Interaction Chromatography：親水性相互作用クロマトグラフィー）[9] 等が採用された．東京化成工業（株）製 ODS ＋強力カチオン交換タイプミックスモードカラム（TCI Dual ODS-CX10）でも分析できる可能性がある．アクリルアミドの GC，GC-MS，GC-MS-MS および HPLC，LC-MS，LC-MS-MS による分析法についての詳細な総説がある [10]．

ELISA 法による方法も開発され，分析キットが(株)森永生科学研究所から発売されている．

4.3.2 分析結果

FAO/WHO 専門家会合報告書にある海外 5 カ国（ノルウェー，スウェーデン，スイス，英国，米国）の結果と比べると，我が国で測定した結果もほぼその範囲内であった（表 4.1）．

表 4.1 アクリルアミドの最大値と最小値

食　品	国立衛研	海外5カ国
ポテトチップス	467～3,544	170～2,287
フレンチフライ	512～784	<50～3,500
ビスケット，クラッカー	53～302	<30～3,200
朝食用シリアル	113～122	<30～1,346
とうもろこしチップス類	117～535	34～416
食パン，ロールパン	<9～<30	<30～162
チョコレートパウダー	104～141	<50～100
コーヒーパウダー	151～231	170～230
ビール	<3	<30

単位：$\mu g/kg$

4.3.3 低減化の試み

アクリルアミドは，欧米人の主食である小麦やジャガイモの加工品に比較的多く含まれており，前述したように，アクリルアミドの問題が，北欧で起きた環境汚染に端を発していることもあり，特に欧州諸国では消費者の認知度が高く，行政機関，食品事業者が一体となって，食品中のアクリルアミド低減の取り組みを行っている．

例えば，生のジャガイモは，6℃以下の低温で数日間貯蔵するとデンプンが分解されて，還元糖であるグルコースやフラクトースが増加し，それを高温で調理すると焦げやすくなるばかりでなく，アクリルアミドの生成量が増加する．従って，ポテトチップス用ジャガイモの低温貯蔵は避けられており，還元糖含量が高いロットの混入を避けるためには，原料の入荷時に還元糖含量をチェックするか，試し揚げを行って焦げ色を確認する．

◆ 文　献

1) Reynold T.: *J. Natl. Cancer Inst.*, **94**, 876–878 (2002)
2) Erickson E.E.: *Anal. Chem.*, **July 1**, 247A–248A (2004)
3) Bergmark E.: *Chem. Res. Toxicol.*, **10**, 78–84 (1997)
4) Tareke E., Rydberg P., Karsson P., Erikson S., Törnqvist M.: *Chem. Res. Toxicol.*, **13**, 517–522 (2000)
5) Rosén J., Hellenäs K-E.: *Analyst* 127 880–882 (2002)
6) Tareke M., Rydberg P., Karlsson P., Erikson S., Törnqvist M.: *J.Agric.Food Chem.* **50**, 4998–5006 (2002)
7) Omar MM., Eibashir AA., Schmitz OJ.: *Food Chem.*, **176**, 342–349 (2015)
8) Eibashir AA., Omar MM., Ibrahim WA., Schmitz OJ., Aboul-Enein HY.: *Crit. Rev.Anal. Chem.*, **44**, 107–141 (2014)
9) Mottram D.S., Wedzicha B.L, Dodson A.T.; *Nature* **419**, 448–449 (2002)
10) Stadlar R.H., Blank M.C., Varga N., Robert F., Hau J., Guy P.A., Robert M.C., Riedker S.: *Nature* **419**, 449–450 (2002)

第5章 クロロプロパノール類および
グリシドール脂肪酸エステル

　トリグリセリドを構成するグリセリンの水酸基1個，もしくは2個がクロル基で置換したクロロプロパノール類（Chloropropanols）が，Acid-HVPs（acid-hydrolyzed vegetable proteins）[註1]から食品中として初めて見出された1978（昭和53）年以降，連綿と続けられた研究と調査により，幅広い食品での汚染，毒性および生成機作等が明らかにされた．2009（平成21）年3月に，市販食用油中から国際がん研究機関（IARC）で発癌物質グループ2A（おそらく発癌性がある）に分類されているグリシドールの脂肪酸エステルが，ドイツの公的機関の分析によって見出され，生成機作においてクロロプロパノール類と密接な関係のあることが明らかにされた．我が国においては，「特定保健用食品」の許可のあり方にまで発展する大きな問題となった．
　以下に，クロロプロパノール類およびグリシドール脂肪酸エステル（Glycidol acid esters）についての概略を記載する．

〈クロロプロパノール類〉

　食品衛生学上問題となるクロロプロパノール類は，次の5種類である．
　① 1,3-Dichloropropanol（1,3-DCP）または 1,3-Dichloro-2-propanol
　② 2,3-Dichloropropanol（2,3-DCP）または 2,3-Dichloro-2-propanol
　③ 2-Monochloropropanediol（2-MCPD）または 2-Chloropropane-1,3-diol
　④ 3-Monochloropropanediol（3-MCPD）または 3-Chloropropane-1,2-diol
　⑤ 上記4種の，それぞれの脂肪酸エステル類
　これらのうち，1,3-DCP，3-MCPDおよび3-MCPDの脂肪酸エステルの3種類が，毒性および食品中の存在量から健康への影響があるのでは，との懸念から重要視されている．

註1：植物蛋白質酸加水分解物

5.1 注目されることになった契機

1987（昭和62）年，当時の西ドイツで発行されていた環境保全誌『O Test Magazin』が，アミノ酸液を含む醤油と調味液中の一部に，ラットに舌癌，肝癌，腎癌を引き起こす1,3-DCPが存在していることを指摘した[1]．同年末，西ドイツ政府機関が，50 ppb以下とするガイドラインを設定したことにより，にわかに注目されることになった．それより以前に，この規制の根拠の1つとなったと思われる論文を1978（昭和53）年，当時のチェコスロバキアの研究者が発表している[2]．それによると，すでに毒性物質として知られていた1,3-DCPに加えて，2,3-DCP，および3-MCPDの3種類のクロロプロパノール類が大豆ミールの塩酸加水分解物，いわゆるAcid-HVPs中からGC-MSにより検出されたこと，チェコスロバキア産の小麦グルテンおよび大豆ミールの酸加水分解物，スイスのネスレ社製のマギー（Maggi）香辛料，同社のスープ調味料中に1,3-DCPがそれぞれ0.71 ppm，0.30 ppm，0.17 ppm，0.94 ppm含まれていたことなどを記している[2]．

5.2 毒 性

1) 1,3-ジクロロプロパノール（1,3-DCP）

マウスやラットに対して空気中の許容濃度が0.003〜0.005 mg/L[3]で，ラットでの急性毒性は経口投与でLD$_{50}$ 122 mg/kg，腹空内注射で106 mg/kg[4]であり，ラットにおいては舌癌，肝癌，腎癌などの発癌性が認められている[1]．

2001（平成13）年6月開催の「第57回 FAO/WHO合同食品添加物合同専門家会議（JECFA）」では，1,3-DCPは発癌性が認められるので，耐容摂取量を決定するのは適当ではないと判断し[5,6]，2006（平成18）年6月の第67回会議では，発癌性が重大な健康影響を及ぼす懸念があるものの曝露マージン（MOE：Margin of Exposure；推定摂取量/BMDL）値が充分に大きいことから，ヒトへの健康への懸念は低いとの結論に達した[7,8]．その根拠となった実験では，一般的な集団の1,3-DCPの平均摂取量を0.051 μg/kg体重/day，子供を含む高摂取者の推定摂取量を0.136 μg/kg体重/dayとした．また，これらの摂取量と，動物実験から得られた発癌の発症を10%だけ増加させる投与量の95%ベンチマーク用量信頼下限値（BMDL：Benchmark Dose Lower Confidence Limit）である3.3 mg/kg体重/dayと比較すると，曝露マージンは，平均的な摂取量のヒトで約65,000，高摂取量のヒトで約24,000の大きな値が得られた．

1,3-DCPの毒性に関しては，74頁にも上る詳しい資料[9]が公開されている．

2) 3-モノクロロプロパンジオール（3-MCPD）

ラットへの経口投与による LD_{50} 152 mg/kg の急性毒性[10]が認められたが，雄のラットに対しては不妊効果がある[10-13]ことから，ラットの不妊化剤として利用できるとの報告がある[14]．また，げっ歯類の精子運動性能を抑制する作用のあることが1991（平成3）年に[15-16]，1993（平成5）年には，Fischer 344 ラットへの大量投与により雌雄の腎臓に良性の腫瘍が，雄のライディッヒ細胞（精巣内にあり，男性ホルモンのアンドロゲンをつくる）と，乳房に腫瘍の発生が認められたとの報告[17]がなされている．

1994（平成6）年12月16日，EU（欧州連合）の食品科学委員会（SCF：Scientific Committee on Food）は，3-MCPD を発癌性物質と判断し，いかなる分析方法によっても検出されるべきでないとの見解を示した[18]．その後，1998（平成10）年には雄のラットの睾丸間質細胞癌，乳癌，雌雄に良性腎腫瘍を認めたとの報告[19]もあったが，2001（平成13）年，SCF は1994（平成6）年以降の新たな研究成果から，3-MCPD には発癌性はないとの結論[20]を下した．非発癌性であることから，耐容一日摂取量（TDI）を設定することが妥当であるとし，その値を 2 μg/kg 体重/day とするべきとの意見を提出した[21]．

この結論に基づき，EC は2001（平成13）年3月16日，植物蛋白質酸加水分解物と醤油中の 3-MCPD 含有量の基準値を 0.02 mg/kg（固形分40％の液状製品の基準値であり，固形分100％の製品は 0.05 ppm，20％の製品の上限は 0.01 mg/kg）と定めた[22]．

2001（平成13）年6月の「第57回 FAO/WHO 合同食品添加物専門家会議（JECPA）」でも，3-MCPD は発癌性がないことから耐容摂取量を設定することが適当であるとして，暫定最大耐容一日摂取量を 2 μg/kg 体重/day とすることを勧告した[5-6]．以後，毒性に関する新しい知見のないことから，2006（平成18）年6月の第67回 JECFA においても，この値を維持することが決定された[7,8]．

2007（平成19）年12月18日，ドイツ連邦リスクアセスメント研究所（BfR：Bundesinstitut für Risikobewertung）は，動物実験では腎尿細管の過形成や良性腫瘍の増加作用が認められ，一定量を超えた大量の場合に腫瘍ができるが，遺伝子傷害性は証明されておらず，ヒトでは有害な影響は報告されていないこと等を公表した[23-26]．

その後，3-MCPD を添加した飲料水で SD（Sprague-Dawley）ラット雌雄各50匹を2年間飼育すると，400 ppm の高濃度添加群に腎尿細管腫瘍とライディッヒ細胞腫が発生したとの報告がなされている[27]．3-MCPD の毒性に関して詳細な報告がある[28]．

3) 3-MCPD 脂肪酸エステル

3-MCPD 脂肪酸エステル（3-MCPD fatty acid esters）については，1980（昭和 55）年に植物蛋白質酸加水分解物中からパルミチン酸，ステアリン酸，オレイン酸，リノール酸およびリノレン酸を主要脂肪酸とする 1,3-DCP, 3-MCPD の，モノおよびジエステル体の存在が確認された[29]のが最初である．その後，1984（昭和 59）年に山羊の乳[30]，2004（平成 16）年には小売店で購入した食品 20 点を分析し，魚のピクルス[31]，食用油[32]などからそれぞれ存在が確認されているが，摂取量や毒性に関するデータはなく，3-MCPD と同様の毒性をもつかどうかについては不明であったことから，2006（平成 18）年 6 月に開催された「第 67 回 FAO/WHO 合同食品添加物専門家会議（JECFA）」は，毒性評価に必要なデータを集めるようにと勧告した[7,8]．2007（平成 19）年 12 月，バーデン・ビュルデンベルク州化学・獣医学研究所（CVUA：Chemischen und Veterinäruntersuchungsämter, The Chemical and Veterinary Test Agency）の検査で，マーガリンや油などの精製食用油脂および乳幼児用ミルクを含む脂肪含有食品から高濃度の 3-MCPD 脂肪酸エステルが検出された[33,34]．これを受け，BfR が 2007（平成 19）年 12 月 17 日に公表した資料では，食用油では 1 kg 当たり 4〜5 桁の μg レベルで検出され，最大は揚げ物用油で 11,206 μg/kg で，乳児用ミルクやフォローアップミルク[註2]では 4,196 μg/kg/脂肪であった．消化過程でエステルがすべて 3-MCPD に遊離すると仮定すると，最高濃度が検出されたマーガリンを成人が 1 日 100 g 食べると TDI の 5 倍と算出され，乳児についても同様に仮定して評価すると 3〜20 倍[23-26]にもなることが判明した．3-MCPD の動物実験で得られた毒性データを基に最悪のシナリオでリスク評価をしても，安全性マージンが乳児用ミルクで 44，フォローアップミルクで 28 と小さい値であったが，緊急の健康への影響はないが対策が必要だと結論し[23-26]，2008（平成 20）年 3 月，欧州食品安全委員会（EFSA）もこれに同意した[35]．

このように，3-MCPD 脂肪酸エステルが精製植物油やそれを含む各種の食品から検出されているが，その生成機作，存在量，毒性などに関する情報はほとんどなく，ヒトの健康影響についての評価ができていない．そのような現状を踏まえ，既存の情報で不足しているデータを特定し，問題解決に向けた研究計画を示すため，ILSI（International Life Sciences Institute；国際生命科学研究機構）は欧州委員会と共同で 2009（平成 21）年 2 月 5 日と 6 日の両日，ベルギーのブリュッセルで "3-MCPD

註 2：生後 9 カ月から 3 歳頃までの，乳児の時期に不足しがちな，蛋白質や鉄分などの栄養素をバランスよく補うための粉ミルク．乳児用およびフォローアップミルクには必須脂肪酸を供給するために不快臭のない精製した植物油や動物油脂が添加されている．

Esters in Food Products" と題したワークショップを開催した[36-38].

その中で，TDI について以下の試算がなされている．消化管のリパーゼはトリグリセリドの $sn\ 1$[註3] と $sn\ 3$ への親和性が高く優先的に分解され，食事由来のトリグリセリドからは 2-モノアシルグリセロールが生成するが，すぐに腸細胞に吸収されてしまう．3-MCPD 脂肪酸エステルも同様であると仮定すると，($sn\ 1$) モノエステルからは遊離の 3-MCPD が放出されるが，($sn\ 2$) モノエステルや 2-MCPD 脂肪酸エステルからは放出されず，腸細胞に吸収されるだろう．仮にマーガリン中の 3-MCPD 脂肪酸エステルの約 15％ が ($sn\ 1$) モノエステルで，それが完全に加水分解されたとすると，上述の TDI は約 1/6 となり，曝露量は TDI 未満になると推定している[36-38].

5.3 生 成 経 路

1) 1,3-DCP および 3-MCPD

(1) 蛋白質の塩酸による加水分解

塩酸で分解して製造するアミノ酸液（Acid-HVPs）の原料の脱脂大豆や小麦グルテ

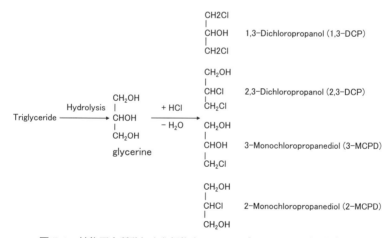

図 5.1 植物蛋白質酸加水分解物中のクロロプロパノール類の生成機作

註3：グリセロールの1位と3位に異なる脂肪酸が結合すると2位のCが不斉炭素となるため，一対の鏡像異性体が生じる．これらを区別するために国際的命名法では，フィッシャーの投影式で2位のヒドロキシ基が左に来るように書き，上の炭素を1位，下の炭素を3位とする．この立体特異的な番号づけ(stereospecific numbering) に従った名称には sn の記号をつけるが，省略されることも多い．グリセロールの炭素を sn-1,2,3 と表記する（sn は stereospecifically numbered の意味）．

ンにはトリグリセリドがそれぞれに約2.7%[39]，約9.7%[40]含まれているので，トリグリセリドから遊離したグリセリンの3個の水酸基に高温の塩酸が反応して，4種類のクロロプロパノールが生成する（図5.1）．

(2) 食塩と脂質との加熱

3-Monochloropropanediol（3-MCPD）および1,3-Dichloropropanol（1,3-DCP）は，食品または添加物中の脂質と食塩とが反応して生成し，その生成量は食品の加工，調理，保存等の条件に左右されるといわれている[43]．事実，塩化ナトリウムとグリセリンまたはリン脂質，アシルグリセロールの200℃，30分間加熱により3-MCPDが生成することや[44]，塩化ナトリウムの存在下で，グリセリン，トリオレイン（Triolein；$C_{57}H_{104}O_6$=885.43 [122-32-7] グリセリンにオレイン酸が3個結合）および大豆レシチンに乳化剤を加えて加熱する系では，生成量が塩分濃度と加熱温度に依存することが確認されている[45]．さらに，食品添加物の使用などの関与も大きいとされていて，例えば，パンの製造において乳化剤である酒石酸モノグリセリド（Diacetyl Tartaric (Acid) Esters of Monoglyceride：DTAEM）を使用すると3-MCPDの生成量が増加するとの報告がある[46]．

(3) クロロプロパノールエステルの加水分解

クロロプロパノールエステル類がリパーゼの分解を受けて遊離型が生成する可能性が指摘されている[36-38,47]．

(4) その他の機序

3-MCPDが，耐水性の包装容器（ソーセージのケーシング，ティーバッグ，コーヒーフィルター）の原料の分解によって生成することも知られている[48]．一方，生の牛肉から1,3-DCPが110ppb，生の魚類からは3-MCPDが83ppb検出されたという報告[49]もあるが，その由来，生成経路は不明である．

2006（平成18）年6月に開催された「第67回FAO/WHO合同食品添加物専門家会議」の資料[7,8]によると，植物蛋白質酸加水分解物やそれを含む食品では，3-MCPDの含有量が1,3-DCPよりも多いが，畜肉加工品では逆に1,3-DCPの方が多いことが記されているが，この理由も明らかではない．

2) 3-MCPD脂肪酸エステル

1,3-DCPや3-MCPDと同様に，高温下での脂肪と塩化物イオンとの反応により生成するといわれている[23-26]．

油の精製工程のうち，高真空下，水蒸気で高温に加熱する脱臭塔での脱臭工程で生じるとされており，トリアシルグリセロールから環状アシルオキソニウムイオンが生

じ，次いで塩化物イオンと反応して生成するというメカニズムが提案されている．生成の主要因子は，塩化物イオン，グリセロール，トリ-，ジ-，またはモノグリセリド（Monoglyceride　正式にはモノアシルグリセロール；Monoacylglycerol），高温および時間である．特に，油中にモノアシルグリセロールとジアシルグリセロールが多いと 3-MCPD エステルの生成量が直線的に増加する[36-38]．

5.4　市販食品中の実態調査結果

1)　1,3-DCP, 3-MCPD および 2-MCPD

最初に 1,3-DCP や 3-MCPD の汚染が確認された植物蛋白質酸加水分解物（Acid-HVPs）は，醤油をはじめ多くの調味料やその他の食品の加工に広く使用されていることから，世界各国で実態調査が精力的に進められた．

先ず，ドイツでは 1989（平成元）年および 1990（平成 2）年に，国内で調達した液体調味料，大豆調味料，醤油，ブイヨンスープおよび混合調味料について 2-および 3-MCPD の調査がなされた[50]．

その結果，醤油については 2-および 3-MCPD 共に不検出であったが，ブイヨンスープからは 3-MCPD が最高 46 ppm 検出され，2-MCPD については液体調味料中の 8 ppm が最高値であった．

イギリスでは 2001（平成 13）年，英国食品基準庁（FSA：Food Standards Agency）が，醤油やその関連製品[51]のみならずパン，チーズ，ベーコン，スープ，魚，ピザ，ティーバッグ等種々の食品 300 サンプルについて調査し，多くの食品への汚染が確認された[33,52]．さらに，EU では 2000（平成 12）年の SCOOP（Scientific Co-operation）Task 3.2.6[34,53] により，食品中の 3-MCPD の分析法を完成したが，醤油以外の食品中に関するデータがほとんどないことが判明した．そのため，3-MCPD および関連化合物の食品中の含量と摂取量の推定を目的に，オーストリア，デンマーク，フィンランド，フランス，ドイツ，アイルランド，オランダ，スウェーデンおよびイギリスと EU 非加盟のノルウェーの 10 カ国が参加して，イギリスとスウェーデンをとりまとめ国とする大規模な調査が，2001（平成 13）年 10 月 26 日に SCOOP Task 3.2.9 として開始された．参加国で集めた 3,600 点以上のサンプルのうち 40％は香港を含む中国製で，次いでタイ産の 12％であった．醤油および関連製品は 2,035 点で，その 35％に当たる 714 点から 3-MCPD が検出され，最高値はアイルランドが提出した中国製の検体で 1,779 mg/kg であった．日本製は 96 検体中，82 検体が検出限界以下で，最高値は 12.6 mg/kg，平均値は 2.56 mg/kg であった[20]．

結果の詳細は「Reports on tasks for scientific cooperation, Report of experts participating in Task 3.2.9 June 2004」として公表された[20]。この調査においても，醤油やその関連製品以外の食品にも汚染が広がっていることが判明し，改めて問題が提起されることとなった．

2003（平成15）年には，2000（平成12）年および2001（平成13）年にイギリス市場で購入した醤油および関連製品それぞれ100サンプルおよび99サンプル[36,54]，アメリカの市場で購入した55サンプルについて[37,55] 1,3-DCPおよび3-MCPDを分析した結果も報告されている．

さらに，2002（平成14）年に豪州・ニュージーランド食品基準機関（Food Standards Australia New Zealand：FSANZ）が実施したオーストラリア市場の食品についての実態調査では，加工食品のみならず，生の牛挽肉から1,3-DCPが最大値110 ppb，生の魚類からは3-MCPDが最大値83 ppb検出されている[29,35,44]．

上述した調査や研究等で得られたデータをコーデックス委員会がまとめて，公表している[56]．その概要を表5.1に示した．

英国食品基準庁（FSA）は2009（平成21）年7月，食品中のアクリルアミド，

表5.1 コーデックス委員会のまとめによる市販食品中の3-MCPD調査結果の概要

食品分類	食品名	検出数/分析点数	最小値 (mg/kg)	最大値 (mg/kg)
一般的にアミノ酸液が原材料に使用される食品	即席めん（スープを除く）	52/157	0.011	300
	即席めんスープ	143/185	0.01	5.3
	スープ	47/87	0.002	0.20
	醤油，醤油製品	1,169/3,368	0.001	1,779
	Acid-HVPs	37/99	0.01	1.0
一般的にアミノ酸液が原材料に使用されない食品	チーズ	12/123	0.02	0.1
	パン，ロールパン	524/966	0.001	0.57
	クラッカー	112/166	0.01	0.26
	焼いた穀類加工品	40/59	0.011	0.11
	ドーナッツ，スコーン，マフィン	44/98	0.01	0.11
	ケーキ，クッキー，パイ	25/98	0.01	0.21
	ビスケット	196/460	0.01	0.28
	生肉	19/106	0.006	1.9
	加工肉	30/109	0.003	0.10
	挽肉	58/158	0.007	1.8
	保存加工した魚，魚加工品	8/18	0.012	0.19
	栄養補助食品，ベビーフード	14/33	0.01	0.41
	コーヒー，茶類，ココア等	27/58	0.01	0.38
	ビール，麦芽飲料	8/104	0.003	0.02
	スナック菓子（含：ポテトチップス）	7/60	0.01	0.04
	調理食品（含：ピザ）	36/113	0.004	0.11

CODEX委員会食品添加物・汚染物質部会検討資料　CX/FAC 06/38/33 より

3-MCPD，フラン，カルバミン酸エチル汚染調査の3カ年計画の2年目に当たる，2008（平成20）年の結果を発表した．3-MCPDについては，パン，朝食用シリアル，ビスケット，焙煎コーヒー等79品目についての調査の結果，パンの90 ppbが最高値で，ヒトの健康に影響を及ぼすおそれはないとの見解を示した[57]．

一方，国内では，1990（平成2）年に市販されていた小麦グルテンの分解液中に3-MCPDが47.7 ppm，大豆分解液中には15.4 ppmがそれぞれ含有していたとの報告がある[58]が，1995（平成7）年の報文では市販醤油の3-MCPDは不検出で，液体調味料4点のうち2点から0.14 ppmおよび0.24 ppm，粉末調味料4点のうち2点からは0.30 ppmおよび0.38 ppmと，低レベルであった[59]．日本では1992（平成4）年に植物蛋白質酸加水分解物（Acid-HVPs）を製造する際に，酸分解後の中和工程でpHを一旦，アルカリ側にするクロロプロパノール類の低減化法[60]が確立されたことにより，国内製品の低減化が進んだといわれていることを裏付ける結果であろう．

農林水産省が平成16〜18年度に醤油，アミノ酸液を対象にクロロプロパノール類の含有実態調査を実施した結果を表5.2に示した．定量法は牛島らの方法[59]を採用

表5.2 農林水産省による醤油およびアミノ酸液中のクロロプロパノール類の含有量実態調査結果

調査年度	サンプル	調査点数	分析項目	LOQ未満の点数	最小値 (mg/kg)	中央値 (mg/kg)	最大値 (mg/kg)	平均値 (mg/kg)
平成16年度	本醸造醤油	104	3-MCPD	93	0.004以下	0.004以下	0.008	0.003
	混合醸造または混合方式醤油	120	3-MCPD	1	0.004	0.016	7.8	0.21
	販売用アミノ酸液	148	3-MCPD	0	0.004	0.049	0.14	0.047
	自製アミノ酸液	9	3-MCPD	0	0.10	2.7	44	8.4
平成17年度	自製アミノ酸液	40	3-MCPD	0	0.019	3.6	33	6.1
		40	1,3-DCP	30	0.004以下	0.004以下	0.070	0.005
	自製アミノ酸液使用醤油	40	3-MCPD	0	0.014	1.5	17	2.3
		40	1,3-DCP	33	0.004以下	0.004以下	0.022	0.003
平成18年度	自製アミノ酸液	81	3-MCPD	0	0.009	2.2	57	6.6
	アルカリ処理品	31	3-MCPD	0	0.009	0.053	0.30	0.099
	アルカリ未処理品	50	3-MCPD	0	0.13	3.3	5.7	11
	自製アミノ酸液	81	1,3-DCP	66	0.004以下	0.004以下	1.0	0.020
	自製アミノ酸液使用醤油	54	3-MCPD	0	0.010	0.83	20	2.2
		54	1,3-DCP	48	0.004以下	0.004以下	0.023	0.003

註：1. 定量限界：3-MCPD 0.004mg/kg，1,3-DCP：0.004mg/kg
　　2. 販売用アミノ酸液：加工食品等の原材料として，食品事業者への販売を目的として大規模に製造されたもの
　　3. 自製アミノ酸液：醤油製造事業者が，主として醤油原材料として自社工場で製造するもの

している．

アミノ酸液を使用しない本醸造醤油104点の3-MCPDの分析値は，93点が定量限界以下と，理に適った結果であった．検出されたサンプルは，アミノ酸液を使用する混合醸造方式（諸味に大豆を塩酸で加水分解したアミノ酸液または酵素分解調味液や発酵分解調味液を加え，短期間熟成させる方式）または混合方式（本醸造醤油または混合醸造醤油にアミノ酸液または酵素分解液調味液や発酵分解調味液を加える方式）の醤油を製造する設備を利用したためと推察されている．混合醸造または混合方式の醤油120点中，110点は0.004 mg/kg以下の低濃度であったが，一部には7.8 mg/kgと，かなり高濃度のサンプルもみられた．120点のうち，販売用アミノ酸液（表5.2註2参照）を使用していることが判明した醤油45点の平均濃度は0.016 mg/kg，最小濃度0.004 mg/kg，最大濃度は0.036 mg/kgであるのに対して，自製アミノ酸液（表5.2の註3参照）の3-MCPD濃度はまちまちながら，販売用アミノ酸液よりも高い傾向にあった．1,3-DCP濃度は3-MCPDの値と相関し，3-MCPDが高いサンプルは1,3-DCPの含量も高いことや，アルカリ処理がクロロプロパノール類の低減に効果があること等が確認された．調査の結果からの試算では，日本人が醤油から3-MCPDを摂取する一日の平均量は0.002〜0.005 μg/kg体重/dayと推定され，JECFAが定めた暫定最大耐容一日摂取量（PM-TDI）2 μg/kgの1%未満であることから，通常の食生活では醤油由来のリスクは少ないと結論している．

平成16〜18年度の調査で，3-MCPD濃度が高い検体が散見された自社調製アミノ酸液，混合醸造方式および混合方式の醤油について，アルカリ処理の導入等の製造工程の改善による低減対策の効果についての検証と見直しの必要性の検討を目的に，2009（平成21）年12月〜2010（平成22）年3月に調査が行われた．表5.3に結果を示したように，2006（平成18）年度の調査結果と比較すると，アミノ酸液，醤油とも中央値は約1/10以下，最大値や平均値も約1/5の水準に下がったことが確認された．

食品中に存在するクロロプロパノール類で検出頻度も存在量が最多の異性体は3-MCPDであるが，量は少ないながら，2-MCPDも存在していることがある[36-38]．

表5.3 平成21年度農林水産省によるアミノ酸液，混合醸造方式および混合方式醤油中の3-MCPD含有量実態調査結果

サンプル	調査点数	定量限界未満の点数	最小値	中央値	最大値	平均値
アミノ酸液	48	0	0.017	0.14	10	1.3
醤油	55	0	0.009	0.069	4.6	0.49

濃度の単位：mg/kg

2) 3-MCPD 脂肪酸エステル

1980(昭和55)年に植物蛋白質加水分解物中から[29],2004(平成16)年には山羊の乳[30]や加工食品から[31]それぞれ初めて見出されて以来,穀類[61]コーヒー[62],魚,肉,ポテトチップス,ナッツおよび精製油[63]フレンチフライ,トーストしたパン,硬いパンの皮,ドーナッツ,クラッカー,焙煎コーヒー,ローストしたチコリ(コーヒーの代用品),ローストした大麦,ローストしたダークモルト(ビールには不検出),コーヒー用クーム,にしんのピクルスおよびソーセージなど[64,65]幅広い食品での存在が判明している.3-MCPD 脂肪酸エステルはこれらの食品中の脂肪部分に含まれ,その量は 0.3〜6.6 mg/kg で,いずれの食品においてもエステル体の方が遊離体に比べて多く含まれていた[64,65].

2006(平成18)年の報告では,絞ったままの油,いわゆるバージンオイルと精製油 25 サンプルを調べた結果,遊離の 3-MCPD が 3〜24 μg/kg であったのに対して,エステル体の含量が圧倒的に多く 100〜2,462 μg/kg であり,脱臭,精製工程で増加することが明らかにされた[66].

BfR は,2007(平成19)年12月17日付の FAQsc (Frequently Asked Questions;初心者向けの Q&A 集)で,調査した食品中,食用油での 3-MCPD 脂肪酸エステル含量が特に高く,最大値は揚げ物用油で 11,206 μg/kg にも達すること,乳児用ミルクおよびフォローアップミルクでも高く,脂肪 1 kg 当たり 4,196 μg であったことを明らかにした[26].

CVUA Stuttgart は,2007(平成19)年と 2008(平成20)年に食用油脂および油脂含有食品 400 サンプル以上を分析した結果を公表した[64].結果の一部を表 5.4 に示したように,3-MCPD 脂肪酸エステルは油の精製工程で大幅に増加することが改めて確認された.p.218 に記した ILSI(イルシー)と欧州委員会の共同開催のワークショップで,トランス脂肪酸対策として大量に導入されたパーム油(palm oil)に 3-MCPD 脂肪酸エステルが最も多く含まれていたとの皮肉な結果も報告された[67].

表 5.4 食用油脂中の 3-MCPD 脂肪酸エステルの含量

サンプル	最小値	最大値	平均値	供試サンプル数
植物油脂(未精製油)	0.1 以下	0.31	0.1 以下	122
植物油脂(精製油)	0.2 以下	21.5	0.9	126
フライ用油脂(未使用)	0.6	26.5	8.1	26
マーガリン	0.5	10.5	0.2	47
乳脂,ラード,獣脂	0.1 以下	0.14	0.1 以下	25

濃度の単位:mg/kg

我が国でも 2008（平成 20）年に実態予備調査が農林水産省により実施され，食用油脂，乳幼児用調整乳，魚類，牛肉，牛乳のいずれの食品からも検出したが，採用したドイツで確立された分析法では同時に他の物質も定量されてしまうことが判明した．そのため，2009（平成21）年 11 月 18 日に農林水産省から公表された「食品安全に関するリスクプロファイルシート（検討会用）」には「詳細については未公表」と記された．その後，高精度の分析法が確立されたため，2013（平成 25）年度に実態調査が再開され，その概要が 2013（平成 25）年 11 月 21～22 日（沖縄）で開催された日本食品衛生学会　第 106 回学術講演会のポスターセッション（講演要旨集 p.75）で「食用油脂中の 3-MCPD 脂肪酸エステル及びグリシドール脂肪酸エステル濃度の直接分析及び間接分析」として発表された．2016(平成 28)年 2 月 29 日に農林水産省消費・安全局から公開された「平成 28 年度 食品の安全性に関する有害化学物質及び有害微生物のサーベイランス・モニタリング年次計画」によると，3-MCPD は，アミノ酸液および醤油の各 50 点，3-MCPD 脂肪酸エルテルおよびグリシドール脂肪酸エステルでは食用こめ油で 45 点の分析が予定されている．

植物蛋白質酸加水分解物中のクロロプロパノール類の相対的な存在割合は 3-MCPD(1000)，2-MCPD(100)，2,3-DCP(10)，1,3-DCP(1) といわれている[68]．エステル体も Acids-HVPs をはじめ，あらゆる食品について遊離体と同じような割合で存在するのではなかろうか．

5.5　規　制　値

2008（平成 20）年 6 月 30 日～7 月 4 日，スイスのジュネーブで開催された「第 31 回コーデックス総会」の汚染物質部会において，植物蛋白質酸加水分解物を含む液体調味料（本醸造醤油を除く）における 3-MCPD の最大基準値の案 0.4 mg/kg が，原案通り最終採択（EC およびノルウェーは留保）された．一部の国で出されている規制値[69,70]を表 5.5 にまとめて示した．

5.6　クロロプロパノール類の分析法

1)　1,3-DCP，2,3-DCP（DCPs），2-MCPD および 3-MCPD（MCPDs）

DCPs および MCPDs の分析法について考えてみよう．そのために，これらの基本的な理化学的性質を表 5.6 に示した．

先ず前処理法についてであるが，化学構造式内に水酸基とクロルを有しているので

第5章 クロロプロパノール類およびグリシドール脂肪酸エステル

表5.5 クロロプロパノール類の規制値

国	3-MCPD		1,3-DCP		備考
	対象食品	最大基準値 (mg/kg)	対象食品	最大基準値 (mg/kg)	
オーストラリアおよびニュージーランド	醤油 オイスターソース	0.2	醤油	0.005 (検出限界)	[1]JECFAの評価で，業界の努力で無理なく達成可能な水準として設定 [2] 全量ベース，乾物ベースの規定なし
カナダ (暫定基準)	醤油 オイスターソース	1	—	—	・全量ベース，乾物ベースの規定なし
EU	醤油 HVP	0.02 0.02	—	—	・液状製品については，40％乾物換算で0.02 mg/kg相当
韓国	HVP	1	—	—	
マレーシア	HVP含有食品 HVP	0.02 1	—	—	・全量ベース，乾物ベースの規定なし
アメリカ (業界自主基準)	HVP	1	HVP	0.05	・乾物ベース
タイ	HVP原料の調味料	1	—	—	

註：Acid-HVPs：植物蛋白質酸加水分解物
① コーデックス委員会食品添加物・汚染物質部会討議資料：CX/FAC/ 05/37/32
② http://www.tisi.go.th/3_MCPD/3_MCPD.html
③ 農林水産省ホームページの資料を一部改変

表5.6 クロロプロパノール類の理化学的性質

物質名	分子式	分子量	CAS No.	沸点（℃）
1,3-Dichloro-2-propanol (1,3-DCP)	$C_3H_6Cl_2O$	128.99	[96-23-1]	174.3
2,3-Dichloro-1-propanol (2,3-DCP)	$C_3H_6Cl_2O$	128.99	[616-23-9]	182
3-Chloro-1,2-propanol (3-MCPD)	$C_3H_7ClO_2$	110.54	[96-24-2]	213
2-Chloro-1,3-propanol (2-MCPD)	$C_3H_7ClO_2$	110.54	[497-04-1]	146

極性が高く，溶媒による振盪抽出ではサンプルに塩化ナトリウムの飽和量を加えて塩析効果を狙ったとしても抽出効率は悪いだろう．しかも，サンプルがアミノ酸等のエキス分を大量に含む醤油等の場合は振盪抽出時に全体が乳化し，分液が極めて困難となり定量性を確保することが難しい．従って，珪藻土カラムに負荷してサンプルを分

散させ，ジエチルエーテルや酢酸エチルで抽出，溶出する方法や，かなりの極性物質に対しても抽出効率が高く乳化の心配がないソックスレー抽出（p.38参照）も，時間はかかるが選択肢の1つになるかもしれない．

次に，分析手法についてはどうであろう．沸点はそんなに高くないので，ガスクロマトグラフあるいはGC-MSが最適で，四重極型GC-MS-MSは分子量が小さく，プロダクトイオンの m/z が小さくなりすぎて高い定性機能の威力はあまり発揮できないであろう．GC-MS-MSでも，イオントラップ型はFull Scanの感度が四重極型の数倍といわれているから，使える可能性が高い．ガスクロマトグラフを使用するなら，含塩素化合物に高感度なECDがよいであろう．極性が高いので，カラムは強極性のWAX系が適当であろうが，分子中にクロルや水酸基が入っているので，カラム内での吸着が大きい可能性が高いであろうなどと考えてみる．そして，表5.7に，実際に種々提案されている分析法を示した．

表 5.7 DCPs および MCPDs の分析法

報告年	サンプル	分析項目	前処理法	誘導体化試薬	分析法 （カラム）	検出限界	文献No.
1978	Acid - HVPs	1,3-DCP	①エーテル抽出 ②5%NaHCO₃による強酸性画分除去	—	GC (FID) 15%(w/w) Carbowax 20M on 0.125-0.16 ChromatonN-AW-DMCS, 3mm×25m)	100 ppb 程度	2
1991	Acid - HVPs	3-MCPD	①サンプルを20% NaCl水で希釈 ②GCバイアル中で誘導体化 ③ヘキサン抽出部を分析	Phenylboronic acid (PBA)	GC (FID)	200 ppb	71
1991	醤油 液体調味料 ブイヨンスープ	1,3/2,3-DCP 2/3-MCPD	①珪藻土充填カラム Merck社製 Extrelut 20に負荷 ②酢酸エチル抽出	—	GC-MS (SIM) (Stabilwax：Carbowax 20M, 0.25 μm, 0.32mm×30m)	DCPs：50ppb 以下 MCPs：50～100 ppb	50
1992	Acid - HVPs	1,3/2,3-DCP 2/3-MCPD	①Extrelut 20 負荷 ②ヘキサン(9)-エーテル(1) 洗浄 ③エーテル抽出	Heptafluorobutyryl-imidazole (HFBI)	GC (ECD) (OV-1, 0.33 μm, 0.2mm×25m) GC-MS (SIM) (DB-WAX,15m, のみの記載)	DCPs：10 ppb MCPDs：50～100 ppb	72
1993	Acid - HVPs	3-MCPD	①Extrelut 20 負荷 ②酢酸エチル抽出	—	Hall 700A ECD (Supelcowax 10, 1 μm, 0.75 mm×60m)	250 ppb	73
1995	醤油 液体調味料 固体調味料	3-MCPD	①Extrelut 20 負荷 ②エーテル抽出	Phenylboronic acid	GC-MS (SIM) (SBS-5, 0.25 μm, 0.25mm×30m)	液体調味料：5 ppb 固体調味料：50 ppb	59

第 5 章　クロロプロパノール類およびグリシドール脂肪酸エステル　　**229**

1998	醤油 調味料 ブイヨン	2-MCPD 3-MCPD	① Extrelut 20 負荷 ② エーテル抽出	Toluene-4-sulfonic acid monohydrate	GC-MS (SIM) (① DB-1701, 0.25 μm, 0.32×30m) ② DB-5, 0.25 μm, 0.25mm×30m)	0.1 ppb	74
1998	植物および動物 蛋白質酸分解エ キス	3-MCPD	① Extrelut 20 負荷 ② エーテル抽出	—	GC(ECD) (PEG 20M, 0.35mm× 50M) 膜厚の記載なし	200 ppb	58
2001	Acid - HVPs, 麦 芽エキス, 粉末 スープ, パンく ず, サラミ, チー ズ	3-MCPD	① Extrelut 20 負荷 ② ヘキサン (9)-エーテル (1) 洗浄 ③ エーテル抽出 ④ 安定同位体による内部 標準法	Heptafluorobutyryl- imidazole (HFBI)	GC-MS (SIM) (DB-5MS, 0.25 μm, 0.25mm×30m)	5 ppb	75
2002	醤油	1,3-DCP 3-MCPD	① Sample 8g+5M NaCl 10ml +Silica gel(60 mesh)15g をカ ラム（ϕ3cm×100cm） に充填 ② 酢酸エチル抽出	Heptafluorobutyric acid anhydride (HFBA)	GC-MS (SIM) (DB-5MS, 0.25 μm, 0.25mm×30m)	1,3-DCP：5 ppb 3-MCPD：5 ppb	76
2002	Acid - HVPs	3-MCPD	① Extrelut 20 負荷 ② ヘキサン (9)-エーテル (1) 洗浄 ③ エーテル抽出	Heptafluorobutyryl- imidazole(HFBI)	GC-MS (NICI) (DB-5MS, 0.25 μm, 0.25mm×30m)	2 ppb	77
2005	醤油 テリヤキソース 等醤油関連製品	1,3-DCP	Headspace solid-phase micro-extraction(HS- SPME) 抽出法	—	GC-MS (SIM) (DB-WAX：0.25 μm 0.25mm×60m)	5 ppb	78
2005	Acid - HVPs 中国製醤油	3-MCPD	① PBA による誘導体化 ② Headspace solid-phase micro-extraction (HS- SPME) 抽出	Phenylboronic acid (PBA)	HS-SPME-GC-MS (Scan) (HP-1, 0.25 μm 0.25mm×60m)	3.87 ppb	79

註：GC：Gas Chromatograph, MS：Mass Spectorometory, SIM：Selected Ion Monitoring, FID：Flame Ionization Detector, ECD：Electron Capture Detector, NICI：Negative Ion Chemical Ionization

　抽出操作は，1978（昭和53）年の文献ではエーテルによる液-液抽出であるが，1991（平成3）年以降は，水溶液中の脂溶性物質の抽出に多用される珪藻土をパッキングした Merck Millpore 社製の Extrelut® 20（Extrelut® NT20 の旧モデル）が採用されている．2005（平成17）年になると，最近応用例が増加している headspace solid-phase micro-extraction（HS-SPME）抽出法による報告例が見られるようになる．

　3-MCPD の分析に関する初期の研究では，前処理後のサンプルを WAX 系の PEG 20M 等の高極性カラムで直接 GC や GC-MS で分析されているが，3-MCPD はカラムへの吸着が大きく微量の場合，溶出してこなかったり，テーリングやブロードニング等の不都合が生じるため，高感度分析には誘導体化法が採用されている [59,71,72,74-77,79]．最初に報告された Phenylboronic acid（PBA）による誘導体化法は，Ethylene glycol, 1,3-Butanediol 等の高感度分析法 [80] の応用である．誘導体化に伴ってガスクロマトグラ

フのカラムは，強極性の WAX 系から微極性の OV 2701 や無極性の DB-5 等が使用されている．

定量精度を向上させるために，安定同位体 3-Chloro-1,2-propanediol-d_5 を内部標準物質とする内部標準法を採用し，イオントラップ型の GC-MS-MS で 3-MCPD および 2-MCPD を分析した例[81]がある．その後，12 の研究機関による共同研究でもこの安定同位体を内部標準物質とする方法を採用した[75]ことが契機となり，本法が定着したようである[82,83]．試料の注入法を工夫した報告では，大量注入の PTV（Programmable Temperature Vaporization）によるイオントラップ型 GC-MS-MS による分析[84]がある．

一方，1,3-DCP および 2,3-DCP はガスクロカラムへの吸着が 3-MCPD に比べ弱いので，分析には WAX 系のカラムによる直接分析でも高感度分析が可能である．

以上，文献を読む前に自分で考えた方法と文献での方法とを比べ，自分の思いが及ばなかった点あるいは優れていた点を検証し，さらに新しい方法に気がついたら是非試してみられることを奨める．実験化学では，豊富な経験を積むことも非常に大切である．

2） 3-MCPD 脂肪酸エステル類

1984（昭和 59）年に，山羊の乳から 3-MCPD の脂肪酸エステル類として最初に確認されたジエステル体の分析では[30]，石油エーテル抽出物をシリカゲルカラムと

〈エステル交換反応（transesterification）とは〉

触媒の存在下，エステルとアルコールを反応させ，それぞれの主鎖部分が入れ替わる反応である．例えば，下図に示したように，脂肪酸とグリセリンのエステルである油脂とメタノールとを反応させるとグリセリンが入れ替わり，脂肪酸メチルエステルが生成し，粘度も低下する．この例のように，アルコールにメタノールを使用している場合をメタノリシス（methnolysis）という．エステル交換反応は，バイオディーゼル燃料の製造に，逆反応はポリエステルをモノマーにしてリサイクルすることに利用されている．

$$\begin{array}{c} CH_2\text{-}OCOR \\ | \\ CH\text{-}OCOR \\ | \\ CH_2\text{-}OCOR \end{array} + 3\,CH_3OH \xrightarrow{NaOCH_3} 3\,R\text{-}COOCH_3 + \begin{array}{c} CH_2\text{-}OH \\ | \\ CH\text{-}OH \\ | \\ CH_2\text{-}OH \end{array}$$

トリグリセリド　　　　　　　　　　　　　　　　　　　　　　　　　　グリセリン

分取用 TLC で精製し，高分解能質量分析計で同定している．さらに，1M のメタノール塩酸によるエステル交換反応で得た 3-MCPD を，化学イオン化法（Chemical Ionization；CI）による GC-MS で確認している．

2004 年の文献では，小売店で購入した Acid-HVP，ローストコーヒーおよび大豆油中の抽出，前処理した溶液を遊離体は直接，3-MCPD のエステル体はナトリウムメトキシド（Sodium methoxide: CH_3NaO= 54.02 [124-41-8]）のメタノール溶液でエステル交換反応後，それぞれ Phenylboronic acid（PBA）で誘導体化し，3-Chloro-1,2-propanediol-d_5 を内部標準物質とする GC-MS（SIM モード）で分析し，検出限界（limit of detection：LOD）は遊離体が 0.003 mg/kg，エステル体が 1.1 mg/kg であったと記載されている[82]．その後，同じ方法により種々の食品を分析した結果が報告されている[83,85-88]．

ほぼ同様の方法がドイツの油脂協会から公表されており，これがドイツの公定法[89]になっている．2008（平成 20）年度に農林水産省が実施した 3-MCPD 脂肪酸エステルの含有実態調査でも，この方法が採用されたが，5.4 項 2）（p.226）で前述したように，3-MCPD 脂肪酸エステル以外の物質も定量されてしまうことが判明した．．

3-MCPD およびエステル体の文献リスト[90] や食品添加物，1,3-DCP および 3-MCPD をはじめとする食品汚染物質の安全評価について化学，分析，毒性などの詳しい解説がある[91]．

〈グリシドール脂肪酸エステル〉

5.7　注目されることになった契機

先に 5.2 項 3）（p.218）で記した ILSI ヨーロッパが，欧州委員会と共同で開催した 2009（平成 21）年ワークショップ[36-38] で，パーム油ベースの精製植物油からグリシドール脂肪酸エステルを検出したことを発表した．グリシドール脂肪酸エステルの毒性に関するデータはないが，グリシドール（Glycidol, IUPAC 名：2,3-Epoxypropan-1-ol：$C_3H_6O_2$=74.08 [556-52-5]）は国際がん研究機関（IARC）から発癌物質グループ 2A（おそらく発癌性がある）に分類されていることから，BfR が取り上げ，リスク評価を行

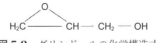

図 5.2　グリシドールの化学構造式

った.

　その結果,ヒトの消化過程で,グリシドール脂肪酸エステルからどの程度グリシドールが遊離するか不明であるが,全量が遊離し,食用油中にグリシドール 1 mg/kg を含むと仮定した場合,市販のミルクのみを摂取する乳児では,有害なレベルのグリシドールを摂取する可能性があるとしたことから,注目されることになった[92,93].

5.8　生　成　経　路

　グリシドール脂肪酸エステルは,3-MCPD 脂肪酸エステルの生成経路における前駆体と考えられており,両者は密接な関係がある.提案されている生成メカニズムはトリアシルグリセロールから環状アシルオキソニウムイオン(Acyloxonium ion)が生じ,次いで塩化物イオンと反応し,グリシドールエステルを経由して 3-MCPD 脂肪酸エステルができる経路である[64,94,95].CVUA の Rüdiger Weisshaar が提唱している生成経路を図 5.3 に示した.

　3-MCPD 脂肪酸エステル生成量を左右する主要因子は,脱臭工程における塩化物イオン,グリセロール,トリ-,ジ-,またはモノ-アシルグリセロール,高温および時間で,脱臭工程に塩化物イオンが存在しないか少ないときには,グリシドール脂肪酸エステルで反応が停止すると考えられている.

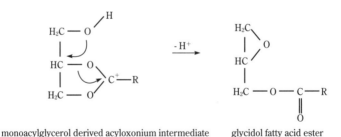

図 5.3　提唱されているグリシドール脂肪酸エステル生成経路[64]

5.9 ジアシルグリセロール（Diacylglycerol:DAG）含有食用調理油における問題点

　一般の食用油の主成分は，グリセリンに3分子の脂肪酸がエステル結合したトリアシルグリセロール（TAG）であるのに対して，問題になった商品は，グリセリンに2分子の脂肪酸がエステル結合しているDAG 80%，TAG 20%，モノアシルグリセロール（MAG）1.5%以下，その他酸化防止剤等が1%未満の組成といわれている．

　ジアシルグリセロール等の模式図を図5.4に示した．

　DAGは植物，動物由来にかかわらず天然の食用油にも1～10%含まれ，長い食経験を通じて健康被害が生じたという報告はないといわれている．問題は，モノアシルグリセロールとジアシルグリセロールが多い油脂ほど3-MCPD脂肪酸エステルの生成量が直線的に相関して増加し，それに伴ってグリシドール脂肪酸エステルの含量が一般の食用油に比べて多い点にある．

　やがて，問題が脱臭工程にあり，生成量を左右する因子やそのメカニズムが明らかになり，分析法も確立された．

　2010（平成22）年5月18日に開催された「薬事・食品衛生審議会 食品衛生分科会 食品規格部会」で，厚生労働省医薬食品局食品安全部基準審査課から提出された「食用油等のグリシドール脂肪酸エステルの含有実態調査結果について」と題する資料が，5月25日に厚生労働省から公表された．それによると，分析対象物質は食用油中で含有割合の高い上位3種の脂肪酸であるパルミチン酸，オレイン酸およびリノール酸のグリシドールエステルとし，サンプルはDAG 2製品の各3ロット，計6サンプル，なたね，大豆，コーン，こめ，紅花，ごま，綿実，ひまわり，オリーブおよびパーム各油の2製品の3ロット 計60サンプル，マーガリン，ファットスプレッドおよび乳

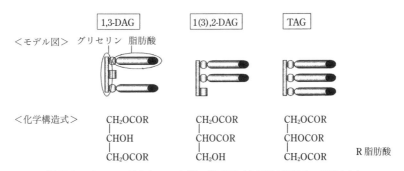

図5.4　ジアシルグリセロール等の模式図（食品安全委員会の資料より）

幼児用調製粉乳2製品の各3ロット計18サンプル，総計84検体である．分析結果では，DAGの6サンプルすべてからグリシドール脂肪酸エステル3種の合計値で166 ppm〜286 ppmの高濃度が検出された．他の食用油60検体では，こめ油から3種の合計値が，定量限界をわずかに上回る10.3〜16.1 ppmが検出された以外は不検出であった．ファットスプレッドおよび乳幼児用調製粉乳では，すべて不検出であった．

グリシドール脂肪酸エステルを経口投与したラットの血液中にグリシドールが検出され，摂取30分後に最高濃度になったとの実験結果を厚生労働省が2010（平成22）年8月26日，食品安全委員会に報告したとの報道が翌27日付の日本経済新聞等で報道された．その後も当該商品の安全性の評価について，食品安全委員会などで継続的な審議がなされ，その結果が，総ページ数95，収録文献数114の膨大な資料「高濃度にジアシルグリセロール（DAG）を含む食品の安全性評価書（案）（2014年7月）」にまとめられ，インターネット上で公開されている．

試料
・100 mgを遠心管に採取
抽出
・常温下で固体の試料は加温(55 ℃)して溶解
・アセトニトリル4mlを加え混合
・遠心分離：室温，3,500 rpm，10分
上清
オクタデシルシリル化シリカゲル(ODS)カートリッジカラム処理
・メタノール：1ml→アセトニトリル：2mlでコンディショニング
・上清を全量添加
・アセトニトリル：4mlで溶出
溶媒留去
・窒素ガスを噴きつけて溶媒を留去
・残渣をクロロホルム2mlに溶解
シリカカートリッジカラム処理
・クロロホルム2mlを添加し，コンディショニング
・試料液の一部200 μlを添加
・クロロホルム8mlで溶出
溶媒留去
・窒素ガスを噴きつけて溶媒を留去
・残渣をメタノール(1)-2-プロパノール混合溶液(1) 1mlに溶解
LC-MS分析

LC条件
・カラム：L-column ODS
　　　　（Φ4.6mm×150 mm, 5μm）
・ガードカラム：L-column ODS
　　　　（Φ4.6mm×10 mm, 5μm）
・移動相A：アセトニトリル(17)-メタノール(17)-水(6)　(V/V/V)
・移動相B：2-プロパノール
・グラジィエント：

min	A液(%)	B液(%)
0.0	98	2
15.0	55	45
15.1	0	100
25.0	0	100
25.1	98	2
35.0	98	2

MS条件
・イオン化法：APCIポジティブ
・コロナ電流：5.0 μA
・ベーポライザ温度：500℃
・シースガス：40
・AUX：5
・SIMモニターイオン
　パルミチン酸グリシジル：m/z 313
　リノール酸グリシジル：m/z 337
　オレイン酸グリシジル m/z 339

図5.5　食用油の分析法の概略

5.10 グリシドール脂肪酸エステルの分析法

DGF（ドイツ油脂科学協会）の 3-MCPD 脂肪酸エステル類の分析法に，グリシドール脂肪酸エステルの項目を加えた方法[96]が公表されている．基本的には 3-MCPD 脂肪酸エステル類の分析法と同じで，エステルを分解後，グリシドールを Phenylboronic acid（PBA）で誘導体化，3-MCPD-d_5 を内部標準物質として PTV を搭載した GC-MS（SIM モード）で，トータルのグリシドール脂肪酸エステルを分析する方法である．

p.233 に触れた，2010（平成 22）年 5 月 25 日に厚生労働省から公表されたグリシドール脂肪酸エステル分析法における①食用油，②マーガリンとファットスプレッド，および③乳幼児用調製粉乳それぞれの分析法のうち，食用油の分析法の概略を図 5.5 に示した．

以上，2009（平成 21）年に話題になったグリシドール脂肪酸エステルと，それに密接に関係するクロロプロパノール類について記載した．1978（昭和 53）年に Acid-HVPs の不純物として見出されたクロロプロパノール類が 30 年余も経て，グリシドール脂肪酸エステルに結びついている事実をみるとき，食品衛生問題の複雑さ，奥の深さと研究の継続の重要性を感じる．

科学技術の発展に伴って新たな事実が判明し，また分析機器の感度が向上することにより，今後とも食品の危害化学物質はじめ食品衛生にかかわる問題が発生するであろう．最近の食の安全・安心への関心の高まりから，ややもすると感情的になる傾向がみられるように思う．大切なことは，データを正確に解析，冷静に判断し，誤解のないようにわかりやすく多くの人に伝えることである．

◆ 文　献

1) S. Hedewig: *Öko Test Magazin*, **2**, 30 (1987)
2) J. Velísek, J. Davídek, J. Hajslová, V. Kubelka, G. Janícek, B. Mánková: *Z Lebensm Unters Forsch*, **167**, 241-244 (1978)
3) A.A. Kanarevskaya: *Chem Abstr*, **57**, 6270g (1963)
4) S. Pallade, I. Goldstein, P. Serban, C. Anitescu, E. Gabrielescu: *Chem. Abstr.*, **64**, 8835 g(1965)
5) Joint FAO/WHO Expert Committee on Food Additives (57th 2001 : Rome, Italy) Evaluation of certain food additives and contaminants : fifty-seventh report of the Joint FAO/WHO Expert Committee on Food Additives. (WHO technical report series ; 909), p.119 (1,3-DCP の記述は p.118-121, 3-MCPD の記述は p.114-118)　http://whqlibdoc.who.int/trs/WHO_

TRS_909.pdf
6) Joint FAO/WHO Expert Committee on Food Additives Fifty-seventh meeting, Rome, 5-14 June 2001 SUMMARY AND CONCLUSIONS, p.23 (1,3-DCP の記述は p.22-24, 3-MCPD の記述は p.20-22)　www.who.int/ipcs/food/jecfa/summaries/en/summary_57.pdf
7) Joint FAO/WHO Expert Committee on Food Additives. Meeting (67th : 2006 : Rome, Italy) Evaluation of certain food additives and contaminants : sixty-seventh report of the Joint FAO/WHO Expert Committee on Food Additives. (WHO technical report series ; no. 940) p.53 (1,3-DCP の記述は p.48-53, 3-MCPD の記述は p.45-48)　http://whqlibdoc.who.int/trs/WHO_TRS_940_eng.pdf
8) Joint FAO/WHO Expert Committee On Food Additives. Sixty-seventh meeting, Rome, 20 -29 June 2006, SUMMARY AND CONCLUSIONS, issued 7 July 2006. p.5 (1,3-DCP の記述は p.5, 3-MCPD の記述は p.4)　http://www.who.int/ipcs/food/jecfa/summaries/summary67.pdf
9) "1,3-Dichloro-2-propanol [CAS No. 96-23-1] Review of Toxicological Literature. http://ntp.niehs.nih.gov/ntp/htdocs/Chem_Background/ExSumPdf/dichloropropanol.pdf
10) R.J. Ericsson, V.F. Baker: *Journal of Reproduction and Fertility*, **21**(2), 267-273 (1970)
11) K.T.Kirton, R.J. Ericsson, J.A. Ray, A.D. Forbes: *J. Reprod. Fertil.*, **21**(2), 275-278 (1970)
12) E. Samojlik, M.C. Chang: *Biology of reproduction*, **2**(2), 299-304 (1970)
13) A.R. Jones: *Life Sci*, **23**(16), 1625-1645 (1978)
14) R.J. Ericsson: *J Reprod Fertil*, **22**(2), 213-222 (1970)
15) National Institute for Occupational Safety and Health: Health hazard data on 3-Chloro-2-propanediol (RTECS number, TY4025000) Data of last updated, 91/07. hazard.com/msds/tox/tf/q109/q806.html
16) WHO Technical Report Series No. 837. EVALUATION OF SERTAIN FOOD ADDITIVES AND CONTAMINANTS Forty-first report of the Joint FAO/WHO Expert Committee on Food Additives. 3-chloro-1,2-propanediol and 1,3-dichloro-2-propanol, p.31-32 (1993) whqlibdoc.who.int/trs/WHO_TRS_837.pdf
17) G. Sunahara, I. Perrin, M. Marchessini: Carcinogenicity study on 3-monochloro propane 1,2-diol (3-MCPD) administered in drinking water to Fischer 344 rats. Report No. RE-SR93003, Nestec Ltd, Research and Development, Switzerland (1993)
18) EUROPEAN COMMISSION HEALTH & CONSUMER PROTECTION DIRECTORATE-GENERAL. Scientific Committee on Food. SCF/CS/CNTM/OTH/17 Final OPINION OF THE SCIENTIFIC COMMITTEE ON FOOD ON 3-MONOCHLORO-PROPANE-1,2-DIOL(3-MCPD) UPDATING THE SCF OPINION OF 1994. adopted on 30 May 2001. p.2 ec.europa.eu/food/fs/sc/scf/out91_en.pdf
19) B.S. Lynch, D.W. Bryant, G.J. Hook, E.R. Nestmann, I.C. Munro: *Inter. J. Toxicol.*, **17**, 47-76 (1998)
20) Reports on tasks for scientific cooperation. Report of experts participating in Task 3.2.9 June 2004. Collection and collation of data on levels of 3-monochloropropanediol (3-MCPD) and related substances in foodstuffs.　http://ec.europa.eu/food/food/chemicalsafety/contaminants/mcpd_data_tables_en.htm
21) EUROPEAN COMMISSION HEALTH & CONSUMER PROTECTION DIRECTORATE-GENERAL. Directorate C - Scientific Opinions. C2-Management of scientific committees; scientific co-operation and networks Scientific Committee on Food. SCF/CS/CNTM/OTH/17 Final OPINION OF THE SCIENTIFIC COMMITTEE ON FOOD ON 3-MONO-

第5章 クロロプロパノール類およびグリシドール脂肪酸エステル

CHLORO-PROPANE-1,2-DIOL(3-MCPD) UPDATING THE SCF OPINION OF 1994. adopted on 30 May 2001. p.4 ec.europa.eu/food/fs/sc/scf/out91_en.pdf
22) European Commission Regulation (EC) No466/2001 Setting maximum levels for certain contaminants in foodstuffs. Official Journal of the European Communities L77/1 of 16 March 2001. ntu.edu.vn/bomon/qlattp/privateres/bomon/qlattp/file/3mcpd.pdf.aspx
23) http://www.bfr.bund.de/cm/208/saeuglingsanfangs_und_folgenahrung_kann_gesund heitlich_bedenkliche_3_mcpd_fettsaeureester_enthalten.pdf
24) http://d.hatena.ne.jp/uneyama/20071219#p4
25) http://www.bfr.bund.de/cm/245/infant_formula_and_follow_up_formula_may_contain_harmful_3_mcpd_fatty_acid_esters.pdf
26) http://www.bfr.bund.de/cd/10581
27) W.S. Cho, B.S. Han, K.T. Nam, K. Park, M. Choi, S.H. Kim, J. Jeong, D.D. Jang: Carcinogenicity study of 3-monochloropropane-1,2-diol in Sprague-Dawley rats, *Food Chem. Toxicol.*, **46**(9), 3172-3177 (2008)
28) WHO FOOD ADDITIVES SERIES: 48: SAFETY EVALUATION OF CERTAIN FOOD ADDITIVES AND CONTAMINANTS 3-CHLORO-1,2-PROPANEDIOL. www.inchem.org/documents/jecfa/jecmono/v48je18.htm
29) J. Velíšek, J. Davídek, V. Kubelka, G. Janícek, Z. Svobodová, Z. Simicová: *J. Agric. Food Chem.*, 28, 1142-1144 (1980)
30) J. Cerbulis, O.W. Parks, R.H. Liu, E.G. Piotrowski, Jr. H.M. Farrell: Occurrence of Diesters of 3-Chloro-1,2-Propanediol in the Neutral Lipid Fraction of Goats' Milk, *Agric Food Chem*, **32**(3), 474-476 (1984)
31) B. Svejkovska, O. Novotny, V. Divinová, Z. Reblova, M. Dolezal, J. Velíšek: Esters of 3-Chloropropane-1,2-Diol in Foodstuffs, *Czech Journal of Food Sciences*, **22**(5), 190-196 (2004)
32) Z. Zelinková, B. Svejkovská, J. Velísek, M. Dolezal: "Fatty acid esters of 3-chloropropane-1,2-diol in edible oils" *Food Addit. Contam.*, Part A, **23**(12), 1290-1298 (2006)
33) "Studies of the Formation of 3-MCPD Esters in Vegetable Oils Development of Strategies for their Minimization". http://www.bll.de/download/english/forschungsprojekt_3_mcpd_engl
34) "3-MCPD-Ester in raffinierten Speisefetten und Speiseölen - ein neu erkanntes, weltweites Problem". http://www.cvuas.de/pub/beitrag.asp?ID=717&subid=1
35) The European Food Safety Authority (EFSA) Scientific Documents "Statement of the Scientific Panel on Contaminants in the Food chain (CONTAM) on a request from the European Commission related to 3-MCPD esters". www.efsa.europa.eu/EFSA/efsa_locale-1178620753812_1178696990062.htm
36) http://www.ilsi.org/Europe/Pages/ViewItemDetails.aspx?ID=191&ListName=Publications
37) http://www.ilsi.org/Europe/Publications/ILSIEuropeReportMCPDEsters7Se09-1.pdf
38) http://d.hatena.ne.jp/uneyama/
39) 中台忠信：日本醬油研究所雑誌 **9**(6) 付 14 (2003)
40) 科学技術庁資源調査会（編）：五訂 日本食品標準成分表 p.38，大蔵省印刷局（平成12年）
41) W. Roland: *Z Lebensm Unters Forsch*, **193**, 224-229 (1991)
42) P.D. Coller, D.D.O. Cromle, A.P. Davies: *J. Am. Oil Chem.*, **68**, 785-790 (1991)

43) Joint FAO/WHO Expert Committee on Food Additives. Meeting (67th : 2006 : Rome, Italy) Evaluation of certain food additives and contaminants: sixty-seventh report of the Joint FAO/WHO Expert Committee on Food Additives. (WHO technical report series; no. 940) p.49. http://whqlibdoc.who.int/trs/WHO_TRS_940_eng.pdf
44) J. Velíšek, P. Calta, C. Crews, S. Hasni, M. Doležal: *Czech J. Food Scil.*, **21**(No.5), 153-161 (2003)
45) P. Calta, J. Velíšek, M. Doležal, S. Hasnip, C. Crews, Z. Réblová: *European Food Research and Technology A*, **218**(6), 501-506 (2004)
46) C.G. Hamlet, P.A. Sadd, D.A. Gray: *J Agric Food Chem*, **52**(7), 2067-2072 (2004)
47) M.C. Robert, J.M. Oberson, R.H. Stadler: *J Agric Food Chem*, **52**, 5102-5108 (2004)
48) Institute of Food Science and Technology (IFST) Information Statement on 3-MCPD in Food (2003). www.gencat.cat/salut/acsa/Du12/html/ca/dir1351/dd16307/3mcpd.pdf
49) CHLOROPROPANOLS IN FOOD. An Analysis of the Public Health Risk. TECHNICAL REPORT SERIES NO. 15, FOOD STANDARDS AUSTRALIA NEW ZEALAND (FSANZ), October 2003. http://www.foodstandards.gov.au/_srcfiles/Technical%20Report%20Chloropropanol%20Report%2011%20Sep%2003.doc
50) R. Wittmann: *Z Lebennsm Unters Forsch*, **191**, 224-229 (1991)
51) Food Standard Agency UK (FSA), Food Surveillance INFORMATION SHEET Number 15/01 June 2001. "SURVEY OF 1,3-DICHLOROPROPANOL(1,3-DCP) IN SOY SAUCE AND RELATED PRODUCTS". www.food.gov.uk/science/surveillance/fsis2001/13dcpsoy
52) Food Standards Agency UK(FSA), Food Surveillance INFORMATION SHEET Number 12/01 February 2001. "SURVEY OF 3-MONOCHLOROPROPANE-1,2-DIOL(3-MCPD) IN SELECTED FOODS-Annex 1". archive.food.gov.uk/fsainfsheet/2001/no12/12annx1.htm
53) Scientific Co-operation Task 3.2.6 (2000). "Provision of validated methods to support the Scientific Committee on Food's recommendations regarding 3-monochloropropane-1,2-diol in hydrolysed vegetable protein and other foods". archive.food.gov.uk/fsainfsheet/2001/no11/11annx3.htm
54) C. Crew, S. Hasnip, S. Chapman, P. Hough, N. Potter, J. Todd, O. Brereton, W. Matthews: *Food Addit. Contam.*, **20**(10), 916-922 (2003)
55) P.J. Nyman, G.W. Diachenko, G.A. Perfetti: *Food Addit. Contam.*, **20**(10), 909-915 (2003)
56) Joint FAO/WHO Food Standards Programme Codex Committee On Food Additives and Contaminants. Thirty-eighth Session, The Hague, The Netherlands, 24 – 28 April 2006. PROVISIONAL AGENDA. www.codexalimentarius.net/download/report/657/fa38_01e.pdf
57) Food Standards Agency (FSA), FOOD SURVEY INFORMATION SHEET NUMBER 03/09 July 2009 SURVEY OF PROCESS CONTAMINANTS IN RETAIL FOODS 2008. http://www.food.gov.uk/multimedia/pdfs/fsis0309acrylamide.pdf
58) 林　哲仁, 任恵峰, 田口誠冶, 後藤純雄, 遠藤英明, 渡辺悦生：食衛誌 **39**, 67-71 (1998)
59) 牛島香代子, 出口佳子, 菊川浩史, 野村孝一, 足立忠夫：食衛誌 **36**, 360-364(1995)
60) 日本国公開特許公報, 平 4-88951, p.315 (1992)
61) C. G. Hamlet, P.A. Sadd: Chloropropanols and Their Esters in Cereal Products, *Czech Journal of Food Sciences*, **22**,259-262 (2004)
62) M. Dolezal, M. Chaloupská, V. Divinová, B. Svejkovská, J. Velíšek: Occurrence of

3-Chloropropane-1,2-Diol and its Esters in Coffee, *Journal European Food Research and Technology*, **221**, 221-225 (2005)
63) ILSI EUROPE Workshop on "3-MCPD Esters in Food Products" 5-6 February 2009, Brussels (Belgium). http://europe.ilsi.org/NR/rdonlyres/A1D194E7-BFA2-4A23-A673-15F1905300D5/0/Speaker6Weisshaar.pdf で"ILSI"のホームページを呼び出し(ILSI EUROPE Workshop on "3-MCPD Esters in Food Products")を検索欄に入力，一覧表から http://www.ilsi.org/europe/_layouts/listfeed.aspx?list=178b3510-408a-4e59-ade5-df09f4e38f03&view=d70a1265-c586-446d-a0c1-d52c699bff20 を選択，再び一覧から Workshop on "3-MCPD Esters in Food Products" を選択
64) Rüdiger Weisshaar: Chemisches und Veterinäruntersuchungsamt (CVUA) Stuttgart "Fatty acid esters of 3-MCPD: Overview of occurence in different types of foods". http://europe.ilsi.org/NR/rdonlyres/A1D194E7-BFA2-4A23-A673-15F1905300D5/0/Speaker6Weisshaar.pdf で"ILSI"のホームページを呼び出し，Fatty acid esters of 3-MCPD: Overview of occurence in different types of foods を検索欄に入力して検索，または http://www.ilsi.org/europe/documents/e2009mcpd-7.pdf -
65) C.G. Hamlet, P.A. Sadd, C. Crews, J.Velisek, D.E. Baxter: Occurrence of 3-chloro-propane-1,2-diol (3-MCPD) and related compounds in foods: a review, *Food Additives and Contaminants*, **19**(7), 619-631(2002)
66) Z. Zelinková, B. Svejkovská, J. Velísek, M. Dolezal: Fatty acid esters of 3-chloropropane-1,2-diol in edible oils. *Food Addit Contam*, Part A, **23** (12), 1290-1298 (2006)
67) http://europe.ilsi.org/NR/rdonlyres/EB944154-F818-4A13-9269-87A292C22F49/0/Speaker10Matthaus.pdf#search=' Palm oil 3MCPD'
68) Stadler, Richard H., Lineback, David R. (eds): Process-Induced Food Toxicants Occurrence, Formation, Mitigation, and Health Risks 2.6 Chloropropanols and Chloroesters (Colin G. Hamlet and Peter A. Sadd)
69) CX/FAC 05/37/1 October 2004, JOINT FAO/WHO FOOD STANDARDS PROGRAMME CODEX COMMITTEE ON FOOD ADDITIVES AND CONTAMINANTS, Thirty-seventh Session, The Hague, the Netherlands, 25-29 April 2005. PROVISIONAL AGENDA. The Thirty-seventh Session of the Codex Committee on Food Additives and Contaminants and its Working. www.codexalimentarius.net/download/report/639/al28_12e.pdf
70) Office of the National Codex Alimentarius Committee of Thailand Thai Industrial Standards Institute "POSITION OF THAILAND ON 3-MCPD". http://www.tisi.go.th/3_MCPD/3_MCPD.html
71) W.J. Plantinga, W.G. Van Toorn, D.H.D. Van der Stegen: *J. Chromatogr.*, **555**, 311-314 (1991)
72) C.A. Van Bergen, P.D. Collier, D.D.O. Cromie, R.A. Lucas, H.D. Preston, D.J. Sissons: *J. Chromatogr.*, **589**, 109-119 (1992)
73) G. Spyres: *J. Chromatogr.*, **638**, 71-74 (1993)
74) D.C. Meierhans, S. Bruehlman, J. Meili, C. Taeschler: *J. Chromatogr.*, **802**, 325-333 (1998)
75) P. Brereton, J. Kelly, C. Crews, S. Honour, R. Wood, A. Davies: *J. AOAC International*, **84**(2), 455-465 (2001)
76) W.C. Chung, K.Y. Hui, S.C. Cheng: *J. Chromatogr. A*, **952**, 185-192 (2002)
77) 島津アプリケーションニュース No. M210 (2002)
78) S. Hasnip, C. Crews, N. Potter, P. Brereton, H. Diserens, J.M.Oberson: *J. AOAC Int.*, **88**(5), 1404-1412 (2005)

79) H. Minjia, J. Guibin, H. Bin, L. Jingfu, Z. Qingxiang, F. Wusheng, W. Yongning: *Anal. Sci.*, **21**(11), 1343-1347 (2005)
80) C.F. Poole, S. Singhawangcha, A. Zlatkis: *J. Chromatogr.*, **158**, 33-41 (1978)
81) C.G. Hamlet: Analytical methods for the determination of 3-chloro-1,2-propandiol and 2-chloro-1,3-propandiol in hydrolysed vegetable protein, seasonings and food products using gas chromatography/ion trap tandem mass spectrometry, *Food Addit. Contam.*, **15**(4), 451-465 (1998)
82) V. Divinová, B. Svejkovská, M. Doležal, J. Velíšek: Determination of free and bound 3-chloropropane-1,2-diol by gas chromatography with mass spectrometric detection using deuterated 3-chloropropane-1,2-diol as internal standard. *Czech J. Food Sci.*, **22**(5), 182-189 (2004)
83) V. Divínová, M. Doležal, J. Velíšek: Free and bound 3-chloropropane-1,2-diol in coffee surrogates and malts. *Czech J. Food Sci.*, **25** (1), 39-47 (2007)
84) N. León, V. Yusà, O. Pardo, A. Pastor: Determination of 3-MCPD by GC-MS/MS with PTV-LV injector used for a survey of Spanish foodstuffs, *Talanta*, **75**(3), 824-831 (2008)
85) B. Svejkovská, O. Novotný O, V. Divinová, Z. Réblová, M. Doležal, J. Velíšek : Esters of 3-chloropropane-1,2-diol in foodstuffs. *Czech J. Food Sci.*, **22** (5), 190-196 (2004)
86) W. Rudiger: Determination of total 3-chloropropane-1,2-diol (3-MCPD) in edible oils by cleavage of MCPD esters with sodium methoxide. *European journal of lipid science and technology*, **110**(2), 183-186 (2008)
87) W. Seefelder, N. Varga, A. Studer, G. Williamson, F.P. Scanlan, R.H. Stadler: Esters of 3-chloro-1,2-propanediol (3-MCPD) in vegetable oils: significance in the formation of 3-MCPD. *Food Addit. Contam. Part A Chem. Anal. Control Expo. Risk Assess.*, **25**(4), 391-400 (2008)
88) Z. Zelinková, M. Doležal, J. Velíšek: 3-Chloropropane-1,2-diol Fatty Acid Esters in Potato Products. *Czech J. Food Sci.*, **27** (Special Issue), S421-S424 (2009)
89) DGF Standard Methods, Section C – Fats, C-III 18 (09) Ester-bound 3-chloropropane-1,2-diol (3-MCPD esters) and 3-MCPD forming substances Determination in fats and oils by GC-MS
90) "3-MCPD Esters in Foods". http://www.aocs.org/tech/Background % 20and % 20references20090423.pdf
91) WHO FOOD ADDITIVES SERIES: 48 "SAFETY EVALUATION OF CERTAIN FOOD ADDITIVES AND CONTAMINANTS". www.inchem.org/documents/jecfa/jecmono/v48je01.htm
92) BfR Opinion No. 007/2009, 10 March 2009. Initial evaluation of the assessment of levels of glycidol fatty acid esters detected in refined vegetable fats
93) 文献 92) のフルペーパー http://www.bfr.bund.de/cm/208/erste_einschaetzung_zur_bewertung_der_in_raffinierten_pflanzlichen_fetten_nachgewiesenen_gehalte_von_glycidol_fettsaeureestern.pdf
94) ANNEX 1: OCCURRENCE AND FORMATION OF CHLOROPROPANOLS AND THEIR DERIVATIVES IN FOODS LITERATURE SURVEY. www.foodbase.org.uk/admintools/reportdocuments/43_85_annex.pdf
95) ILSI Europe Report Series: 3-MCPD Esters in Food Products Summary Report of a Workshop held in February 2009 in Brussels, Belgium Organised by the ILSI Europe Process-related Compounds and Natural Toxins Task Force and Risk Assessment of Chemicals in

Food Task Force in association with the European Commission (EC) and the European Food Safety Authority (EFSA). http://www.ilsi.org/Europe/Publications/Final％20version％203％20MCPD％20 esters.pdf

96) DGF Standard Methods, Section C – Fats, C-III 18 (09) Ester-bound 3-chloropropane-1,2-diol (3-MCPD esters) and glycidol (glycidol esters) Determination in fats and oils by GC-MS

第6章　トランス脂肪酸

6.1　脂質，油脂，中性脂肪，脂肪，そして脂肪酸

これらの呼称はいずれも食品の油に関する表現であるが，非常に紛らわしいので，先ずそれぞれについて簡単に記載する．

(1) 脂質（Lipid）

1925(大正 14)年に定められた R. Bloor の定義を基本とする，"水に不溶で，エーテルやベンゼンなどの有機溶剤に可溶な天然物質"とするのが一般的である．換言すれば，「油に溶ける天然物」ということであり，多様な物質が含まれ，単純脂質と複合脂質およびその他に大別される．前者には大豆油や菜種油，ラード等のトリグリセリド，ワックスおよびコレステロール等が含まれる．一方，後者には食品加工に乳化剤として多用されるリン脂質（Phospholipid）の一種レシチン（Lecithin）などがある．その他には，ビタミン A や D の脂溶性ビタミン，クロロフィル類，カロチンやリコピン（Lycopene；$C_{40}H_{56}$=536.87 [502-65-8]）などが含まれる．

(2) 油脂（Oil and Fat）・中性脂肪（Neutral fat）

グリセリンが脂肪酸とエステル結合した化学構造のトリグリセリド（Triglyceride，正式には Triacylglycerol）が食用油脂の大部分を占めているので，トリグリセリドを油脂と呼称している．図 6.1 で，点線で囲んだ部分がグリセリン，COR の部分が脂肪酸を示している．常温で液体の油（脂肪油）と固体の脂（脂肪）に大別される．結合している脂肪酸の種類によって，脂肪油であったり脂肪であったりする．不飽和脂肪酸含量の多い植物油や魚油は液体が多く，飽和脂肪酸の多い豚や牛等の陸産動物，植物由来でもパーム核油（palm kernel oil）や椰子油（coconut oil）は固体である．

油脂は，酸性を示す脂肪酸がグリセリンと結びついて中性を示すことから「中性脂肪」とも呼ばれる

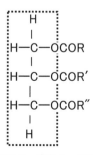

図 6.1　油脂の一般式

(3) 脂肪（Fat）

狭義には，常温で固体の油脂を指し，広義には脂質のこ

とをいう．

(4) 脂肪酸（Fatty acid）

脂肪酸は炭素の数によっても次のように呼称が異なり，6個以下は短鎖脂肪酸（Short-chain fatty acid：SCFA）または低級脂肪酸），8〜10個は中鎖脂肪酸（Midium-chain fatty acid：MCFA または中級脂肪酸），12個以上は長鎖脂肪酸（Long-chain fatty acid：LCFA または高級脂肪酸）となるが，書物により各分類の炭素数が異なっている．大部分の脂肪酸の炭素数は偶数個である．一方，奇数炭素数の脂肪酸も分離されているが，微生物を除いて通常は微量成分である．さらに，炭素の鎖が水素で飽和された飽和脂肪酸（Saturated fatty acid）と，水素と結びつかずに炭素同士が二重に結合している構造をもっている不飽和脂肪酸（Unsaturated fatty acid）に大別される．不飽和脂肪酸は二重結合の数が1つの一価不飽和脂肪酸（Monounsaturated fatty acid）（モノエン脂肪酸），2つ以上の多価不飽和脂肪酸（Polyunsaturated fatty acid）（ポリエン脂肪酸）に分類され，二重結合の数が4つ以上のものを高度不飽和脂肪酸（Highly unsaturated fatty acid）と呼ぶ場合もある．

不飽和脂肪酸の炭素数，二重結合の個数および位置の表示に関しては，例えば，必須脂肪酸（Essential fatty acid）のリノール酸（$C_{18:2}$, n-6），リノレン酸（$C_{18:3}$, n-3）およびアラキドン酸（Arachidonic acid；$C_{20}H_{32}O_2$=304.47 [506-32-1]）（$C_{20:4}$, n-6）である．この表示の中で，n-はメチル末端から数えて最初の二重結合の位置を示す．nの代わりにω（オメガ）と表現することもある．

6.2　トランス脂肪酸

不飽和脂肪酸のうち，二重結合の炭素に結びつく水素が同じ向きになっている方をシス（ラテン語で"こちら側で"の意味）型脂肪酸，互い違いになっている方をトランス（ラテン語に由来する"の向こうに"の意味）型脂肪酸という（図6.2）．

自然界に存在する多くの不飽和脂肪酸は二重結合「シス型」であるが，この部分がトランス型に配位している不飽和脂肪酸を総称して「トランス脂肪酸 *trans* Fatty acid」という．「オレイン酸」は，脂肪酸側鎖の炭素の9位と10位の連結が二重結合で，

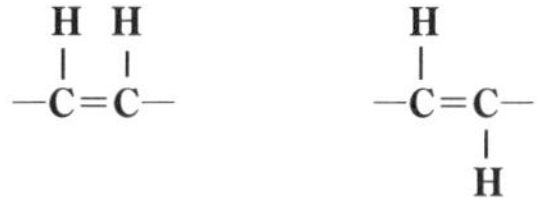

```
    H H              H
    | |              |
   —C=C—           —C=C—
                       |
                       H
   〈シス(cis)型〉  〈トランス(trans)型〉
```

図 6.2 シス型およびトランス型

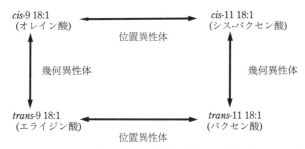

図 6.3 幾何異性体と位置異性体の関係図

水素原子の配位がシス型であるので,「cis-9 18:1」のように表記する.一方,オレイン酸と化学構造が同じで,二重結合部分の水素の配位がトランス型の場合,その脂肪酸はエライジン酸（Elaidic acid; $C_{18}H_{34}O_2$=282.46 [112-79-8]）で「$trans$-9 18:1」と表記する.

脂肪酸の立体構造は,物性にも影響を与える.例えば,オレイン酸の融点は 13.4℃であるが,二重結合がトランス型のエライジン酸の融点は 46.5℃である.炭素数がオレイン酸やエライジン酸と同じ 18 個で,二重結合のない飽和脂肪酸であるステアリン酸（18:0）の融点は 69.6℃である.

不飽和脂肪酸の二重結合部分で,炭素原子に結合する水素原子の配位の異なるシス型とトランス型は,化学構造的には幾何異性体として区別される.一方,脂肪酸の炭素数,二重結合の数,二重結合部分の水素原子の配向性は同じで,二重結合の位置のみが異なる異性体は位置異性体として,両者を区別する.幾何異性体（geometrical isomer）と位置異性体（structural isomer）の関係を図 6.3 に示した.

トランス脂肪酸は「1 つ以上の孤立した,または非共役のトランス配位の二重結合がある不飽和脂肪酸であり,共役二重結合の脂肪酸は含めない」と定義している（国際食品規格を作成しているコーデックス委員会）.

6.3 トランス脂肪酸の生成

ヒトを含む大部分の生物は,不飽和脂肪酸合成に関与する酵素特性のためトランス脂肪酸を合成できない.そのため,大部分の食品に含まれる不飽和脂肪酸は通常シス型で,食品に含まれるトランス脂肪酸は主として,①部分水素添加加工油（硬化油）,②肉類,乳製品,③精製食用油,に由来する.

6.3.1 部分水素添加加工油

　植物油や魚油を部分的に水素添加加工してできる油脂を，部分水素添加加工油（硬化油；hardened oil）という．食用油脂の改質，加工技術の1つとして，1900年代初頭にアメリカで開発され，1910年代に工業的生産が行われ，マーガリンやショートニングの製造に利用され需要が拡大した．油脂への水素添加とは，ニッケルなどの金属を触媒として油脂に水素ガスを接触させ，脂肪酸側鎖の二重結合に水素分子を付加させる反応であり，油脂の不飽和度が減少し，融点の上昇，流動性の低下，可塑性の変化，固化などの物性の変化した油脂が調製できる．この反応中に二重結合の異性化，二重結合の位置移動の反応も進行するため，各種のトランス脂肪酸が生成する．部分水素添加加工油のトランス脂肪酸組成は，通常，エライジン酸が多いが（総トランス$C_{18:1}$異性体の20〜30％），水素添加の条件によりトランス脂肪酸の組成や含量を制御できる．

　部分水素添加加工油は，マーガリンやショートニングに添加して可塑性の改良，菓子類に添加して口どけの良さを改善する目的に使用されるほか，酸化安定性の高いフライ油として利用される．

6.3.2　肉類，乳製品に含まれるトランス脂肪酸

　反芻動物の消化管に共生するバクテリアはシス-トランスイソメラーゼを有し，シス型不飽和脂肪酸を異性化してトランス脂肪酸を産生する．このため，反芻動物由来の乳製品や肉類には総脂肪当たり約3〜6％トランス脂肪酸を含有し，ヒツジ肉ではやや高い[1]．乳製品や肉類の主要トランス脂肪酸はバクセン酸（Vaccenic acid; $C_{18}H_{34}O_2$=282.46 [673-72-1]）であり，乳脂肪中で総トランス$C_{18:1}$異性体の約30〜50％を占め，エライジン酸も含まれている．

6.3.3　食用植物油の脱臭操作によって生じるトランス脂肪酸

　脱臭のため食用植物油を200℃以上の高温で処理すると，シス型不飽和脂肪酸が異性化し，トランス脂肪酸を生じる[2]．特にα-リノレン酸（α-Linolenic acid; $C_{18}H_{30}O_2$=278.44 [463-40-1]）は9,12,15位に二重結合，リノレン酸のみの表示の場合はα体を指し，γ-Linolenic acid（CAS No.506-26-3）は6,9,12位に二重結合）を高温処理すると，トランス脂肪酸が生成されやすい．また，リノール酸が多く含まれている市販の食用植物油（ヒマワリ油）を275℃の高温で12時間処理すると，各種の$C_{18:2}$トランス脂肪酸量が増加し，シス脂肪酸であるリノール酸量が減少する[3]．

6.4 トランス脂肪酸の分析法

トランス脂肪酸の分析には，主に赤外分光光度法（IR 法）とガスクロマトグラフィー法（GC 法）が用いられる．

6.4.1 IR 法

IR 法には，減衰全反射（Attenuated Total Reflection：ATR）スペクトル法等のフーリエ変換赤外法（FT-IR）[4-8] があり，孤立トランス二重結合を検出するものである．

IR 法の測定は簡便であり，非常に短時間で孤立トランス脂肪酸の総量を測定することができる．しかし，総量のみの測定であるため，炭素鎖長，トランス二重結合の位置や数等に関する情報は得られない．また，測定感度も GC 法に比べて低く，定量下限は油脂中の 1％程度であるため，各国のゼロ表示基準を満たしていないこともあり，GC 法の方が汎用されている．

6.4.2 GC 法

GC 法とは，トリアシルグリセロールの脂肪酸を三塩化ホウ素（Boron trichloride）または三フッ化ホウ素（Boron trifluoride）等のエステル化剤でメチルエステルに誘導化した後，ガスクロマトグラフィーで分離，同定する方法である．IR 法の欠点を補うことができ，現在最も汎用されている．脂肪酸は直接，GC や GC-MS で分析することも可能であるが，テーリングピークやゴーストピークの出現の弊害が出ることがあるので，メチル化することにより沸点を下げ，温和な条件での分析が可能であるばかりかピークがシャープとなり，高分離が期待できる．トランス脂肪酸には多数の異性体が存在する．そのため，ガスクロマトグラフィーで確実に分離し，正確に測定するためには一般の GC 分析に用いられる 10〜60 m よりも長い 100 m（SIGMA-AL-DRICH 社製の SUPELCO：SLB®-IL-111，SP™-2560）や 200 m（Agilent 社製 CP7421）のカラムが必要である．

各国の規制や表示の際によく例示される分析法としては，AOCS（American Oil Chemists Society：アメリカ油脂化学協会）法 Ce 1f-96 [9]，AOCS 法 Ce 1h-05 [10] および AOAC 法 996.06 [11] がある．また，日本においては基準油脂分析試験法 [12] に分析法が掲載されている．FDA は，トランス脂肪酸表示において AOAC 法を推奨している．内部標準法を採用する場合は，内部標準物質としては，天然存在率の低い奇数炭素鎖脂肪酸（Odd-carbon fatty acid）を選択することが好ましい．雑誌 *J. AOAC International* ではトランス脂肪酸の特集が組まれ，分析法をはじめ食品中の含量，推

定摂取量,健康影響などの記事が記載されている[13].

6.5　トランス脂肪酸の生理作用と健康への影響

　2004(平成16)年8月に欧州食品安全機関(EFSA)が公表した疫学研究の結果によると,トランス脂肪酸は悪玉コレステロール(bad cholesterol)といわれるLDL(low-density lipoprotein:低密度リポタンパク質)コレステロールを増加させ,善玉コレステロール(beneficial cholesterol)と称するHDL(high-density lipoprotein;高密度リボ蛋白質)を減少させること,およびこれらのコレステロールの増減と心臓疾患の発症と正の相関関係があることが示されている.

　大量に摂取した場合には,飽和脂肪酸と同じように,動脈硬化などによる心臓疾患のリスクを高める可能性があるといわれており,これらのトランス脂肪酸に関するリスク研究の結果を踏まえ,食事,栄養および慢性疾病予防に関するWHO/FAO合同専門家会合の2003(平成15)年の報告書で,トランス脂肪酸の摂取量は最大でも1日当たり総エネルギー摂取量の1%未満になるように勧告した[13].

6.6　推定摂取量と摂取エネルギーに対する割合

　20歳以上のアメリカ人の1日当たりのトランス脂肪酸の摂取量は平均約5.8gで,摂取エネルギーの2.6%を占めると推計されている.

　EUの14カ国において1995(平成7)～1996(平成8)年に実施された調査では,1日当たり平均摂取量は男性で1.2～6.7g,女性で1.7～4.1g,摂取エネルギーに対してはそれぞれ0.5～2%,0.8～1.9%となっているが,最近の調査では多くの国で摂取量が減少している.

　日本人の摂取量は1日当たり1.56g,摂取エネルギーの0.7%と推計されている.日本人の摂取量が比較的低い要因としては,トランス脂肪酸が生成しにくい方法で硬化油が製造され,マーガリンやショートニングには軽度の硬化油が配合されていることが主因とされている.従って,摂取量の少ない日本人の食生活において,トランス脂肪酸の摂取に関する健康への影響は何ら問題はないようである.要は,いろいろな食物をバランスよく摂取することが大切であろう.

6.7 世界各国の規制状況

食品中のトランス脂肪酸は，各国，地域の食生活や疾病等の背景事情に応じて，栄養施策に沿った対策が検討されている．以下に概要を示す．

①含有量の規制措置を実施

これに該当する国や地域は，デンマーク，スイス，オーストリア，ニューヨーク市，カリフォルニア州，カナダ，シンガポール等がある．このうち，デンマークでは世界で最初に含有量の規制措置を実施し，2003（平成15）年6月から消費者向けに販売，供給される食品（中食や外食を含む）に含まれるトランス脂肪酸が「最終製品に含まれる油脂100g当たり2gを超えてはならない」とする規則を設けている．スイスも，2008（平成20）年3月，食品法規を改正し，同年4月1日から「食用植物油脂100g当たりのトランス脂肪酸の総量は2gを超過してはならない」とする規制を導入し，スイスはデンマークに次いで世界で2番目に，トランス脂肪酸の含有量規制を導入した国となった．

②トランス脂肪酸含有量の表示を義務付け

これに該当する国は，アメリカ，韓国，中国，台湾および香港である．

例えば，アメリカの連邦政府は，加工食品の栄養表示について，すでに義務表示項目であった総脂肪, 飽和脂肪酸（1993（平成5）年～），コレステロール（同年～）の含有量に加え，2006（平成18）年1月からはトランス脂肪酸の含有量も表示義務項目とした．

③自主的な低減措置を実施

これに該当する国と地域は，EU，英国，イギリス，フランス，オーストラリア・ニュージランドである．

例えば，英国では食品業界によるトランス脂肪酸の自主規制措置が行われており，英国食品基準庁（FSA）が自主規制後の状況を検証した結果，トランス脂肪酸の平均摂取量が摂取エネルギー量の1％に減少した．このことから，食品業界による自主規制措置は，最も厳しい強制措置と同等の効果を消費者にもたらしていることが明らかになり，FSAでは，2007（平成19）年12月に，トランス脂肪酸の対応については強制的な規制は不要であると勧告している．

一方，我が国では，食品衛生法に基づく含有量の規制値や健康増進法に基づく栄養成分表示の規定（食事摂取基準における上限量等）は設定されておらず，消費者庁を中心に，消費者に対する情報提供の充実やトランス脂肪酸の表示の制度化に向けた検

討が進められている．

　トランス脂肪酸問題に対する各国の規制動向については，農林水産省のホームページ[14]や内閣府食品安全委員会のトランス脂肪酸ファクトーシート[15]に詳細な解説がある．

◆ 文　献

1) EFSA: Opinion of the Scientific Panel on Dietetic Products, Nutrition and Allergies on a request from the Commission related to the presence of trans fatty acids in foods and the effect on human health of the consumption of trans fatty acids (2004)
2) Kemény Z., Recseg K., Hénon G., Kővári K., Zwobada F.: *J. Am. Oil Chem. Soc.*, **78**(9), 973-979 (2001)
3) Sebedio J.L., Grandgirard A., Prevost J.: *J. Am. Oil Chem. Soc.*, **65**(3), 362-366 (1988)
4) 日本油化学会：孤立トランス異性体（差赤外スペクトル法）．基準油脂分析試験法 2.4.4.1-1996（1996）
5) AOAC: Official Method 965.34; Isolated trans isomers in margarines and shortenings. Official Methods of Analysis 1997
6) AOCS: Official Method Cd 14-95; Isolated trans isomers: Infrared Spectrometric Method. Official Methods and Recommended Practices of the AOCS 2009
7) AOAC: Official Method 2000.10; Total isolated trans unsaturated fatty acids in fats and oils. Official Methods of Analysis 2000
8) AOCS: Official Method Ce 14d-99; Rapid determinayion of isolated trans geometric isomers in fat and oils by attenuated total reflection. Official Methods and Recommended Practices of the AOCS 2009
9) AOCS: Official Method Ce 1f-96; Detamination of cis- and trans- fatty acids in hydrogenated and refined oils and fats by capillary GLC. Official Methods and Recommended Practices of the AOCS 2009
10) AOCS: Official Method Ce 1h-05; Determination of cis-, trans-, saturated, monounsaturated and polyunsaturated fatty acids in vegerable or non-ruminant animal oils and fats by capillary GLC. Official Methods and Recommended Practices of the AOCS 2009
11) AOAC: Official Method 996.06; Fat (Total, Saturated, and Unsaturated) in foods. Official Methods of Analysis 2001
12) 暫 17-2007：トランス脂肪酸含量（キャピラリーガスクロマトグラフ法）基準油脂分析試験法（2007）
13) *Journal of AOAC International*, **92**(5), 1249-1326 (2009)
14) WHO: Diet, Nutrition and the prevention of chronic diseases. Report of a joint WHO/FAO expert consultation, WHO. Geneva, WHO Technical Report Series (No.916) (2003)
15) 「農林水産省／トランス脂肪酸に関する情報」　www.maff.go.jp/j/syouan/seisaku/trans_fat/
16) 「ファクトシート（トランス脂肪酸）- 食品安全委員会」　www.fsc.go.jp/sonota/54kai-factsheets-trans.pdf

第7章　カルバミン酸エチル

7.1　カルバミン酸エチルとは

　カルバミン酸エチル Ethyl carbamate [CAS 51-79-6] はウレタン（Urethane）とも呼ばれ，その化学構造は $NH_2COOCH_2CH_3$ で，分子量は 89.03 であり，182-184℃の沸点を示す．

　1938（昭和13）年に合成された[1]カルバミン酸エチルは，マウスの肺癌，皮膚癌をはじめ多くの臓器での発癌性が指摘されていた[2,3]にもかかわらず，多発性骨髄腫の治療薬，催眠剤，鎮痙剤，実験動物の麻酔剤，日本では 1950（昭和25）～1975（昭和50）年まで鎮痛鎮静剤，注射薬の溶解補助剤として使われていた[3,4]．WHO の下部組織である IARC は，2007（平成19）年に"ヒトに対して発癌性を示す可能性がある"グループ2Bから，"ヒトに対しておそらく発癌性がある"グループ2Aに変更した．

7.2　食品中の成因

　欧米ではジュース，ワイン，ビール等の殺菌剤として汎用されていた Diethylpyrocarbonate（DEPC）が，常在成分のアンモニアと反応して（図7.1）[5]カルバミン酸エチルを生成することが判明していた．

　ところが，DEPC 無添加の発酵食品中にも，例えば日本酒に 154～170 ppb，醤油に 3.9 ppb，ワインに 1.5～5.8 ppb，ビールに 0.6～1.2 ppb 存在していることが明らかになったため[6]，カナダ・オンタリオ州は厳しい許容基準量（表7.1）を設け監視していた．

　そのような折，カナダ・オンタリオ州の酒類規制委員会は，日本酒2銘柄中に許容基準量 100ppb 以上のカルバミン酸エチルが含まれているとして酒類販売店からの撤

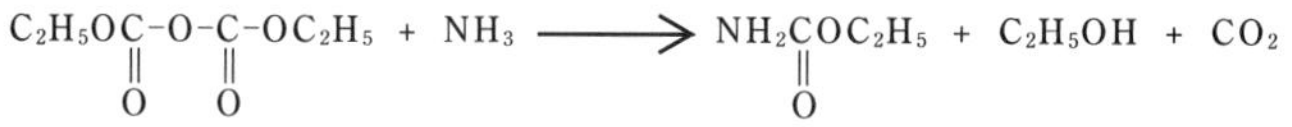

$$C_2H_5OC\underset{\underset{O}{\|}}{-}C\underset{\underset{O}{\|}}{-}OC_2H_5 + NH_3 \longrightarrow NH_2CO\underset{\underset{O}{\|}}{C}_2H_5 + C_2H_5OH + CO_2$$

Diethylpyrobanate（DEPC）
$C_6H_{10}O_5$=162.14 [1609-47-8]

Ethyl carbamate
(Uretane)

図7.1　Diethylpyrocarbonate（DEPC）とアンモニアによるカルバミン酸エチルの生成

去,回収を命じた.このことを 1986(昭和 61)年 3 月 13 日付の日本経済新聞夕刊が報じ,日本酒業界に大きな衝撃を与えると同時に国内でも広く知られることになった.成因として,もろみ中のアルギニンが酒酵母由来のアルギ

表 7.1 カナダ・オンタリオ州の許容基準量

酒　類	規制値 (ppb)
テーブルワイン	30
シェリー,ポートワイン,日本酒	100
スピリッツ類	150
リキュール	400

1985 年制定

ナーゼで分解を受け生成した尿素とエタノールと化学的に反応することによることが解明された[7].その後,*Lactobacillus fermentum*(*L. reuterii*)の生産する酸性ウレアーゼにより尿素を分解して低減化する方法が確立,1988(昭和 63)年末に実用化された[8].

醤油については,1976(昭和 51)年,C.S. Ough[6] が 3.9 ppm の分析値を報告したのが最初である.その後,1989(平成元)年に B.J. Canas ら[9] および T.G. Hartman ら[10] が,1990(平成 2)年に Y. Hasegawa[11] ら,1993(平成 5)年には T. Matsudo ら[12] がそれぞれ報告しているが,いずれも C.S. Ough らの報告[6] に比べて平均して 1 オーダー高く,最高は 84 ppb であった.

カリフォルニア州では Proposition 65 で 1 日 1 人当たりの摂取量の暫定基準値として 0.7 μg を定めている[13, 14] が,醤油は摂取量が少ないこと(日本人 1 人当たり 1 日の醤油摂取量:2010(平成 22)年 12 月時点で 19.4 ml)を考えれば問題はない.

醤油のカルバミン酸エチルの前駆物質は日本酒の場合とは異なり,シトルリンである.醤油乳酸菌の内,アルギニン・デイミナーゼ経路を有する乳酸菌は,生醤油中の存在量が ppb レベルのカルバミン酸エチルに比較して極めて著量に存在するアルギニン(3.8〜35.9 mM)がシトルリンに,さらにオルニチンとカルバモイルリン酸へと順次代謝されるが,バクテリオファージ(ファージ,細菌ファージともいう;baxteriophage)に感染して,溶菌(バースト)すると,シトルリン以後の代謝ができなくなり,もろみ中にシトルリンが蓄積してしまう.これと酵母発酵で生成したエタノール(1.37〜3.22%)と火入れ工程で反応し,カルバミン酸エチルが生成する.一方,生醤油中の尿素含量は 1.93〜3.58 ppm と少なく,前駆物質とは成りえない[12].

カルバミン酸エチルが生成しない醤油を製造するには,アルギニン・デイミナーゼ経路を有しない乳酸菌を選択,使用することに尽きる(特開平 5-227914).

自然界ではサクランボ,アンズ,スモモ,桃,チェリー,梅(核果(かくか):果実の中心に大きな種が 1 つ入っているもの)などバラ科サクラ目に属する樹木の未熟な果実の種子中に含まれているアミグダリン(Amygdalin; $C_{20}H_{22}NO_{11}$=457.43 [29883-15-6])や,プルナシン(Prunasin; $C_{14}H_{17}NO_6$=295.29 [99-18-3])の青酸配糖体の分解生成物であるシアン化水素が光や熱などにより酸化されたシアン酸が,蒸留および貯

蔵中の酒のエタノールと反応して生成することが知られている．

7.3 カルバミン酸エチルに関する最近の動向と議論

2007（平成 19）年，欧州食品安全機関（EFSA: European Food Safety Authority）は，食品および飲料中のカルバミン酸エチルとシアン化水素に関する意見書を公表した[15]．表 7.2 にカルバミン酸エチルの調査結果を示した．

EFSA の意見書の中に，各国の酒類の規制値の記述がある．このデータを表 7.3 に示した．

国税庁より，カルバミン酸エチルに関する最近の議論がまとめられている．その概要を表 7.4 に示した[16]．

表 7.2 EFSA による食品および飲料中のカルバミン酸エチルの調査結果

供試サンプル	製品名	国 名	サンプル数	平均値 (μg/kg)	範 囲 (μg/kg)
アルコール飲料	ワイン	各 国	5,491	4-10	ND-61
	酒精強化ワイン	各 国	140	32-41	ND-262
	ウイスキー	各 国	235	23-32	ND-239
	リキュール，ブランデー	各 国	14〜31	37-54	ND-243, 6.131※
	日本酒	日 本	92	73-122	ND-2
	ビール	各 国	62	ND=-1	ND-5
食 品	パン	イギリス	157	ND-2	ND-4.5
		デンマーク	33	4	0.8-12
	キムチ	韓 国	20	4	ND-18
	ヨーグルト	イギリス	4	—	ND
		各 国	9	1	ND-1.3
		デンマーク	19	0.2	ND-0.3
	チーズ	各 国	17	—	ND
	醤 油	日 本	48	ND-16	ND-84

※ 6.131 μg/kg は範囲に入れず

表 7.3 各国の酒類の規制値（単位：μg/L）

国 名	ワイン	酒精強化ワイン	蒸留酒	日本酒	フルーツブランデー[1)]
カナダ	30	100	150	200	400
アメリカ	15	60			
チェコ共和国	30	100[2)]	150	200	400[3)]
フランス			150		1,000
ドイツ					800

註：1) ブドウ以外のフルーツを原料にしたブランデー（果実ブランデー）
　　2) 果実ワインおよびリキュールの値
　　3) 果実蒸留酒および果実その他の混合蒸留酒の値

表7.4 カルバミン酸エチルに関する最近の議論

年	議論の内容
2005	第64回WHO/FAO合同添加物専門会議（JECFA）が，カルバミン酸エチルのリスク評価を実施し，一般食品由来のリスクは少ないものの，ある種のアルコール飲料については低減化の努力をする必要がある旨の評価
2007	欧州食品安全機関（EFSA）がカルバミン酸エチルのリスク評価を実施し，特に核果を原料としたブランデーについて低減策が必要であり，前駆物質であるシアン化物も規制対象とする必要があるとの結論
2009	第3回コーデックス食品汚染物質部会において，核果蒸留酒中のカルバミン酸エチル低減のための実施規範策定のための新規作業開始について合意
2011	第34回コーデックス総会において「核果蒸留酒中のカルバミン酸エチル汚染防止・低減のための実施規範」を採択

7.4 カルバミン酸エチルの分析法

分析は，GCやGC-MSでなされる．GC分析では種々の検出器による方法が提案されている．例えば，水素炎イオン化検出器（FID）[17,18]，電気伝導度検出器（Electric Conductivity Detector：ELCDまたはHALL Detector, Coulson Electrolic Condectivity Detector, Coulson Nitrogen Detector)[6, 19-21]，アルカリ熱イオン化検出器[註1, 22]，熱イオン化検出器[9, 21]等である．一方，GC-MSではSIM[11,12,18-20, 23]やGC-MS-MSによる方法もある[8, 9, 21, 24]．

2015年には，UHPLCに四重極型とオービトラップ型を結合したハイブリッド質量分析計（Q Extractive™ Hybrid Quadrupole-orbitrap™ Mass Spectrometer：Thermo Fisher製）で赤ワインや黄酒等の中国産アルコール飲料を分析し，感度と精度に優れた以下の結果を得たとの文献がみられる．検量線の相関係数（correlation coefficient）0.9999％，検出限界（LOD）1.8 μg/L，定量限界（LOQ）4.0 μg/L，回収率107.19〜110.98％，相対標準偏差（RSD）は5％以下であった[25]．オービトラップ質量分析計はAlexander Makarovによって開発され，高周波や強磁場を必要としない新しい原理に基づいたイオントラップ型質量分析計である．本機の高い分解能（14万以上）と安定した質量精度と四重極型質量分析計による前駆イオンの選択と相俟って複雑なマトリックス中の低濃度の対象物質を迅速，確実に検出，同定，定量が可能であることから品目の多く，低濃度の残留農薬の分析にも極めて有用である．

註1：アルカリ熱イオン化検出器 Flame Thermionic Detector：FTD．それ以外に Alkali flame-ionization detector：AFID, Thermionic specific detector：TSD, Nitrogen-phosphorus detector：NPD 等の呼称がある．

◆ 文　献

1) J. Dumas: *Ann.*, 10, 286 (1834)
2) S.S. Mirvish: *Adv. Cancer. Res.*, **11**, 1-42 (1968)
3) T. Nomura: *Cancer Res.*, **35**, 2895-2899 (1975)
4) J.A. Miller: *Jap. J. Cancer Res.*, **82** (12), 1323-1324 (1991)
5) G. Löfroth, T. Gejvall: *Science*, **174**, 1248-1250 (1971)
6) C.S. Ough: *J. Agric. Food Chem.*, **24**, 323-328 (1976)
7) 原　昌道, 吉沢　淑, 中村欽一：醸協 **83**, 57-63 (1988)
8) 小橋恭一：衛生化学 **35**(2), 110-124 (1989)
9) Canas B. J., Havery D. C., Robinson L. R., Sullivan M. P., Joe, F. L. Jr., Diachenko G. W.: *J. Assoc. Off. Anal. Chem.*, **72**, 873-876 (1989)
10) T.G. Hartman, *et al*: *J. Food Safety*, **9**, 173 (1989)
11) Y.Hasegawa, *et al*: *J. Food Protection*, **53**, 1058 (1990)
12) T. Matsudo, T. Aoki, K. Abe, N. Fukuta, T. Higuchi, M. Sasaki, K. Uchida: *J. Agric. Food Chem.*, **41**(3), 352-356 (1993)
13) *Food Chem. News*, Dec. **11**, 65-66 (1989)
14) W.W. Kilgore: *Am. J. Ind. Med.*, **18**, 491 (1990)
15) Ethyl carbamate and hydrocyanic acid in food and beverages1 Scientific Opinion of the Panel on Contaminants (Question No. EFSA-Q-2006-076) Adopted on 20 September 2007, *The EFSA Journal*, **551**, 1-44 (2007)
16) 「酒類中のカルバミン酸エチルについて」 www.nta.go.jp/shiraberu/senmonjoho/sake/anzen/.../joho01.ht
17) 原　昌道, 高橋康二郎, 吉沢　淑：醸協 **83**, 64-68 (1988)
18) W.M. Pierce, A.O. Clark, H.E. Hurst: *J. Assoc. Off. Anal. Chem.*, **71**, 781-784 (1988)
19) T. Cairns, E.G. Siegmund, A. Luke, G.M. Dose: *Anal. Chem.*, **59**, 2055-2059 (1987)
20) H.B.S. Conacher, B.D. Page, B.P.Y. Lau, J.F. Lawrence, P. Calway, J.P. Hanchay, B. Mori: *J. Assoc. Off. Anal. Chem.*, **70**, 749-751(1987)
21) M. Dennis, J.N. Howarth, R.C. Massey, I. Parker M. Scotter, J.R. Startin: *J. Chromatogr.*, **369**, 193-198 (1986)
22) F.L. Joe, Jr. D. A. Kline, E.M. Miletta, J.A.G. Roach, E.L. Rosebaro, T. Fazio: *J. Assoc. Off. Anal. Chem.*, **60**, 509-516 (1977)
23) B.J. Canas, F.L. Joe, Jr.G.W. Diachenko, G. Burns: *J. Assoc. Off. Anal. Chem.*, **77**, 1530-1536 (1994)
24) B.P.Y. Lau, D. Weter, B.D. Page: *J. Chromatogr.*, **402**, 233-241 (1977)
25) Zhao X, Jianq C., *Food Chem.*, **177**, 66-71 (2015)

第8章 食品添加物

8.1 食品添加物の概要

1) 定　義

食品添加物(food additive)とは食品衛生法第4条第2項で「食品の製造過程において，又は食品の加工若しくは保存の目的で，食品に添加，混和，浸潤その他の方法によって使用する物」と定義されている．

2) 許可添加物の種類

(1) 指定添加物

1955（昭和30）年の森永砒素ミルク中毒事件を契機に食品衛生法が改正され，指定以外の化学合成品の使用が禁止となった．1960年代には約350品目に急増したが，発癌性が認められた合成甘味料のズルチン[註1]，チクロ[註2]は1969（昭和44）年に，合成保存料のフリルフラマイド（AF 2）[註3]は1974（昭和49）年にそれぞれ指定を取り消された．その後も新たな添加物が指定される一方で，安全面あるいは使用実態がなく有用性や必要性の乏しい品目は取り消されるなどの見直しが行われ，2015（平27）年5月19日現在，447品目となっている．

(2) 既存添加物

1995（平成7）年5月の食品衛生法の改正により，合成添加物（348品目）に限られていた指定添加物は，天然香料などを除く，我が国で長い食経験のある天然添加物も指定制となり，既存添加物として分類された．2015（平27）年6月2日現在，365品目となっている．

(3) 天然香料

動植物から得られたもの，またはその混合物で，食品の着香の目的で使用される添加物を指し，2015（平27）年6月2日現在，607品目となっている．

註1：ズルチン Dulcin：$C_9H_{12}N_2O_2$=180.20 [150-69-6]
註2：チクロまたはサイクラミン酸ナトリウム：$C_6H_{12}NNaO_3S$=201.22 [139-05-9]
註3：フリルフラマイド，通称名 AF2：$C_{11}H_8N_2O_5$=248.19 [3688-53-7]

(4) 一般飲食物添加物

緑茶，イチゴジュース，寒天など，一般に飲食に供されているものが添加物として使用されるもので，2015（平27）年6月2日現在，73品目となっている．

(5) 用途による分類

添加物は用途別に以下の18種に分類され，①～⑧の用途で使用した場合は，物質名とその用途名の表記が必要となる．

①甘味料　②着色料　③保存料　④増粘剤，安定剤，ゲル化剤又は糊料　⑤酸化防止剤　⑥発色剤　⑦漂白剤　⑧防かび剤又は防ばい剤　⑨乳化剤　⑩膨張剤　⑪調味料　⑫酸味料　⑬苦味料　⑭光沢剤　⑮ガムベース　⑯栄養強化剤　⑰製造用剤等　⑱香料

8.2　食品添加物に関する法規制と国際汎用添加物の指定

1) 指定外添加物の使用禁止

食品衛生法10条で「人の健康を損なうおそれのない場合として厚生労働大臣が薬事・食品衛生審議会の意見を聴いて定める場合を除いては，添加物（天然香料及び一般に食品として飲食に供されている物であって添加物として使用されるものを除く）並びにこれを含む製剤及び食品は，これを販売し，又は販売の用に供するために，製造し，輸入し，加工し，使用し，貯蔵し，若しくは陳列してはならない」とあり，厚生労働大臣が指定した添加物以外は食品に使用できず，例えば，輸入食品から検出された指定外添加物等はこれに該当し，違反となる．

2) 食品添加物の使用基準

食品衛生法第11条2項には「前項の規定により基準又は規格が定められたときは，その基準に合わない方法により食品若しくは添加物を製造し，加工し，使用し，調理し，若しくは保存し，その基準に合わない方法による食品若しくは添加物を販売し，若しくは輸入し，又はその規格に合わない食品若しくは添加物を製造し，輸入し，加工し，使用し，調理し，保存し，若しくは販売してはならない」とされ，使用基準のある食品添加物については，食品の品目毎の使用基準が定められている．

3) 食品添加物の表示

食品衛生法第19条3項には「販売の用に供する食品及び添加物に関する表示の基準については，食品表示法（平成25年法律第70号）で定めるところによる」として，「食

品に含まれる添加物については，栄養強化の目的で使用した添加物，加工助剤及びキャリーオーバーを除き，全て当該添加物を含む旨（以下「物質名」という）を表示するものであること」と規制され，最終食品には残存しない微量で効果のない加工助剤とキャリーオーバーを除き，食品添加物は合成・天然の区別なく，加工食品にはすべて適正に表示しなければならないとした．

4) 国際汎用添加物の指定

　カロリーベースで約 60% を海外から輸入される食品に依存しているわが国にとって，各国で異なる指定添加物の品目，基準値の国際整合化も大きな問題である．2002（平成 14）年 7 月，食塩の固結防止の目的で食品添加物として諸外国で認められていたフェロシアン化物がわが国では認められておらず問題になった．これを契機に，厚生労働省によって関係資料の収集・分析および追加試験がなされた．その結果，一定の範囲内で，FAO/WHO 合同食品添加物専門家会議（JECFA）で安全性が確認され，米国および EU 諸国等で使用され，国際的に必要性が高いと判断された添加物（国際汎用添加物）については，安全性および必要性を検討していく方針が，2002（平成 14）年 7 月 20 日の薬事・食品衛生審議会・食品衛生分科会において了承された．この方針に基づき，45 品目の食品添加物および 54 品目の香料について，厚生労働省において，関係資料の収集，分析，追加試験を実施し，食品安全委員会の評価を経て，順次指定されている．

　国際間で取引される食品の品質等に関わる分析を重複することなく一度（一箇所）で済ませ，コストと時間を削減しようとする試み「One-Stop-Testing」の必要性が指摘されており，国際汎用添加物だけでも国際的に整合性のとれた分析法が確立され，実現ができないものだろうか．

8.3　食品添加物分析の重要性と分析法の進歩

8.3.1　食品添加物分析の重要性と難しさ

　指定外添加物の使用，使用基準違反あるいは表示違反を摘発する検疫所，都道府県の衛生研究所あるいは各地の保健所が実施する行政検査は，結果が行政処分に直結することから，万が一にも間違いがあってはならない．また，食品製造業における食品添加物の分析業務は使用基準あるいは社内規格内に収まっているかを確認するための極めて重要な業務である．1,500 余種にものぼる許可添加物には有機物もあれば無機物もあり，低分子化合物や高分子化合物，揮発性であったりなかったりと，種類も性

質も実に多様，多彩である．しかも，使用基準は糊料であるカルボキシメチルセルロースカルシウム（Calcium carboxymethyl cellulose；CMC，別名：繊維素グリコール酸カルシウム）は食品の2%以下であるのに対して，防カビ剤であるイマザリル（Imazalil；$C_{14}H_{14}Cl_2N_2O$=297.19 [35554-44-0]）の残留基準値はバナナでは2 ppm以下 と非常に大きな差があって，分析法は自ずと異なり，それぞれの添加物，食品に適応した方法を開発せねばならず，大きな労力と時間を伴うと同時に高い技術力が求められる．さらに，多種類の分析機器の操作に習熟する必要も生じる．

8.3.2 「公定法」，「準公定法」および「通知法」

　大気や水質の環境基準のように，法令による基準値が示され，測定法が規則で定められている分析法は「公定法」と称される．食品衛生法第13条の法令に基づき告示された「食品添加物公定書」に掲載されている分析法が，それに当たる．一方，このような法的手続きをとらず，行政が行政施策上独自に統一的な分析法を定めたり，一定の規格書を作り都道府県宛に提示する例も多く，ガイドラインとかガイドブックと称される．これらは，公定法ではないが，実際上は公定法と同様に運用されるために「準公定法」と称されることもある．

　厚生労働省通知食安監発第〇〇〇号として最新の分析法で公表される「通知法」等もそれに該当する．「通知法」については残留農薬の試験法に関して，厚生労働省は「試験法以外の方法によって試験を実施しようとする場合には，試験法に比較して，真度，精度および定量限界において，同等またはそれ以上の性能を有するとともに，特異性を有すると認められる方法において実施するものとする」とし，公表された以外の分析法を認めている．

　「厚生労働省監修　食品衛生検査指針　食品添加物編　2003」の序文に「公定試験法およびそれに準ずる試験法をまとめたものであり，―中略―　試験検査の結果は行政的判断の根拠として使われますので，十分にその目的を達するように試験法としては信頼性が高く，しかも普遍的であることが求められます．また，学問と技術の発展に伴い迅速かつ適切に改訂されていくことが必要であります」と記載されているように，その内容の信頼性が高いが，分析手法も機器に関する記述が古いことは否めない．上述したように「通知法」の性質から確かな分析法であれば新しい方法を積極的に取り入れることが出来るが，分析技術，機器が急速に進化している現代だからこそ尚更，バイブル的な存在の「食品衛生検査指針　食品添加物編」あるいは「第2版 食品中の食品添加物分析法 2000」の可及的速やかな新刊の出版が切望される．

8.3.3　食品添加物分析法の進歩
1）前処理法

　食品添加物の分析対象の食品，特に加工食品には炭水化物，蛋白質，脂質，アミノ酸，有機酸，天然色素，香辛料成分，ミネラル等，多くの成分を含有し，それぞれの食品に含まれる成分の構成も異なっている．食品由来の成分から分析対象の，概ね微量の食品添加物を分離する方法は一様ではない．食品試料から目的の食品添加物を効率よく抽出し，夾雑成分を除き，精製するための前処理法については，食品や食品添加物によって様々な方法が試みられてきた．例えば，「第2版　食品中の食品添加物分析法　2000」では，保存料の安息香酸（Benzoic acid；$C_7H_6O_2$=122.12 [65-85-0]）等は水蒸気蒸留，甘味料のサッカリン（Saccharin；$C_7H_5NO_3S$=183.19 [81-07-2]）等は透析法またはジエチルエーテルによる液-液抽出，防カビ剤であるイマザリルは酢酸エチルによる液-液抽出の後，分別抽出等，化合物の物理化学的性質の違いにより，それぞれ相応しい方法を用いられてきた．これらの方法はいずれも操作が煩雑で，例えば，液-液抽出操作では，抽出液が乳化液状なる場合がある．乳化液を溶媒層と水層を分離するためには，遠心分離等が必要で操作がより煩雑になる問題がある．これらの問題を解決するために，最近は，珪藻土カラムによる抽出（p.36, p.182, p.229等参照）や，「第Ⅰ編　第2章　2.3 固相抽出法　2.3.5 の表 2.6 p.50」に掲載した種々の固相抽出カラムが，残留農薬の分析や食品添加物などに使用されるようになり，時間の節約，精製効率が格段に向上した．

2）分析機器と分析手法

　「第2版　食品中の食品添加物分析法　2000」と「衛生試験法・注解　2015」と比較し，分析機器と手法の発展をみてみよう．前者に掲載されている132項目の食品添加物のうち，最も多く採用されている機器は，54.5％に当たる72項目でアミノ酸分析計を含むHPLCである．その93％が紫外・可視検出器で，蛍光検出器が7％，カラムは充填剤がODS，サイズはϕ4.6〜6.0 mm × 150〜150 mm（アミノ酸分析計はϕ9.0 × 500 mm）である．

　次はガスクロマトグラフィーで14.4％の19項目，検出器はFIDのみで，カラムのサイズはϕ3 mm × 2 mまたは3 mのガラス製のパックドカラムである．1989（平成元）年に刊行された「食品中の食品添加物分析法」では，GCの割合が2000年版の約2倍の30％であった．食品添加物は不揮発性の物質が多く，揮発性の誘導体化が必要となるGC分析に対して，不要なHPLCの普及度と一致するのであろう．

　3番目はTLCで16項目の12％であるが，まだHPTLC（High Performance Thin

Layer Chromatography; 高性能薄層クロマトグラフィー）の採用はない．

一方，15年後に発刊された後者の「衛生試験法・注解 2015」でも，最も多く採用されている機器は HPLC で，さまざまな応用例が紹介されている．カラムの充填剤，サイズともに従来どおりであるが，検出器は紫外・可視検出器（UV・VIS）に加えて，保存料のパラオキシ安息香酸エステル類（p-Hydroxybenzoic acid esters）や甘味料アセスルファムカリウム（Acesulfame potassium$C_4H_4KNO_4S$=201.24 [259-715-3]）の分析例ではフォトダイオードアレイも採用され，紫外・可視検出器より定性能力の格段の向上が期待される．HPLC 法より定性能力が飛躍的に高く，2000年以降本格的に普及が始まった LC-MS や LC-MS-MS 法も取り上げられている．LC-MS では指定外甘味料ズルチンで ESI-negative のイオン化，SCAN モードによる定性，定量分析，LC-MS-MS では安息香酸，ソルビン酸等の保存料にはイオン化モードは ESI（positive および negative）による SRM（or MRM），カラムは充填剤が普遍的な ODS であるが，そのサイズは内径，充填剤の粒径において，現時点で最小サイズの最高の分離性能といわれる ϕ2.1 mm×100 mm，粒径 1.7 μm の最新の製品による定性および定量分析の例が示されている．

安息香酸やソルビン酸等は極性が高く，一般的な ODS カラムでは保持が弱く，早めに溶出し分析が困難な場合がある．最近，発売された ODS 基とアニオン交換基を持つミックスモードカラム（例えば，東京化成工業（株）製 TCI Dual-AX10，ϕ4.6mm×150mm，5μm，製品コード；S3720）はこれらの物質もしっかりと保持するので有用である[4]．

GC については，保存料のプロピオン酸（Propionic acid；$C_3H_6O_2$=74.08 [79-09-4]）の定性，定量分析では FID 検出器，カラムサイズは従来品の ϕ3～4 mm×2～3 m であるが，品質保持剤のプロピレングリコール（Propyleneglycol；$C_3H_8O_2$=76.10 [57-55-6]）の定性，定量分析では，新たに ϕ0.53 mm×15 m，膜厚 25 μm のワイドボアカラムが採用されている．GC-MS では安息香酸等の保存料，指定外甘味料サイクラミン酸ナトリウムの定性分析では，ϕ0.25 mm×15～30 m　膜厚 0.25 μm のキャピラリーカラム，イオン化法 EI，SCAN モードによる分析例が紹介され，GC から GC-MS へと装置は勿論，カラムもパックドカラムからキャピラリーカラムやワイドボアカラムへと共に過去 15 年間の進歩，普及が如実に感じられる．

TLC 法は許可されている 12 種類の酸性タール色素，指定外添加物の塩基性タール色素および天然色素の定性分析が紹介され，セルロース，シリカゲル，ODS の HPTLC による定性分析が主体的に記載されているが，最近はこれらの色素の LC-MS や LC-MS-MS の定性および定量法も報告されている[1-3]．

8.3.4 食品の安全性確保のための分析と違反事例

都道府県の衛生研究所あるいは各地の保健所では，食品の安全・安心の確保のため，食品衛生法に定められた基準に適合しているかの分析が行われ，検疫所では輸入食品の輸入食品監視業務が実施されている．序論の 0.2.2（p.8）にも示したように，厚生労働省のホームページ「輸入食品」→「輸入食品」→「監視業務」→「違反事例」には「輸入時における輸入食品違反事例」および「国内における輸入食品違反事例」で調べることができる．食品添加物の例では，指定外添加物では甘味料サイクラミン酸ナトリウム（チクロ），酸化防止剤の $tert$-ブチルヒドロキノン（$tert$-Butylhydroqunone；$C_{10}H_{14}O_2$=166.22 [1948-33-0]）および合成着色料アゾルビン（Azorubine；$C_{20}H_{12}N_2Na_2O_7S_2$=502,43）等，使用基準不適合の例としては二酸化硫黄（Sulfur dioxide；SO_2=64.09 [7446-09-5]）などがみられる．

厚生労働省のホームページによると，平成 28 年度は農産物，畜水産物およびその加工品等の輸入品の食品添加物，残留農薬，カビ毒，病原微生物，放射線照射，成分規格等について 96,000 件のモニタリング検査の実施が予定されている．その試験法は，①厚生労働省部長通知等 ②食品衛生検査指針 ③「衛生試験法注解」④ AOAC 法等の信頼できる試験法を推奨している．その他，「上記以外の試験法であっても，通知等で示している試験方法と比較して，真度，精度及び定量限界において，同等又はそれ以上の性能を有するとともに，特異性を有する試験方法により実施しても差し支えない」としている．各検疫所で採取した検体は，検疫所と契約した各試験実施機関で分析される．

〈食品添加物の分析に関する主な参考書〉

1) 「第 8 版 食品添加物公定書解説書」㈱広川書店 2007 年 12 月 ISBN 978-4-567-01853-1

    食品添加物の品質確保のため，食品添加物の規格，一般試験法などの他に製造基準（添加物の製造時に遵守すべき基準），使用基準（添加物を使用した食品製造時に遵守すべき基準），表示基準（添加物を使用した製品を表示する内容を決めた基準）などを定めている．現在，第 9 版の出版が進められている．

2) 「厚生省環境衛生局食品化学課 編 食品中の食品添加物分析法」 1982 年 9 月 講談社

3) 「厚生省生活衛生局監修 食品衛生検査指針 食品中の食品添加物分析法 1989」 （社）日本食品衛生協会 1989 年 11 月

4) 「食品中の食品添加物分析法 解説編」講談社 1992 年 5 月 20 日

5) 「第2版 食品中の食品添加物分析法 2000」社団法人 日本食品衛生協会 2000年3月25日

6) 「厚生労働省監修 食品衛生検査指針 食品添加物編 2003」社団法人日本食品衛生協会　2003年1月 ISBN 978-4-889-2500-53

　序に「食品衛生検査指針は公定試験法およびそれに準じる標準試験法をとりまとめたものであり，……以下省略」と記載され，「公定法」および「準公定法」をまとめた書籍だということが謳われている．

7) 「衛生試験法・注解 2015」公益社団法人 日本薬学会編　金原出版㈱　2015年3月20日　ISBN 978-4-307-47043-8

◆ 文　　献
1) 石井ふさ子，大石充男，新藤哲也，堀江正男，安井明子：食衛誌 **45**(5), 228-233 (2005)
2) 関戸晴子，岸　弘子：神奈川県衛生研究所報告 **38**, 36-38 (2008)
3) 山口瑞香，梶村計志：食衛誌 **56**(1), 8-13 (2015)
4) 東京化成工業（株）のリーフレット "ChromatoMail No 75（2016年4月）"

第9章　異物と異臭

　東京都によると，雪印乳業（株）（現 雪印メグミルク（株））による乳製品（主に低脂肪乳）の大規模な中毒事件が起きた2000（平成12）年度以降，食品に関する苦情届出件数は急激に増加したという．苦情の中で異物に関する件数は毎年約20％で，異物の種類は，ゴキブリやハエなどの虫類が多く40％近くを占め，次いで動物の毛，金属および合成樹脂類と続く．これらの異物の鑑定,分析については優れた成書（『食品異物除去ハンドブック』[註1]，『最新の異物混入防止技術―食品・薬品の混入異物対策（増補改訂版）』[註2]）等が出版されているので，本書では理化学検査にかかわる異物と異臭についてのみ記載する．

9.1　異物・異臭等のクレーム問題は社内の多くの部門が関与する重要問題

　今日ではほとんどの企業が，「お客様相談室」を設けている．相談の中で相当な割合を占める異物や異臭などのクレームの場合は，商品に対して何らかの不快な思いからの怒りの電話も多く，まれにある意図的な嫌がらせとわかっても，大切な顧客のためには誠意をもって対応しなくてはならず，担当者の精神的な苦痛は相当なものである．クレームの内容の確認や当該商品の引き取りに当たる営業担当者も，同じ思いをすることになる．

　一方，製造現場や品質管理部門は混入経路の調査，当該ロットの処分方法の検討を強いられ，重大な事案になると，広報・IR（Investor（投資家）Relations；投資者向け広報，一般向け広報は Public Relations）部門は報道関係者からの取材や消費者からの問い合わせなどに忙殺され，上層部は市場からの商品の回収の規模やお詫び広告の範囲の判断を迫られるなど，全社的な問題に発展することすらある．労力と費用とが嵩むうえに，不愉快な場面に遭遇することも多いクレーム問題にかかわることに，積極的になれないかもしれない．しかし，見方を変えれば，自社製品の改良や開発の

註1：㈱サイエンスフォーラム，2008年　ISBNコード：4-9161-6491-9
註2：㈱フジ・テクノシステム，ISBNコード：4-9385-5575-1

ヒントを提供してくれる有難い情報源であり，解決の仕方によっては却って会社の信用を高める機会にも成り得る．そのような観点から，社長の直轄として重視している企業もあるほど重要な業務でもあるので，分析に携わる担当者は誇りと自信をもって，高いモチベーションを維持し，日々対応されていることと思う．

最近，その具体例ともいえる記事を見つけたので紹介する．

（株）旅行新聞新社主催の「プロが選ぶ日本のホテル・旅館100選」で35年連続総合日本一に輝く，能登半島の高級旅館・加賀屋の女将の小田真弓さんは「お客様からのクレームは大事なもの」と語る．「注意をしてくれるのは期待があるから．その意味で一番怖いのは，問題があっても何も言われずに帰られてしまうことです．そこには天国と地獄の差があります」「私たちが徹底しているのは，お客様からいただいたご意見を捨て子にしないということ．年間20万人の方がお泊まりになりますが，その中の1つの意見も捨ててはならないと考えています」という．年に3万通も集まるアンケートを集計し，小さな点まで「改善」の目が行き届くように心がけているそうである（詳細は日本経済新聞出版社2015年9月刊　小田真弓著「加賀屋　笑顔で気働き」ISBN；978-4-532320317）．このような地道な努力の積み重ねが，大きな成果に結びつくのであろう．

9.2　異物・異臭・異味分析の特殊性と分析に対する心構え

食品の製造・流通，あるいは消費の各段階で混入する異物は実に様々であり，大抵の場合，極めて微量である．しかも，サンプルに関する情報が少なく"これ，何ですか"といって持ち込まれることがほとんどで，いつ，どこで，どんな状態で見つかったかについても曖昧なことが多い．

そのような悪条件下で迅速，正確に組成を分析し，必ず物質を特定しなければならない．「分析しましたが,何もわかりませんでした」では顧客に納得してもらえないし，対策の立てようもなく，再発の可能性を放置してしまうことになる．

異物・異臭の分析には高度な知識と分析技術が求められるのはもちろんであるが，周到な準備と適切なストラテジー（strategy）の構築が成否を左右することになる．分析結果は，製造部や広報部が異物・異臭問題を解決するに際しての極めて重要な情報源であり，武器になることから，「早く結果を出すように」と急かされることも多々あるが，慌てず，ごまかさず，冷静・沈着に実験を進めることが肝要である．これまでの経験に自信をもって，「必ず正確な結果が出せる」との信念をもつことも大切である．

9.3 問題解決のための必須事項

9.3.1 サンプルに関する正しい情報の入手

サンプルが見つかった状況等の情報が，分析のストラテジー構築に大きな影響を及ぼすほど極めて重要な要素であるので，サンプルの入手時からすでに分析は始まっていると認識すべきである．

正確で詳細な情報を入手するには，クレームを届け出た顧客から直接，聞き取るのがベストである．できない場合は，顧客から最初に電話を受けたお客様相談室の担当者，もしくはサンプルを引き取ってきた営業マン等，顧客に直接対応した人から説明を受けるようにし，又聞きは可能な限り避けなければならない．又聞きは，「伝言ゲーム」で経験するように，事実とは全く異なる内容として伝わることが多く，分析方法を考えるに際しての判断を狂わせる原因となる．発生状況，経緯の説明に注意深く耳を傾けながら，物質の特定につながるようなヒントがないかを考えながら，メモをとる．サンプルを受け取る時に得られる情報は，犯罪捜査で重視される初動捜査における事情聴取に該当する重要な作業ポイントである．

9.3.2 サンプルの現状保存

異物・異臭分析は，警察の鑑識と同じである．事件現場では「現場の保存」が鉄則である．証拠品は専門家が細心の注意を払って採取し，科学警察研究所（略称：科警研）等で詳細な分析がなされる．「異物」は，事件の「証拠品」に当たる品であり，分析する前に関係者があれやこれやと議論するだけなら問題はないが，手にとってひねくりまわすことなどは，とんでもないことである．その間に異物が壊れたり，乾燥により変形してしまって，異物の組成を見極めるための判断を誤らせる原因になりかねない．そのため，サンプルが乾燥や変質しないうちに注意深く観察し，詳細な記録と写真撮影を手際よく行う．

写真撮影の照明には，500 W などの高ワット数の電球は高熱を発するので使用しないこと．直ちに分析しない場合，サンプルにより保存方法は異なるが，一般的には乾燥防止の手段を講じたうえで冷蔵する．

異臭に関するクレーム品の場合，異臭物質が揮発や微生物の代謝により短時間に変質したり消失してしまう可能性が高いので，直ちに溶剤抽出等の処理をする．時間的に不可能な場合は，密閉可能なガラス容器に入れフリーザーに保存し，可及的速やかに溶剤処理する．プラスチックスは一般的に疎水性であるため疎水性物質が多い異臭物質を吸着しやすいので，プラスチックス製容器は使用しない方が無難である．

9.3.3 サンプルの綿密な観察と観察記録の作成

プラスチックスやガラス等,素性がすぐにわかるもの以外は,サンプルを先ず肉眼で観察し,次いで倍率が 15～20 倍程度のルーペ(異物検査だけではなく,実験の色々な場面で利用することが多く,数千円程度で購入できるので用意しておきたい一品である)で,異物をじっくりと観察しながら,無機物であるのか,あるいは有機物なのかなどの大まかな判断をする.実体顕微鏡(stereo microscope)があれば,さらに細部まで見えるので,正確な判断の助けになるし,(株)キーエンス[注3]等製のマイクロスコープ(microscope)ならばモニター画面を見ながら何人かで議論することも可能であり,映像を保存することも可能なので便利である.

より微細な構造を観察する場合は,光学顕微鏡,電子顕微鏡を利用する.この観察結果と発見の経緯を考え合わせながら,どんな順序,手段で分析するか等ストラテジーの概要を考える.ここで間違った判断をするととんでもない方向に進んでしまい,迷宮入りになってしまう確率が高いので,特に重視しなくてはならない作業である.

乾燥や変質しないうちにサンプルを注意深く観察し,異物発見の年月日,時間,発見者,製品名,製造ロット,検査室に持ち込まれるまでの経緯,形状,大きさ,重さ,色調,におい,その他の性状等詳細な記録と写真撮影を手際よく行う.先にも述べたが,写真撮影の照明には 500W などの高ワット数の電球は使用しないこと.直ちに分析しない場合,サンプルにより保存方法は異なるが,一般的には乾燥防止の手段を講じたうえで冷蔵する.

9.3.4 原材料,副原料をはじめとする製造工程の熟知

異物や異臭の原因は,製品の開栓あるいは開封後であることが多いが,製造中の過失や機械・装置のトラブルが原因になることもある.原材料,副原料や製造工程を検証することにより解決の糸口を見出せる場合があるので,分析者も日頃から原材料や製造法に関心をもち,不明な点は担当者に説明を受け,熟知しておくように心がける.

9.3.5 設備機器の性能の把握

研究室,あるいは研究所に備え付けの分析機器の用途とその性能を熟知しておき,どの機器を,どの順序で使用するか,機器分析のみならず,呈色反応等も取り入れる等を考えておく.その上で,サンプルについて聞いたこと,肉眼あるいはルーペ等で観察して得た情報をもとにストラテジーを構築する.

一般的な順序は,非破壊検査(non-destructive inspection)を最優先とし,次いで

注3:〒533-8555 大阪市東淀川区東中島 1-3-14 TEL:06-6379-1111

表 9.1 異物分析用汎用機器

種 類	用 途	機 器
非破壊分析装置	有機物	フーリエ変換赤外分光光度計（FT-IR） ラマン分光光度計
	無機物	蛍光 X 線分析装置 電子線マイクロアナライザー（EPMA） フーリエ変換赤外分光光度計（FT-IR） ラマン分光光度計
超微量対応分析機器	有機物	揮発性物質：GC，GC-MS，GC-MS-MS 不揮発性物質：HPLC，LC-MS，LC-MS-MS
	無機物	誘導結合プラズマ発光分光分析装置（ICP-AES） （シーケンシャル型よりマルチ型） 誘導結合プラズマ質量分析計（ICP-MS） イオンクロマトグラフ（IC）

超微量のサンプルで多くの情報が得られる機器を選択する．具体例を表 9.1 に示した．

9.3.6 記録と経験の積み重ねによる感性の醸成

サンプル搬入から観察，分析結果に基づいて，最終判断に至った経過などの詳細を記録したデータベースを構築する．同時に，積み重ねた経験を頭に叩き込んでおくことを習慣にすることにより，的確な分析と正しい結果を短時間に導き出せる感性が醸成される．

9.4 分析機器

異物を丹念に観察し，分析のストラテジーが決まったら，直ちに分析に取りかかる．異物は有機物と無機物に大別され，有機物はさらに揮発性の異臭物質と不揮発性の異物とに分類される．それぞれに汎用される機器には，先に表 9.1 に示したような装置がある．

異物および異臭物質の分析に有効な機器について，特徴と利用法を簡単に記載する．

(a) フーリエ変換赤外分光光度計（Fourier Transform Infrared Spectrometer：FT-IR）

非破壊で極微量のサンプルでも分析できるうえ，定性能力が高く異物分析で最初に試みるべき機器である．サンプルの純度があまり高くなくても，物質を特定できる程度の質のスペクトルを得ることができる．物質にもよるが，70％以上であれば充

分である場合も多く，サンプル量が少なく精製手段がとりにくい異物分析には打ってつけである．サドラー（SADTLER社，現在はバイオ・ラッド社の一部門）やNIST（National Institute Standards and Technology）などの，膨大なスペクトルと未知試料のデータとを比較照合することもできる．しかも，最近の装置はこれらの標準スペクトルが組み込まれ，未知試料と比較照合する検索機能も備わっているので強力な武器となる．装置の値段も手頃で普及も進んでいるので，異物分析には最適である．

(b) ラマン分光光度計（Raman Spectrophotometer）

異物分析において非常に有用な機器であるIRに全く吸収を示さない，炭などの炭化物の分析にはラマン分光光度計が威力を発揮する．赤外線吸収スペクトルとラマンスペクトルとは相補的な関係にあり，例えば，分子中に-S-S-，-N-N-など同種の原子の結合がある物質では，赤外線吸収スペクトルでは吸収のない波数（wavenumber）に，ラマンスペクトルは強い吸収が観察されるので，試料の同定に役立つ場合がある（図9.9, 図9.10 p.281 参照）．

(c) 蛍光X線分析装置（X-ray Fluorescence Spectrometer）

有機物の構成単位である炭素などの軽元素には感度が低いので，無機物や有機金属化合物の分析に向いている．感度の高い鉄やニッケルでは，ppbレベルから100％と，定量範囲が広いことも大きな特徴である．

非破壊検査装置であり，必要サンプル量も微量で，固体，粉末，液体いずれでもよく，表面が凹凸でも不定形のサンプルにも対応できるので，異物の分析には好都合である．

(d) 電子線マイクロアナライザー（Electron Probe Micro Analyzer：EPMA）

電子線を物質の表面に照射し，そこから発生する特性X線を検出することにより，その物質がどのような元素から構成されているか調べる装置である．非破壊検査装置であり，μmの微小領域の分析が可能なので，異物の分析には好都合である．

(e) 誘導結合プラズマ発光分光分析装置（Inductively Coupled Plasma Atomic Emission Spectrometer：ICP-AES）および誘導結合プラズマ質量分析計（Inductively Coupled Plasma Mass Spectrometer；ICP-MS）

原子吸光分析装置は，分析すべき元素が予めわかっているサンプルには適するが，含有元素が未知の異物分析には適さない．それに対して，本装置のうちマルチチャンネル型は，73もの元素をppbレベルの高感度で一度に分析できることから，含有元素が未知の異物分析には大きな威力を発揮する．実際の異物分析では，先ず定性分析を行い，含有を確認した元素についてのみ標準試薬で検量線を作製し，定量分析をする方が効率的である．

誘導結合プラズマ質量分析計は，より高感度のpptの分析が可能である．

(f) GC, GC-MS, GC-MS-MS

一般的に超微量である異臭の原因物質の特定,定量に必須の装置である.

(g) HPLC, LC-MS および LC-MS-MS

HPLC は異物の精製や分析に,LC-MS および LC-MS-MS は異物の同定に大きな威力を発揮するが,GC-MS のようにスペクトルのライブラリーが整備されていないし,機種によりスペクトルのパターンが若干異なるので注意を要する.

(h) イオンクロマトグラフ(Ion Chromatograph:IC)

イオンクロマトグラフは微量のイオン類,特に無機陰イオンやアルカリ金属,アルカリ土類金属,アンモニウムイオンの分析に有効な分離分析装置で,サプレスト方式とノンサプレスト方式とがある.検出下限濃度は数 ppb〜数十 ppb.

(i) 透析と限外ろ過

異物が高分子であることが確実な場合,低分子画分を除去して精製するのに役立つ.

9.5 呈色反応などの利用

呈色反応も有用な場合がある.

9.5.1 蛋白質,アミノ酸

(a) キサントプロテイン反応(xanthoprotein reaction)

キサント(xantho-)はギリシャ語で「黄色」を意味する.蛋白質の検出に用いられる化学反応の1つ.少量の蛋白質を含む溶液に濃硝酸 1 ml を加え,数分間煮沸すると黄色となり,冷却後アンモニアでアルカリ性にすると橙黄色に変化する.

また,チロシン,フェニルアラニン,トリプトファンなど芳香族アミノ酸およびそれらを含む蛋白質が発色する.ゼラチンやコラーゲンなどは芳香族アミノ酸の含量が少なく,ほとんど発色しない.

(b) ニンヒドリン反応(ninhydrin reaction)

ニンヒドリン水溶液と α-アミノ酸によって起きる呈色反応で,アブデルハルデン(Abderhalden)反応とも呼ばれる.反応はアミノ酸とニンヒドリン2分子が縮合してルーヘマン紫(Ruhemann's purple)という青紫色の色素とアミノ酸が還元されてできるアルデヒドが生成するものである.プロリンは窒素原子に結合する水素を1つしかもたないイミン(imine)構造のためにニンヒドリン1分子としか反応せず,黄色い色素が生成する.アミノ酸を含む可能性のある水溶液をガラスキャピラリーを用いてろ紙に塗布し,ニンヒドリンを 0.2% 含む水飽和 n-ブタノール溶液を噴霧し,

100℃で5分間加熱すると紫色のスポットとして検出できる．N-アセチル化物は陰性である．

非常に鋭敏なので異物の本体ではなく，付着物に反応した結果であることも多く，見極めは慎重にすることが大切である．異物が蛋白質と予想される場合は，分解液をアミノ酸分析し異物中で大部分を占めるドミナントな成分であるかを確認すること．

9.5.2 でんぷん，糖

(a) ヨードデンプン反応（iodostarch reaction）

デンプン溶液またはデンプン粒を常温または冷却した状態で，ヨウ素ヨウ化カリウム溶液（ヨウ素液ともいう）を滴下すると，青藍色に発色する鋭敏な特性反応．この呈色は加熱により消失し，冷却すると再び発色する．デンプンの種類により色調が異なり，アミロース：青色，アミロペクチン：青紫色，可溶性デンプン：青色，グリコーゲン：赤褐色となる．

この反応は，デンプンの加水分解の程度によって，アミロデキストリン（分子量：約1万）：青藍色，エリスロデキストリン（分子量：約7,000）：赤褐色，アクロデキストリン（分子量：約4,000）：淡褐色，のように変化するので，加水分解の程度やアミラーゼの活性の判定などにも利用される．

【ヨウ素ヨウ化カリウム溶液の調製法】

ヨウ素は水にはわずかしか溶解しないが，ヨウ化カリウム水溶液にはよく溶けるので，以下のように調製する．

0.1 mol 溶液の調製法は，ヨウ化カリウム 20 g を約 100 ml の蒸留水に溶かし，これにヨウ素（MW 126.92）12.7 g を加え，完全に溶解させた後，蒸留水で 1L にする（『増補版　化学分析　試薬の調製法』p.119 より）．ほかにもヨウ化カリウム 1 g ヨウ素 0.3 g を水 250 ml に溶かす方法（インターネット）や，ヨウ化カリウム 4 g，ヨウ素 2 g を水 100 ml に溶かす方法（京大『新改版　農芸化学実験書』第2巻 p .529）などもある．

(b) モーリッシュ反応（Molisch's reaction）

オーストリアの植物学者 Hans Molisch が考案した，糖の呈色反応．糖を含む溶液に硫酸と 1-ナフトール（1(or α)-Naphthol: $C_{10}H_8O$=144.17 [90-15-3]））を加えると，赤紫色に発色する．糖と硫酸とが反応して生じたフルフラール類とナフトールが反応して，紫色の色素を生じる．核酸や糖タンパク質なども陽性反応を示す．

(c) フェーリング反応（Fehling's reaction）

ドイツの化学者ヘルマン・フォン・フェーリング（Hermann von Fehling）が 1848

年に発明した試薬フェーリング液に，アルデヒドやアルデヒド基をもつ糖などの還元性物質を加えて加熱すると，酸化銅（Cu_2O）赤色沈殿が生成する反応．蟻酸（Formic acid: CH_2O_2=40.03 [64-18-6]）やベンズアルデヒド（Benzaldehyde: C_7H_6O=106.12 [100-52-7]）等の芳香族アルデヒドは陰性．

【フェーリング液】
A液：硫酸銅五水和物 $CuSO_4・5H_2O$ 3.5 g を水 50.0 ml に溶かす．
B液：酒石酸カリウムナトリウム（ロッシェル塩）$KNaC_4H_4O_6・4H_2O$=281.1 [6381-59-5] 17.3 g と水酸化ナトリウム（Sodium hydroxide：NaOH=40.00 [1310-73-2]）5.0 g を水 50.0 ml に溶かす．

代表的な糖の呈色反応を記したが，いずれも感度に難がある．機器を揃える費用とシステムを組み立てる労力が必要であるが，HPLC法の方が実用的である．以下に示した方法は，蛍光試薬として塩基性アミノ酸であるアルギニンを使用し，還元糖のみならず，蔗糖等の非還元糖も検出できる特徴がある．（H.Mikami, Y.Ishida：分析化学 **32**, E 207-210 (1983)）．一方，以下の文献 R. Masuda, K. Kaneko, I. Yamashita; *J. Food Sci.*, **61**(6), 1186-1190 (1996) に示された方法は還元糖，非還元糖のみならず，糖アルコールも検出できるので有用である．

9.5.3 植物繊維と動物繊維の識別

5% NaOH で約3分間煮沸して，溶解したら動物筋肉繊維，溶解しなかったら植物繊維と判定する．

9.6 異物分析の具体例

異物によっては，動植物の組織学的な検査が必要になる場合があるが，それについては文献[1]を参照されたい．

9.6.1 プラスチックス

赤外分光光度計による分析が有効である．測定法には透過法，減衰全反射（ATR）スペクトル法などがあり，サンプルにより測定法を選択する．測定例としてPETおよびポリ塩化ビニルのスペクトルを図9.1，図9.2に示す．サンプルの前処理法と測定法の選択は以下のように行う．

① 透明な薄膜（フィルム状もしくはシート状）の単層品：そのまま透過法で測定する．

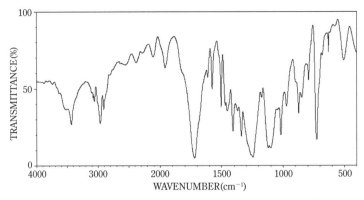

図 9.1 ポリエチレンテレフタレート (Polyethylene terephthalate：PET) の IR スペクトル ((独) 産業技術総合研究所 有機化合物のスペクトルデータベース (SDBS) より)

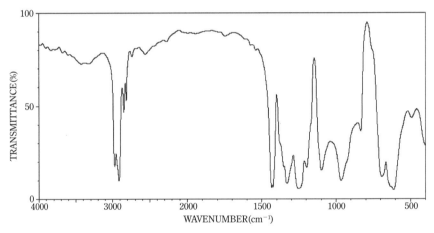

図 9.2 ポリ塩化ビニル (Polyvinyl chloride：PVC) の IR スペクトル
((独) 産業技術総合研究所 有機化合物のスペクトルデータベース (SDBS) より)

② 透明でやや厚みのある熱可塑性樹脂で，顔料などの添加物含量の少ない単層品：フィルムの膜厚が厚すぎるとピークが飽和して正常なスペクトルが得られないので，薄膜にする必要がある．(島津 FTIRTALK Vol.8 p.9). 薄膜化には，ヤナコ機器開発研究所製の微量融点測定装置 MPシリーズ (図 9.3 参照) が使いやすい．サンプルの一部あるいは全体を加熱炉に入れた後，温度調節つまみを操作し加熱炉の温度を上げる．温度の上昇にあわせて，温度読み取り用反射鏡をスライドさせ，温度をルーペで読み取ると同時にサンプル観察用ルー

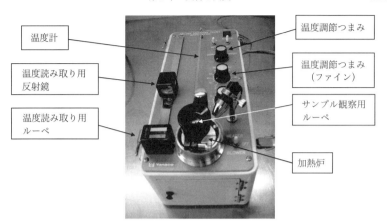

図 9.3 プラスチックスの薄膜化に有用な微量融点測定装置

ぺでサンプルの様子を見る．温度が上昇してサンプルのプラスチックスが軟化，あるいは溶解した温度を読み取ると同時にサンプルをガラス棒等で押し付け薄膜化し，直ちにピンセットで加熱炉から取り出す．薄膜化したサンプルを IR 装置のセルに貼り付けて測定する．

　張り合わせてあるサンプルは Methyl isobutyl ketone（MIBK or 4-Methyl 2-pentanone: $C_6H_{12}O$=100.16 [108-10-1]）などで剥離後同様に処理する．

　有機溶媒に可溶なサンプルは溶媒に溶かしてガラスに塗布，溶媒を揮散させてフィルム状にして測定する方法もある．

③　顔料や添加物の多いサンプル：有機溶媒で溶解したサンプルにプラスチックスが溶けにくい溶媒を加えてプラスチックスを沈殿させる．この沈殿を集め，再び溶媒に溶かし，ガラスに塗布，フィルム状にして分析する．

④　熱硬化性（加熱により硬化，再加熱しても軟化しない）樹脂：ATR または粉砕後 KBr 法．

⑤　フィルム状のプラスチックも ATR で測定が可能である．張り合わせのプラスチックの場合は，断面にプローブを当てて測定する．

9.6.2　沈殿物や濁り物質
1) 試料採取と乾燥法
(1) 沈殿物

ステンレス製の小型スパテルの甲またはガラス棒で圧力を加えながら擦って表面を平滑にした No.4 硬質ろ紙，あるいはメンブレンフィルター（ポアサイズ 0.45〜1.0

μm）を吸引目皿ロートにセットし，その上に異物を載せる．吸引しながらパスツールピペットで蒸留水を異物に注ぎ，表面に付着しているアミノ酸，糖など水溶性の高い成分を洗浄，除去する．減圧下ですばやく水洗しないと，異物自身が溶解する恐れがある．水洗後，乾燥剤五酸化リンを入れた真空デシケーター内で充分乾燥する（第Ⅰ編第3章3.1.1 p.55 参照）．

(2) 濁り物質

超遠心分離機で，30,000 rpm で1時間遠心することにより，微粒子状の濁り物質を集めることが可能である．中濃ソース程度の，粘性のある食品にも応用できる．その後の処理は沈殿物と同様である．

2） 分析法

乾燥後一部をとり，赤外線吸収スペクトルを測定する．その結果，蛋白質や多糖類と判断されたら以下の方法で加水分解し，分解物を分析し，再確認をする．

赤外分光光度計による分析で，蛋白質と判断されるようなスペクトルが得られた場合，バクテリアの塊である例もあるので，顕微鏡による確認をした方がよい．

3） 分解法

(1) 蛋白質

蛋白質の構成アミノ酸組成を調べるためには，加水分解して遊離状態にする必要がある．ところが，加水分解されにくい，あるいは分解されやすいアミノ酸が存在するために，1回の加水分解で，全アミノ酸を均一の割合で定量的に遊離させる方法は開発されていない．シスチン（Cystine）やメチオニン（Methionine）等の含硫アミノ酸定量用の過ギ酸酸化法やトリプトファン（Tryptophan）に適用されるアルカリ分解法等が開発されているが，ここでは一般的な6 M 塩酸による方法を記載する．

(a) 分解容器

分解には，50％（v/v）硝酸水溶液と蒸留水で丁寧に洗浄した小型試験管を加工して使用するのが一般的であるが，図9.4に示した専用の容器 PIERCE

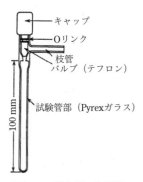

図 9.4 蛋白質の分解器

製の Vacuum Hydrosis (or Reaction) Tube[註4] や，Reliance 社製 Mini Vaccum Tube[註5] があり，操作性がよく便利である．

(b) 塩酸の質，濃度，サンプルとの量比

塩酸は，塩化アンモニウムや金属塩含有量のできるだけ少ない精密分析用，あるいは残留農薬分析用が望ましい．異物の一部 3〜5 mg を秤取し，これに脱イオン水で希釈した 6 mol/L (20% v/v) 塩酸を，サンプルの約 200 倍量に相当する 1 ml 加えるのが標準である．この量比は，酸加水分解時，トリプトファンと炭水化物とが反応して生成する黒褐色のフミン (humin) 質量が最少になる．

(c) 脱気操作

脱気が不充分だと S-Carboxymethylcysteine ($C_5H_9NO_4S$=179.19 [638-23-3])，Methionine および Tyrosine が分解する．真空度 15 mmHg 程度の水流ポンプ（サッカー）による脱気では S-Carboxymethylcysteine の回収率が 70% 以下になるといわれ，真空ポンプ (10^{-3}〜10^{-4} mmHg) の使用が望ましい．脱気は，以下の手順で行う．①サンプルを投入した分解容器のテフロン製のバルブを閉じたまま，枝管に真空ポンプの耐圧のゴムホースを接続，②真空ポンプを起動，③分解容器の先端をエタノールまたはアセトンと，細かく砕いたドライアイスを投入した溶液（寒剤：freezing mixture）を入れたジュワーフラスコ (dewar flask) に漬け，充分冷却してからバルブを徐々に開く，④容器を寒剤から引き上げ，凍結したサンプルが融けるのを待ち，粘稠な液から泡が生じてきたら，容器の底を軽く指で叩いて気泡を放出させる．泡立ちがひどくなれば再び，寒剤に漬ける，⑤気泡が発生しなくなるまで④の操作を 2〜3 回繰り返し，完全に脱気する．

(d) 加水分解温度と時間

アルミブロックヒータを用い，110 ± 1°C で 24 時間分解するのが一般的である．この条件ではトリプトファンはほとんど消失し，多少分解するセリンは 10%，スレオニンは 5% の補正をするとよいとされている．一方，バリンやイソロイシンのような側鎖のあるアミノ酸は遊離しにくいので，70 時間分解してサンプルを調製した方が精度が上がるといわれているが，異物分析ではサンプル量が微量であることが多いので，一般的な条件だけでよい．

(e) 加水分解液の乾燥

分解容器は，ストップバルブから底まで約 10 cm あり，テフロン製のバルブが

註 4：PIERCE 製，ジーエルサイエンス㈱，大阪ケミカル㈱で取り扱い：1 ml, 5 ml および 20 ml，定価は 3〜4 万円/本
註 5：大阪ケミカル㈱で取り扱い，1, 5, 8 ml (17,000 円) および 20 ml (27,000 円)

接する部分は非常に細い．そのため，サンプルを取り出すにはパスツールピペットのテーパ部分をバーナーで加熱して細く伸ばして使用する．取り出したサンプルは，10〜20 ml 容の小型の少量の溶液の取り扱いに適する梨型フラスコに移しロータリーエバポレーターで速やかに減圧濃縮，乾固して塩酸を除去する．

分解時に，還元剤として 0.02〜0.04％の 2-メルカプトエタノール（2-Mercaptoethanol：C_2H_6OS=78.13 [60-24-2]）を添加することにより収量が多少上がる．

アミノ酸分析計の分析の高速化に伴い，0.02％ 2-メルカプトエタノール含有 6 mol 塩酸で 145℃，4 時間，加水分解する方法も採用されることもある．

(f) アミノ酸分析前の処理

分解物を，クエン酸ナトリウム緩衝液（0.067 mol/L, pH 2.2）でアミノ酸分析計の能力に応じて一定量に定容，0.45 μm メンブレンフィルターでろ過して，分解時に生じた黒褐色のフミン質等を除去し，アミノ酸分析用サンプルとする．

(g) 分析結果の評価

構成アミノ酸を比較し，分解前の蛋白質の種類を特定する．

大豆や小麦等の植物性蛋白質に比べ，動物由来の蛋白質はリジン，含硫アミノ酸，スレオニンなどアミノ酸含量が高い特徴がある．構成アミノ酸を原料などのそれと比較する．

(2) でんぷん等増粘多糖類

サンプルを 3％ HCl に投入し，沸騰水浴中で 3 時間加熱して分解する．

分解液を HPLC による糖分析を行い，糖の組成比から多糖類の種類を推定する．

4) 沈殿物や濁り物質の具体例

(1) ストラバイト

ストラバイト（Stravite）は，$Mg(NH_4)PO_4 \cdot 6H_2O$ の化学式をもつリン酸アンモニウムマグネシウムで，分子量:263.42，融点:100℃で分解，CAS No. [15490-91-2] 無味，無臭，無色または微黄色の斜方晶系のガラスに似た固い結晶で，水には極めて難溶であるが，酸性の水溶液に溶解する．

胃酸にも溶け，無害．カニ，マグロ，イカ等の缶詰，塩干物，肉エキス，魚醬などに見られ，魚肉等中のマグネシウム，リン化合物がアンモニアと反応して生成するとされる．上記の食品に結晶が見られたら，先ずストラバイトを疑う．分析は，赤外分光光度計もしくは電子線マイクロアナライザーで元素分析を行うとマグネシウム，リンおよび窒素の存在を確認できる．希釈液を調製し，ICP-AES あるいは ICP-MS による分析も有効である．

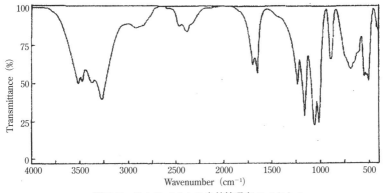

図9.5 ストラバイトの赤外線吸収スペクトル

図9.5に,赤外線吸収スペクトルを示した[2]. 3,250 cm^{-1}および1,000 cm^{-1}付近の強い吸収が特徴的である.

(2) リン酸カルシウムとリン酸マグネシウム

水への溶解度が低く,プレートヒーターなどに析出しやすい.分析は,赤外線吸収スペクトル分析もしくは電子線マイクロアナライザーで元素分析を行うとカルシウム,マグネシウム,リンの存在を確認できる.希釈液のICP-AESあるいはICP-MSによる分析も有効である.

(3) クロロフィル(葉緑素)とフコキサンチン

加工食品の原料の1つとして,昆布あるいはその抽出物が使用されることがある.その中に含まれるクロロフィルは疎水性であるために,液体製品ならば液面と容器とが接する部分に油様の物質として,リング状に付着する.クロロフィルは,植物によって含まれる種類が異なり,昆布の場合はChlorophyll a($C_{55}H_{72}MgN_4O_5$=893.491 [479-61-8]),Chlorophyll c$_1$($C_{35}H_{30}MgN_4O_5$=610.94)およびChlorophyll c$_2$($C_{35}H_{28}MgN_4O_5$=608.92 [27736-03-4])である.

クロロフィルは一般的に分子中のマグネシウムが酸性条件,熱処理,乾燥などによって脱離しやすい.Chlorophyll aはマグネシウムが脱離後,水素原子が結合したフェオフィチン(Pheophytin or Phaeophytin) a: $C_{55}H_{74}N_4O_5$=807.22 [603-17-8])に,Chlorophyll c$_1$およびChlorophyll c$_2$はそれぞれマグネシウムが脱離したPheophorbide c$_1$($C_{35}H_{30}N_4O_5$=586.63)およびPheophorbide c$_2$($C_{35}H_{28}N_4O_5$=684.61)に変化している可能性も高いので,これらも検索する必要がある.

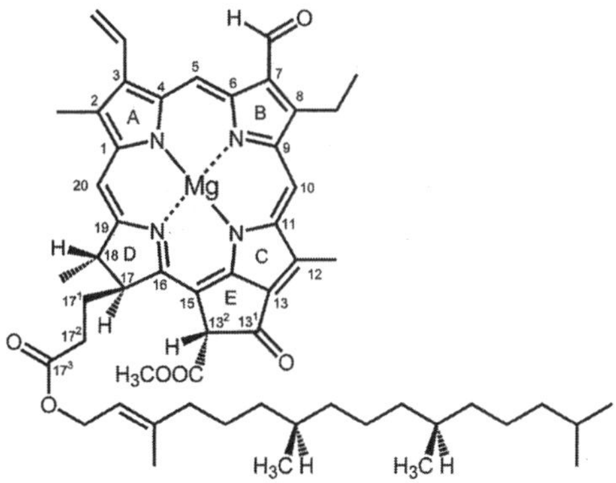

図9.6 Chlorophyll a の化学構造

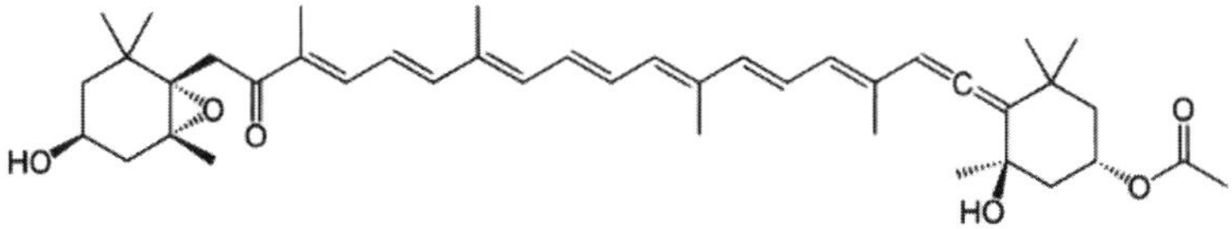

図9.7 Fucoxanthin の化学構造

　昆布には，葉緑体において光合成の補助色素として機能し，疎水性の高いカロチノイド（Carotenoid；動植物界に広く分布する黄色ないし赤色色素で約90種存在，カロチン類とキサントフィルに大別される）の一種であるフコキサンチン（Fucoxanthin：$C_{42}H_{58}O_6$=658.91 [3351-86-8]）も存在しており，クロロフィルと同様，析出する可能性がある．

　クロロフィルaとフコキサンチンの化学構造を図9.6と図9.7に示した．

　これらの分析には析出物を溶剤で抽出後，濃縮したサンプルをHPLCやTLCで精製し，IR，二重収束形質量分析計（Double-focusing Mass Spectrometer）によるSIMS[註6]，FAB[註7]などで確認するか，LC-MSやLC-MS-MSのSCANモードで標準品とスペクトルを比較する．

(4) L-グルタミン酸ナトリウム

　代表的なうまみ調味料で，加工食品によく使われているL-グルタミン酸ナトリウム（Monosodium L-Glutamate（MSG）：$C_5H_8NO_4Na \cdot H_2O$=187.13 [142-47-2]）は，酸性条件下でNaが外れ溶解度が下がるため，過剰に添加されていた酸性溶液の食品

註6：Secondary Ion Mass Spectrometry；二次イオン質量分析法
註7：Fast Atom Bombardment；高速 原子衝撃法

から析出していた例がある．アミノ酸分析や赤外線吸収スペクトルで判別できる．

(5) 安息香酸ナトリウム

安息香酸ナトリウム（Sodium benzoate：(C_6H_5COONa=144.10 [532-32-1])）は代表的な保存料の1つであり，我が国では醤油，清涼飲料水，キャビア，シロップや医薬品などへの添加が認められている．醤油やシロップへは 0.60 g/kg 以下の添加が認められているが，海外で製造された醤油で，過剰に添加され析出した例がある．赤外分光光度計による分析で判別できる．

(6) 増粘多糖類

先述した 3）分解法の「(2) でんぷん等増粘多糖類 p.276」で記した方法で得た分解液を HPLC によって糖分析し，糖の組成比から多糖類の種類を推定する．

(7) 脂肪酸の蔗糖エステル

脂肪酸の蔗糖エステル（Sucrose esters of fatty acid）は，蔗糖のもつ8個の水酸基にステアリン酸やパルミチン酸などの脂肪酸をエステル型に結合させたもので，シュガーエステルとも呼ばれる．脂肪酸が1分子結合したモノ（mono），2分子結合したジ（di）とがあり，乳化剤や分散剤として多くの食品に使用されている．モノエステルは温水に可溶であるが，ジエステルは水に難溶（『2005年版 食品添加物便覧』p.325）であるため，沈殿することがある．

先述した「9.6.2(1) 沈殿物 p.273」の項で記した要領で沈殿物を集め，乾燥後，赤外分光光度計による分析で判別できる．

(8) フィチン

フィチン（Phytin: $C_6H_6Ca_5MgO_{24}P_6$=872.64 [3615-82-5]）は *myo*-inositol-1,2,3,4,5,6-hexaphosphate の化学構造で，米，麦等の穀類，大豆等の豆類等多くの植物組織に存在する．主要なリンの貯蔵形態でフィチン酸（Phytic acid: $C_6H_{18}O_{24}P_6$=660.03 [83-86-3]）のカルシウム・マグネシウム混合塩であり，図9.8に示した複雑な化学構造をしている．

水やアルカリ側では難溶，希酸に易溶である．山下[3]による発酵調味料（具体的な記載はない）を使用した実験では，pH 4〜5.5 では透明な溶液であるが，80℃，10分間加熱すると混濁，冷却すると再び溶解し，pH 3.5 以下では加熱混濁は起こらず，pH 6.0 以上では不溶で，白濁し沈殿するとあり，特定の pH 範囲では加熱により溶解

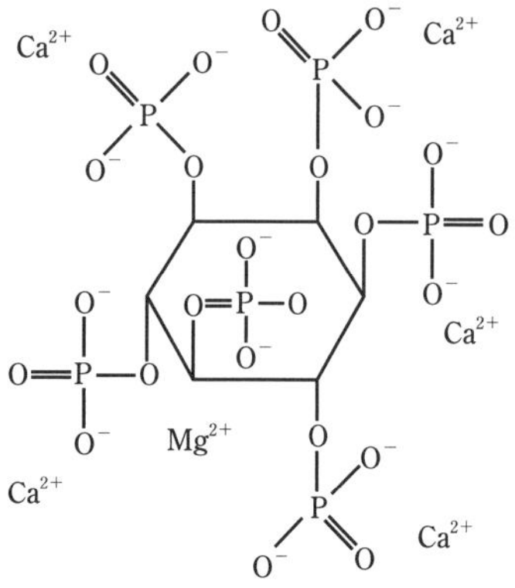

図 9.8 フィチンの化学構造式

度が下がり，冷えると溶解度が増すという特徴を示す．

大豆と小麦を原料とする醤油では，熟成諸味を圧搾して得られる生醤油を加熱（醤油醸造では「火入れ」という用語を使用）して生じる，「火入れ垽」と称する沈殿物の大部分は麹菌の酵素蛋白質であるが，フィチンが含まれていることもある．発酵中に，フィチンを分解する麹菌由来のフィターゼの活性が微弱であった場合等に生じる．醤油の pH は 4.8 前後で，山下の指摘する pH 範囲にあり，製品中に移行しないための努力がなされている[4-7]．分析は赤外分光光度計の測定が有効で，電子線マイクロアナライザーあるいは，ICP-AES, ICP-MS で，カルシウム，マグネシウムおよびリンの存在を確認する．量があればモリブデン酸アンモンによるリンの定性や，山下の実験にある pH 4〜5.5 での加熱，冷却による混濁の有無を見るのも判断の助けになる．

(9) 炭などの炭化物

異物の検査に大きな威力を発揮する赤外分光光度計はあるが，炭化物には吸収を示さず，ラマンスペクトル分析が最適である．

(10) 食　塩

醤油，魚醤，梅干などから，真四角の平らな結晶として析出する．徐々に濃縮された醤油では，黒い結晶で，3 cm 角程度の大きな結晶になることもある．

電子線マイクロアナライザー，あるいは結晶の一部を蒸留水に溶解し，ICP-AES, ICP-MS またはイオンクロマトグラフ等で分析し，ナトリウムイオンと塩素イオンを定量する．

(11) チロシン

チロシン（Tyrosine：$C_9H_{11}NO_3$=181.19 [60-18-4]）は，竹の子の水煮，古くなった味噌や納豆の表面に白い塊として析出する．

赤外分光光度計による分析で容易に識別できるが，IR スペクトルに吸収のない波数にラマンスペルトルは吸収を示すので，同定の確度があがる．

第 9 章　異物と異臭　　　281

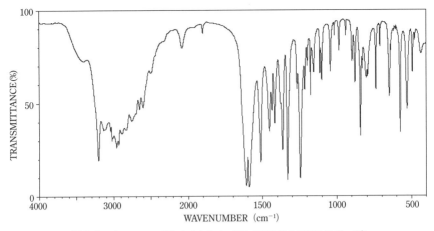

図 9.9　チロシンの IR スペクトル（KBr DISC 法の SDBS のデータ）

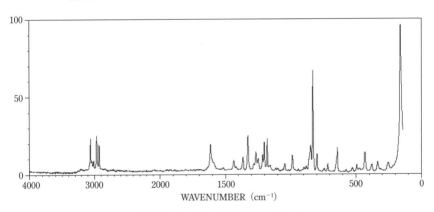

図 9.10　チロシンのラマンスペクトル

図 9.9 に IR スペクトルを図 9.10 にラマンスペクトルを示した．

(12) 蓚酸カルシウム

　ウイスキー，ブランデーの製造に使用された樽をシェリー酒（パラミノ種のぶどうを原料にスペイン南部で生産される白ワイン）の貯蔵用樽として利用した場合，樽からの浸出した蓚酸とブレンド用の水に由来するカルシウムとの反応で生じた蓚酸カルシウム（Calcium Oxalate：$C_2H_2CaO_5$=146.11 [25454-23-3]）がビン底部に白色沈殿を生じることがある．図 9.11 に蓚酸カルシウム一水和物（Calcium oxalate monohydrate：$CaC_2O_4 \cdot H_2O$ =146.11 [5794-28-5]）の IR スペクトルを示した．

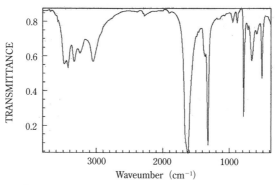

図9.11 蓚酸カルシウム一水和塩のIRスペクトル（NISTのデータより）

(13) 酒　石

ワインの醸造では，発酵が進みアルコールが生成されるのに伴って，クリームターター（Cream of tartar）といわれる大量の沈殿が生じ，やがて一部が結晶化して酒石（tartar, wine stone, tartaric crystal）となる.

主成分の酒石酸水素カリウム（Potassium hydrogen tartrate or Potassium bitartrate: $C_4H_5KO_6$=188.18 [868-14-4]）は，高温で短時間加熱する揚げ物用等の速効性ベーキングパウダー（膨張剤）中の重曹を分解して炭酸ガスの発生を促す酸性剤として利用される．主成分以外には，酒石酸カルシウム（Calcium tartrate; $C_4H_4CaO_6$=188.15 [無水物：3164-34-9], 四水和物：[5892-21-7]），粘液酸（ムチン酸）カルシウム（Calcium galactarate or mucate; $C_6H_8Ca_1O_8$=248.21 [4696-66-6]），蓚酸カルシウム（Calcium oxalate $C_2H_2CaO_5$=146.112 [25454-23-3]）および（+）-糖酸（またはサッカリン酸：Saccharic acid），別名(+)-D-グルカル酸（Glucaric acid: $C_6H_{10}O_8$=210.14 [87-73-0]）等が認められている．出荷前には冷却して積極的に析出させた後，ろ過するなどの防止策が施されるが，市販酒に酒石酸カルシウム，酒石酸水素カルシウム（Calcium hydrogen tartrate），蓚酸カルシウム等が析出して，異物と認識されることがある．毒性はなく，白ワインの酒石は美しく輝くので，「ワインのダイヤモンド」といわれることがある．赤外線吸収スペクトルで物質の判別ができるし，電子線マイクロアナライザーではカルシウム（Ca），カリ（K），酸素（O），炭素（C）の存在を確認できる．水溶液にすればICP-AESまたはICP-MSでも定性，定量分析が可能である．

図9.12に，主成分である酒石酸水素カリウムのIRスペクトルを示した．

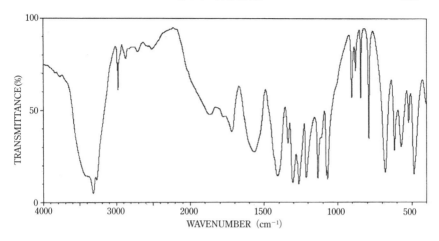

図 9.12 酒石酸水素カリウムの IR スペクトル（SDBS のデータ）

(14) 炭酸カルシウム

炭酸カルシウム（Calcium carbonate：$CaCO_3$=100.09 [471-34-1]）が，ミネラルウオーターのペットボトル容器の底や内壁に析出することがある．炭酸カルシウムの IR スペクトルを図 9.13 に示した．電子線マイクロアナライザーでは，カルシウム（Ca），酸素（O）および炭素（C）の存在を確認することができる．水溶液にすれば ICP-AES または ICP-MS でも定性，定量分析が可能である．

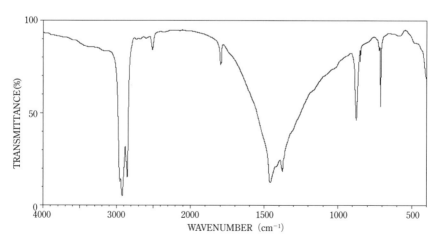

図 9.13 炭酸カルシウムの IR スペクトル（NUJOL MULL 法，SDBS のデータ）

9.7 異臭，異味物質の具体例

9.7.1 カ ビ 臭

カビ臭は，容器，製造用水，原料および製品に関与し苦情の件数としてはかなり多いので，少し詳しく記載する．

英語では，「カビ臭」は"Musty""Earthy""Earthy-Musty"などと"Odor","Off-Flavor"等が組み合わせられ，「カビ臭物質」ではこれらに"Substance"や"Compound"が加わる．"Odorant","Odorous"あるいは"Smelling"を使用した表現例も見られる．

1) 2,4,6-トリクロロアニゾールの同族体

2,4,6-トリクロロアニゾール（2,4,6-Trichloroanisole（TCA）：$C_7H_6Cl_3$=211.47 [87-40-1]）は，水中での閾値濃度が ppt〜ppq レベルと極めて低い物質で，コルク栓，パレットおよびパレットで運搬したダンボールなどの物流材料を通じてワインやウイスキーなどに混入し，カビ臭などの異臭を付与する[8]．ワインではコルク臭（ブショネ；bouchonné）といわれる異臭の原因物質で，カビ臭というより「不快臭」と表現されている．

TCA は，コルク栓材料のコルク樫やフォークリフトでの運搬用木製パレットの殺菌・防腐剤[9,10]として使用される 2,4,6-トリクロロフェノール（2,4,6-Trichlorphenol（TCP）別称：Omal: $C_6H_3Cl_3O$=197.5 [88-06-2]），あるいはコルクの次亜塩素酸による漂白処理でリグニンの分解物のフェノール化合物がクロル化されて生じた TCP が *Penicillium* 属のカビによってメチル化されて生成する（図9.14）．

ワインやウイスキーにおける異臭防止には，木材用防腐剤の脱 TCP 化，パレットのプラスチックス化，ガスバリアー性の高いキャップの採用などの対策が講じられた．

2,4,6-Trichloroanizole の他に，2,3,4-Trichloroanisole, 2,3,6-Trichloroanisole 各種の Tetrachloroanisole および Pentachloroanisole もカビ臭やコルク臭と表現される強い臭気を有し，問題となる場合がある．さらに，ビールでも 2,4,6-トリクロロアニゾー

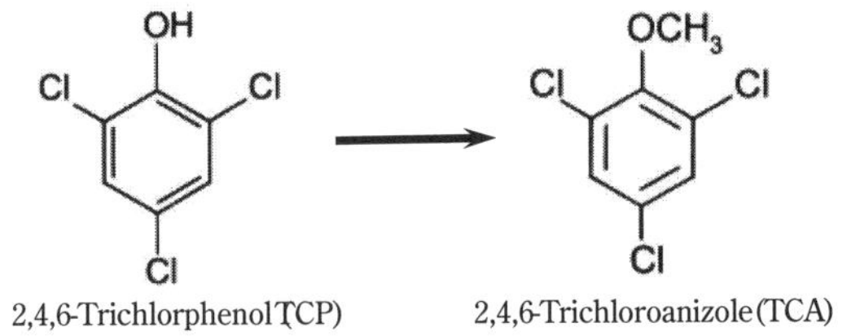

図9.14 TCP から TCA への反応式

ル[11] や塩素の代わりに臭素が置換した 2,4,6-トリブロモアニゾール（2,4,6-Tribromoanisole；$C_7H_5Br_3O$=344.83 [607-99-8]）も強い臭気活性があり，カビ臭の一原因物質とされている[12]．

(1) 分析法

GC-MS の SIM モード分析で行うが，カラムは無極性から微極性カラム 5% Diphenyl /95％ Dimethylpolysiloxane[13] あるいは強極性カラムの PEG 20M[13]，FFAP（Free Fatty Acid Phase: Nitroterephtalic acid modified polyethylene glycol）なども使用できる．閾値濃度が極めて低いので，サンプル調製時に固相抽出等の操作により濃縮率を高める工夫が必要である．なお，PEG 20M が使える温度範囲の目安は 20～250℃，FFAP は 40～250℃であるが，メーカや製品によって多少の差異がある．一般的に昇温分析で使用する場合は恒温分析に比べて最高使用温度が約 10℃高くなる．

図 9.15 に 2,4,6-トリクロロアニゾールのマススペクトルと，m/z の相対強度の表を示した．定量イオンはベースピークの m/z 195 を，確認イオンには m/z 197, 210 および 212 が適当であろう．

2,4,6-Trichloroanizole と同様に，カビ臭の原因になる同族化合物である 2,3,6-Trichloroanisole, 2,3,4-Trichloroanisol, 2,3,4,5-Tetrachloroanisole, 2,3,4,6-Tetrachloroanisole, 2,3,5,6-Tetrachloroanisole, 2,3,4,5,6-Pentachloroanisole および 2,4,6-Tribromoanisole のマススペクトルと m/z の相対強度の表を記載した（図 9.15～図 9.22）．

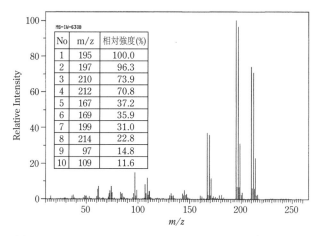

図 9.15 2,4,6-Trichloroanisole のマススペクトルと主な m/z の相対強度（SDBS のデータより）

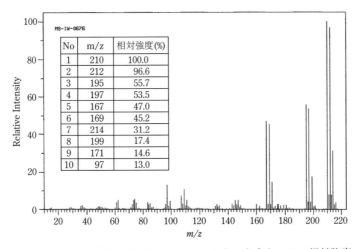

図 9.16 2,3,6-Trichloroanisole のマススペクトルと主な m/z の相対強度（SDBS のデータより）

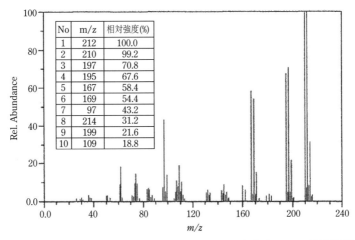

図 9.17 2,3,4-Trichloroanisole のマススペクトルと主な m/z の相対強度（NIST のデータより）

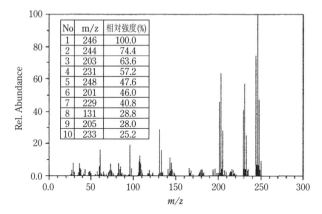

図 9.18 2,3,4,5-Tetrachloroanisole のマススペクトルと主な m/z の相対強度（NIST のデータより）

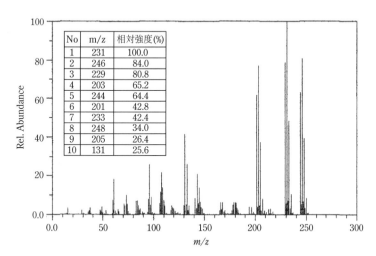

図 9.19 2,3,4,6-Tetrachloroanisole のマススペクトルと主な m/z の相対強度（NIST のデータより）

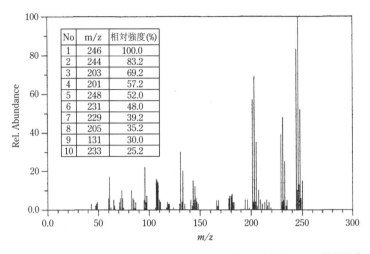

図 9.20 2,3,5,6-Tetrachloroanisole のマススペクトルと主な m/z の相対強度
（NIST のデータより）

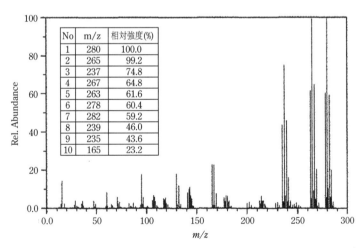

図 9.21 2,3,4,5,6-Pentachloroanisole のマススペクトルと主な m/z の相対強度
（NIST のデータより）

第9章　異物と異臭

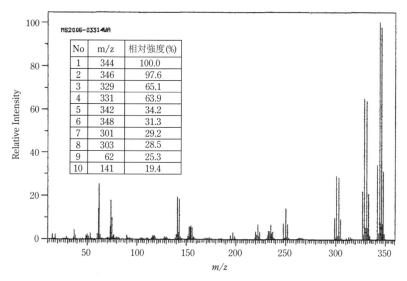

No	m/z	相対強度(%)
1	344	100.0
2	346	97.6
3	329	65.1
4	331	63.9
5	342	34.2
6	348	31.3
7	301	29.2
8	303	28.5
9	62	25.3
10	141	19.4

図 9.22　2,4,6-Tribromoanisole のマススペクトルと主な m/z の相対強度 (SDBS のデータより)

2) ジェオスミン（またはゲオスミン）

図 9.23 にジェオスミンの化学構造式を示した．

ジェオスミン（Geosmin：$C_{12}H_{22}O$=182.30 [19700-21-1] log P (o/w)：3.57）は，1965（昭和40）年，放線菌（*Actinomycetes*）の1種 *Streptomyces griseus* の代謝産物として初めて単離，化学構造が決定された物質で，「大地の臭い」を意味するドイツ語の"ge"=earth と "osme"=odor から命名された[14] 物質で，水道水，淡水魚，穀類，ワインなどのカビ臭の原因になる．1968（昭和43）年に立体異性体[15]，1989（平成元）年には鏡像異性体の合成もなされた[16]．

放線菌以外では *Aspergillus*[17]，*Penicillium*[18,19] 等の糸状菌や，以前は藻類の仲間の藍藻類に分類されていたが，細胞内に核がないことから，現在は光合成能力をもつバ

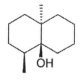

(-)-Geosmin

図 9.23　ジェオスミンの化学構造式

クテリアに属している *Cyanobacteria* も産生する[20]．

ジェオスミンは，カビ臭あるいはその名前の由来通り「雨上がりの地面からの臭い」とも表現され，人の鼻はこの臭いに極めて敏感で，5 ppt でも臭いを感じるといわれる．水中での閾値は 1〜10 ppt[21-24] である．鏡像異性体の水中の閾値も明らかにされており，(−)-(4S, 4aS, 8aR)-Geosmin が 8.2〜18 ppt，(+)-(4R, 4aR, 8aS)-Geosmin が 66〜90 ppt と，前者の方がかなり活性が強い[25]．

生合成経路に関しては *Streptomyces* や *Cyanobacteria* を使って多くの研究がなされている[26-32]．それらのうち，Jiang, J. らは *Streptomyces coelicolor* を使った研究で，コレステロール生合成の中間代謝産物として知られ，セキステルペンの前駆体であるファルネシル二リン酸（Farnesyl diphosphate）から生成するとしている[29]．

3) 2-メチルイソボルネオール

2-メチルイソボルネオールの化学構造式を図 9.24 に示した．

2-メチルイソボルネオール（2-Methylisoborneol: $C_{11}H_{20}O$=168.28 [2371-42-8]）は 1969（昭和 44）年，*Actinomycetes* の培養液から樟脳様の臭いを有する物質として初めて単離，化学構造が決定された[33]．ほぼ同時期に Geosmin の発見者の一人である Nancy N. Gerber が，同じく *Actinomycetes* の代謝産物として確認し[34]，水の主なカビ臭の原因物質[35] であることが証明された．Geosmin と同じく，放線菌の *Streptomyces griseus*[36]，*Aspergillus*[37]，*Penicillium*[38] および *Cyanobacteria*[20] が生産する．水中の閾値は 9〜29 ppt（9 ppt[22]，10 ppt 以下[39]，15 ppt[23]，29 ppt[24]）である．

生合成経路に関しては，*Myxobacterium* や *Streptomyces* を使って遺伝子レベルを含む研究がみられ，Mevalonate（MVA）あるいは 2-C-Methyl-D-erythritol-4-phosphate（MEP; $C_5H_{13}O_7P$=216.13 [206440-72-4]）から Geranyl diphosphate（GPP）を経て生合成される経路が報告されている[40-43]．

図 9.25 に，提案されている生合成経路を示した．

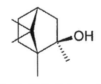

(−)2 − Methylisoborneol

図 9.24 2-メチルイソボルネオールの化学構造式

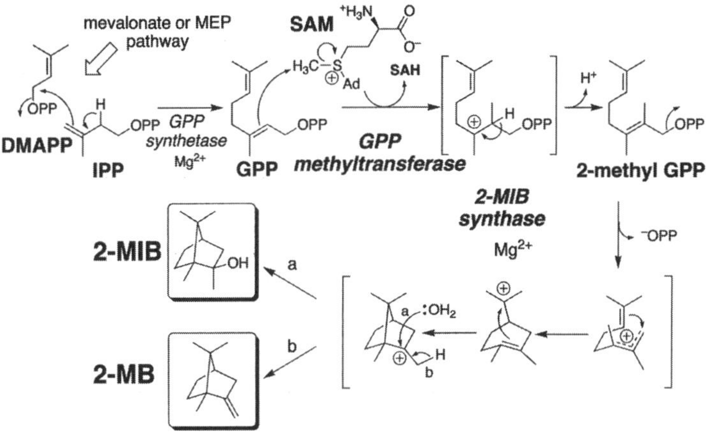

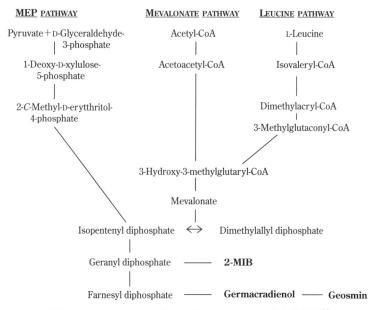

図 9.25 提案されている生合成経路 [42]

MEP PATHWAY	MEVALONATE PATHWAY	LEUCINE PATHWAY
Pyruvate + D-Glyceraldehyde-3-phosphate	Acetyl-CoA	L-Leucine
1-Deoxy-D-xylulose-5-phosphate	Acetoacetyl-CoA	Isovaleryl-CoA
2-C-Methyl-D-erytthritol-4-phosphate		Dimethylacryl-CoA
		3-Methylglutaconyl-CoA
	3-Hydroxy-3-methylglutaryl-CoA	
	Mevalonate	
Isopentenyl diphosphate ↔ Dimethylallyl diphosphate		
Geranyl diphosphate —— **2-MIB**		
Farnesyl diphosphate —— **Germacradienol** —— **Geosmin**		

図 9.26 Geosmin および 2-Methylisoborneol の生合成経路 [44]

ジェオスミンと 2-メチルイソボルネオールに関する概略は文献 44) の F. Jüttener らの総説で知ることができる [44]．この総説の中で，ジェオスミンと 2-メチルイソボルネオールの生合成経路が示されている（図 9.26）．

4) ジェオスミンおよび 2-メチルイソボルネオールの分析法

ジェオスミンおよび 2-メチルイソボルネオールも，GC-MS の SIM モード分析で行う．カラムは微極性の CP-Sil 19CB（14% Cyanopropyl-phenyl 86% Dimethylpolysiloxane: OV-1701 相当品）[45] あるいは強極性カラムの PEG 20M，FFAP なども使用できるが，閾値濃度が極めて低いのでサンプル調製時に，先に示した TCA の場合と同じく固相抽出等により濃縮率を高める工夫が必要である．

図 9.27 と図 9.28 に，ジェオスミンおよび 2-メチルイソボルネオールのマススペクトルと m/z の相対強度の表を示した．双方ともベースピークの強度はあるが，その他のイオン強度が低く確認イオンの選択に迷うところであるが，厚生労働省の水道水中の分析法では，ジェオスミンについては m/z 112, 111 および 125 を，2-メチルイソボルネオールについては，m/z 95, 107 および 135 を選択している．

試料によって妨害が出る場合は，指定イオン以外のイオンを選択することによる解決も考えられる．

水道水中の分析法が食品に対してそのまま適用できるとは限らないが，参考になる部分も多いので概略を記載する．

水道法の水質基準を規定した「第 4 条第 2 項」に基づく改定が，2003（平成 15）年 5 月 30 日告示の「厚生労働省令第 101 号」[46] によりなされ，従来の分析対象 46 項目中 9 項目が削除，10 ppt（10ng/L）を基準値とするジェオスミンと 2-メチルイソボルネオールを含む 13 項目が追加され 50 項目となった．同年 7 月 22 日には，「水質基準に関する省令の規定に基づき厚生労働大臣が定める方法」として「厚生労働省告示第 261 号」[47] で告示され，ジェオスミンと 2-メチルイソボルネオールの分析法には，パージ・トラップ-ガスクロマトグラフ（Purge & Trap Gaschromatograph）-質量分析法（PT-GC-MS 法），ヘッドスペース-ガスクロマトグラフ（Headspace Gaschromatograph）-質量分析法（HS-GC-MS 法）および固相抽出-ガスクロマトグラフ-質量分析法（SPE-GC-MS 法）の 3 方法が指定された．定量精度に関しては，同年 10 月 10 日「健水発第 1010001 号」[48] により基準値の 1/10 までを測定し，その値付近での変動係数が 20% 以下という指標が示された．

指定されている分析法のうち，前二者はパージ・トラップ装置やヘッドスペース採取用オートサンプラーが必要であるが，固相抽出-GC-MS 法は標準仕様の GC-MS 装置での分析が可能という利点がある．ガスクロマトグラフ用のカラムは，無～微極性の液相 5% Phenyl-95% Dimethylpolysiloxane が採用されているが，最近は耐久性の向上した 5% Diphenyl-95% Dimethylpolysiloxane の商品が一般的で，厚生労働省の方法でも同液相の膜厚 1 μm の長さ 15 m ないし 30 m のキャピラリー（内径：0.25

mm),またはワイドボアキャピラリーカラム (wide bore capillary column)(内径:0.53 mm) カラムを使用している．強極性の PEG 20 M[49] や FFAP[50] も有効である．

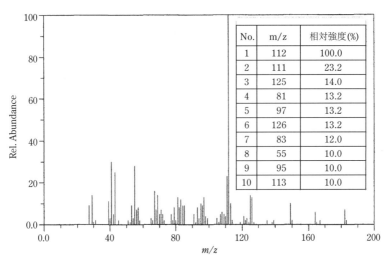

図 9.27　Geosmin のマススペクトルと主な m/z の相対強度 (NIST のデータより)

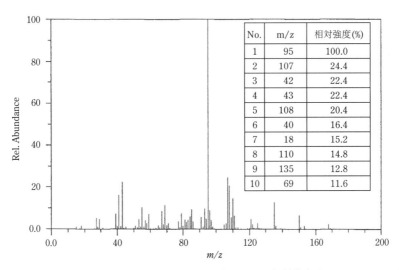

図 9.28　2-Methylisoborneol のマススペクトルと主な m/z の相対強度 (NIST のデータより)

5) メトキシピラジン

メトキシピラジン（Methoxypyrazine）は，水道水のカビ臭の原因物質として認識される以前には，食品の香味に重要な働きをする成分として知られていた．水道水のカビ臭について論ずる前に，先ずは食品の香味成分の話からはじめよう．

最初に存在が明らかにされたのは 2-Methoxy-3-isobutylpyrazine で，新鮮な green bell pepper の特徴香成分として 1969（昭和44）年に報告された[51,52]．ほぼ同時期に，galbanum（ガルバナム；*Ferula galbaniflua*）oil の成分として 2-Methoxy-3-*sec*-butylpyrazine（$C_9H_{14}N_2O$=166.22 [24168-70-5]）が[53]，さらに同オイルやグリーンピース中に 2-Methoxy-3-isopropylpyrazine（$C_8H_{12}N_2O$=152.19 [25773-40-4]）が確認された[54]．その後，red pepper や chilli pepper，レタス，ごぼう等多くの生野菜中の存在が明らかになった[55]．特に，2-Methoxy-3-isobutylpyrazine（$C_9H_{14}N_2O$=166.22 [24683-00-9]）と 2-Methoxy-3-*sec*-butylpyrazine は，新鮮なごぼうに特有の，土くさい香気の重要成分とされている[56,57]．1975（昭和50）年には，赤ワイン用のぶどうであるカベルネ・ソービニヨンの果実から 2-Methoxy-3-isobutylpyrazine が確認され[58]，続いてソービニヨン・ブラン種の果実とワインから検出された[59-61]ことにより，品種特徴香成分として注目された[62]．しかし，その後，セミヨン，メルロー，カベルネ・フラン，その他のボルドー品種の果実やワインにも同レベル量が存在すること[63,64]，さらに，シャルドネ種，リースリング種の未熟な果実にも高いレベルの存在が判明し[65]，一品種だけが蓄積するのではないことが明らかになった．

ワイン中の含有量が適量で，香りが調和していれば，品種を特徴付ける成分として働くが，範囲外では異臭と判定される．カベルネ・ソービニヨンの赤ワインでは 7-15 ng/L，ソービニヨン・ブランの白ワインでは 8-20 ng/L[66]と許容範囲はかなり狭く，白ワインではオフフレーバーと断定している文献もある[67]．

ワイン用コルクから，強力なカビ臭物質として 2-Methoxy-3,5-dimethylpyrazine（$C_7H_{10}N_2O$=138.17 [92508-08-2]）も確認されている[68]．

2001（平成13）年には，チェダーチーズからも 2-Methoxy-3-isopropylpyrazine と 2-Methoxy-3-isobutylpyrazine が確認されているが[69]，その後の研究では 2-Methoxy-3-*sec*-butylpyrazine や 2-Methoxy-3-isopropylpyrazine は，ラインド（rind）と呼ばれる硬い外皮の部分の濃度が最も高く，チーズ本体の外側では微量，内部では検出されないことから，外皮近くに存在する微生物由来と考えられている[70]．

前置きが長くなったが，水道水でメトキシピラジンがカビ臭物質として初めて確認されたのは，*Streptomyces* sp. の代謝産物としての 3-Methoxy 2-isopropylpyrazine で，

1977（昭和52）年のことである[71]．

その後，1991（平成3）年には2-Methoxy-3-isopropylpyrazineおよび2-Methoxy-3-isobutylpyrazine[72]が，2010（平成22）年には2-Methoxy-3,5-dimethylpyrazineが，それぞれ水道水中での存在が確認されている[73]．

(1) 生合成

カベルネ・ソービニヨンやソービニヨン・ブラン種のぶどうでは，2-Methoxy-3-isopropylpyrazineおよび3-Isobutyl-2-methoxypyrazineはそれぞれバリン，イソロイシンから無臭の3-Isopropyl-2-hydoxyprazineや3-Isobutyl-2-hydoxyprazineがメチル化されて生成することが証明されているが，アミノ酸からhydroxypyrazineまでの経路は未解明である[74]．

(2) 分析法

メトキシピラジン化合物は，日本の水道法では取り上げられていないが，アメリカ水道協会（American Water Works Association: AWWA）のMethod 6040Bには，earthy-musty臭の原因物質として取り上げられている[76,77]．

これらもGC-MS分析で行うが，カラムは5％Diphenyl/95％Dimethylpolysiloxane[78]註8，あるいは強極性カラムのPEG 20M[78]，FFAPなども使用できる．GCで微量を分析するには，高感度窒素リン検出器（NPD）が有効である．各種のメトキシピラジン類の分析にもトリクロロアニゾール（TCA）類の場合と同様に固相抽出等による濃縮操作が必要である．

図9.29から図9.32に，当該メトキシピラジンのマススペクトルとm/zの相対強度の表を示した．表9.2には，特にカビ臭の閾値濃度が低い代表的な物質の，主な理化学的性質と水中の閾値濃度をまとめて示した．

ジェオスミンおよび2-メチルイソボルネオールの閾値は，表9.2の値以外にも報告が多く，ジェオスミン；6〜10 ppt，2-メチルイソボルネオール；4〜10 pptなどの記載もある．

6) 1-オクテン-3-オール等

1-オクテン-3-オール（1-Octen-3-ol：$C_8H_{16}O$=128.21 [3391-86-4]）および1-オクテン-3-オン（1-Octen-3-one：$C_8H_{14}O$=126.21 [4312-99-6]）は松茸の，2-オクタノン（2-Octanone：$C_8H_{16}O$=128.21 [111-13-7]）はマッシュルームの香味成分であるが，

註8：『SUPELCOカタログ』No.7 p.767に当該カラムを使用した2-Isopropyl-3-methoxypyrazineおよび2-Isobutyl-3-methoxypyrazineの分析例が掲載されている

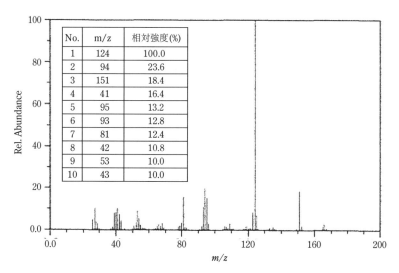

図 9.29　2-Methoxy-3-isobutylpyrazine のマススペクトルと主な m/z の相対強度（NIST のデータより）

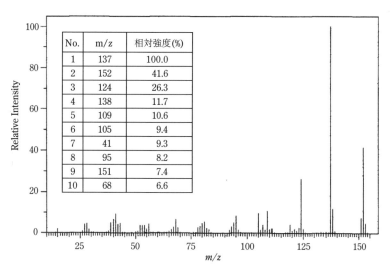

図 9.30　2-Methoxy-3-isopropylypyrazine のマススペクトルと主な m/z の相対強度（SDBS のデータより）

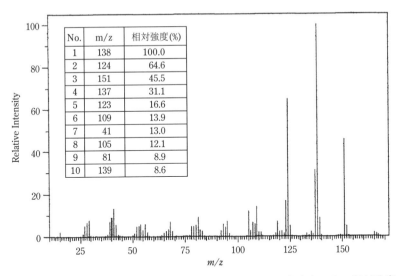

図 9.31 2-Methoxy-3-*sec*-butylpyrazine のマススペクトルと主な *m/z* の相対強度
（SDBS のデータより）

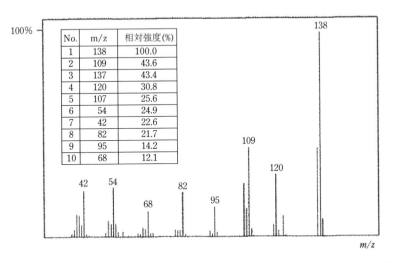

図 9.32 2-Methoxy-3,5-dimethylpyrazine のマススペクトルと主な *m/z* の相対強度[68]
$C_7H_{10}N_2O$=138.17 [92508-08-2]

表9.2 主なカビ臭物質のまとめ

化合物名	略号	分子式	分子量	CAS No.	特徴臭	水中の臭気の閾値 値 ppt(ng/L)	文献 No.
2,4,6-Trichloroanisole	2,4,6-TCA	$C_7H_6Cl_3$	211.47	87-40-1	カビ臭,	0.03	1,2
					コルク様	0.3	3
2,3,6-Trichloroanisole	2,3,6-TCA	$C_7H_6Cl_3$	211.47	50375-10-5	カビ臭	7	2
2,3,4-Trichloroanisole	2,3,4-TCA	$C_7H_6Cl_3$	211.47	54135-80-7	カビ臭	0.2-2	4
2,4,6-Tribromoanisole	2,4,6-TBA	$C_7H_5Br_3O$	344.83	607-99-8	カビ臭	0.008	5
						0.02	6
						0.03	7
2-Methylisoborneol	MIB	$C_{11}H_{20}O$	168.28	2371-42-8	カビ臭, 土臭, 樟脳臭	9	2
						10 以下	8
						15	9
						29	10
Geosmin	GSM	$C_{12}H_{22}O$	182.30	19700-21-1	カビ臭, 湿った土臭	1	11
						4	2,9
						10	10
2-Isobutyl-3-methoxypyrazine	IBMP	$C_9H_{14}N_2O$	166.22	24683-00-9	ごぼう様, ピーマン様	1	9
						2	2
2-Isopropyl-3-methoxypyrazine	IPMP	$C_8H_{12}N_2O$	152.19	25773-40-4	ピーマン様	0.2	9
						2	2
2-Methoxy-3,5-dimethylpyrazine		$C_7H_{10}N_2O$	138.17	92508-08-2	カビ臭	2.1 in White wine	12
2,3,4,5-Tetrachloroanisole		$C_7H_4Cl_4O$	245.92	938-86-3	コルク様	5.7 in Air	13
2,3,4,6-Tetrachloroanisole		$C_7H_4Cl_4O$	245.92	938-22-7	コルク様	0.01 in Air	13
2,3,5,6-Tetrachloroanisole		$C_7H_4Cl_4O$	245.92	6936-40-9	コルク様	3.91 in Air	13
Pentachloroanisole		$C_7H_3Cl_5O$	280.36	1825-21-4	コルク様	2.91 in Air	13

註：臭気の閾値に関する文献
1) Griffiths, N. M., Sensory properties of chloroanisoles. *Chem. Senses Flavour*, **1**, 187–195(1974)
2) Malleret, L., Bruchet, A., Hennion, M. C., *Anal. Chem.* **73**, 1485–1490 (2001)
3) Curtis, R. F., Land, D. G., Griffiths, N. M., Gee, M.; Robinson, D., Peel, J. L., *J. Sci.Food Agric.*, **25**, 811–828(1974)
4) D. Benanou, F. Acobas, M.R. De Roubin, Philip L. Wylie, Agilent Technologies, Inc. Application(5988-8900EN), Food and Flavors "Stir Bar Sorptive Extraction: A New Way to Extract Off-Flavor Compounds in the Aquatic Environment" (2003.3.31)
5) Saxby, M. J., Reid, W. J., Wragg, G S., Index of Chemical Taints; Leatherhead Food RA: Leatherhead, U.K., 1992
6) Whitfield, F. B., Hill, J. L., Shaw, K. J., *J. Agric. Food Chem.*, **45**, 889–893 (1997)
7) Malleret, L., Bruchet, A., *Water Sci. Technol.*, **1**, 1–8 (2001)
8) Rashash, D.M.C., Dietrich, A.M., Hoehn, R.C., *J. American Water Works Association,* **89**(2), 131–141 (1997)
9) Young W.F., Horth H., Crane, R.; Ogden, T., *Water Research*, **30**(2), 331–340 (1996)
10) Krasner, S. W., Hwang, C. J., McGuire, M. J., *Water Sci. Technol.*, **15**, 127–138 (1983)
11) Tuorila H., Pyysalo T., T. Hirvi, Venviläinen Ad., *Vatten* 3, 191–199 (1980)
12) Robert F. Simpson., Dimitral L., Capone, Mark A. Sefton, *J. Agric. Food Chem.*, **52**, 5425–5430 (2004)
13) Strube A., Blettner A., "The influence of chemical structure on odour qualities and odour potencies in chloro-organic substances" In Proceedings of the 12th Weurman Symposium Interlaken, Switzerland, 2008. Edited by Imre Blank, Matthias Wüst and Chahan Yeretzian, p.486–489 ISBN 978-3-905745-19-1

Aspergillus 属および *Penicillium* 属のカビや茸の生産物でもあり，穀類やワインのカビ臭の原因になる．

これらのうち，1-オクテン-3-オールは岩出亥之助が1936（昭和11）年7月に，村橋俊介が同年9月にマツタケ抽出物から単離，化学構造を決定し，それぞれMatsudake-ol, Matsutakealkohol と命名した[79-81] 物質である．

村橋の報告によると，(R)-(−)体（[3687-48-7]）は強いマッシュルーム様の香りをもち，閾値は 0.01 ppm，(S)-(+)（[24587-53-9]）体は弱いハーブ様のカビ臭い香りで閾値は 0.1 ppm と，大きな差がある．マツタケ中の1-オクテン-3-オールは(R)体が過剰で，その光学純度は約 80% ee（エナンチオマー過剰率：この場合は(R)体 90%，(S)体 10%）とされている[82]．いずれの物質も強極性液相のカラムを用いてGC-MSで分析できる．

以上のように，一口にカビ臭といっても，①容器あるいは物流が関与するクロロアニゾール類，②製造用水に由来するジェオスミンと2-メチルイソボルネオール，③原料に関わる1-オクテン-3-オール，1-オクテン-3-オン，2-オクタノンおよびメトキシピラジン類等，多くの物質が関与している．

苦情品のカビ臭について調べるには，それぞれの物質の閾値濃度程度の標準品を正常品に添加し，良好な回収率が得られる分析法が確立できた時点で苦情品を分析し，当該物質が含まれているか否かを判断しなくてはならない．

9.7.2 石 油 臭

食品に灯油あるいはガソリンなどが混入することは通常では考えられないが，実際にクレーム品として持ち込まれることがある．これに対しては，ジエチルエーテル等で抽出，濃縮後，GC あるいは GC-MS（SCAN モード）で分析すると，メチレン基の数に基づく規則正しいクロマトグラムが得られるので，容易に判断できる．（社）石油学会の資料によると，ガソリン（Gasoline）の炭素数は 5〜10[83]，灯油（Kerosine, Light petroleum, Lamp oil）は 9〜15[84]，ディーゼルエンジン用燃料である軽油（Gas oil, 英語圏では Diesel で軽油の意味）は 8〜24[註9]，沸点 170〜360℃とあるので，炭素数の分布により種類が判別できる．図9.33に，ガソリンと軽油の GC-MS（SCAN）クロマトグラムを示した．

メインピークのほかにひげのようなピークが多数見られるが，これらはガソリンが300 種程度，軽油で 1 万以上が存在するといわれる異性体のピークである[84]．これら

註9：www.tytlabs.co.jp/japanese/review/rev322pdf/322_075ogawa.pdf

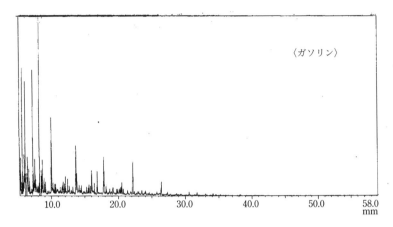

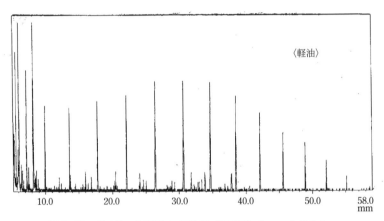

図 9.33 ガソリンと軽油の GC-MS（SCAN）クロマトグラム

の異性体をガスクロマトグラフのカラムで確実に分離するためには，通常（10～60 m）より長い 100～150 m のカラムが必要で，具体的には 100 m の（SIGMA-ALDRICH 社製の SUPELCO：Petrocol DH）あるいは 150 m の（SUPELCO：Petrocol DH 150）が市販されている．

9.7.3 食用油

醤油等に，「油が浮いている」として持ち込まれることがある．臭いは，石油臭などの異臭がない場合は，てんぷら油を想定する．てんぷらを揚げているそばに醤油の

栓が開けられたままであると,油が飛び込む可能性がある.分析は NaCl 飽和下でアセトン等の溶剤で抽出し,濃縮液を中極性のカラムで GC-MS 分析後解析を行う.東京化成工業(株)製 007-50HT[注10]等トリグリセリドの分析用カラムも市販されている.

原料の異なる油がブレンドされていることも多いが,油の原料を推定する必要のあるときは加水分解後,脂肪酸を直接あるいはメチルエステル化(操作法は 6.4.2 p.246 参照)後,GC-MS 分析を実施する.そのときの参考として表 9.3 に,代表的な油脂の脂肪酸組成を示した.C2 から C24 の遊離脂肪酸を誘導体化することなく一斉に分析できるガスクロマトグラフ用カラムも市販されている.例えば,Agilent 社の CP-FFAP CB 等がある.

表 9.3 代表的な油脂の脂肪酸組成

タイプ	飽 和			不飽和		
	パルミチン酸	ステアリン酸	その他	オレイン酸	リノール酸	その他
脂						
ラード	29.8	12.7	1.0	47.8	3.1	5.5 [b]
ニワトリ	25.6	7.0	0.3	39.4	21.8	5.9 [b]
バター脂 [a]	25.2	9.2	25.6	29.5	3.6	7.2 [b]
牛 脂	29.2	21.0	1.4	41.1	1.8	3.5 [b]
ココアバター	24.0	35.0		39.0	2.0	
油						
トウモロコシ	8.1	2.5	0.1	30.1	56.3	2.9
落花生	6.3	4.9	5.9	61.1	21.8	
綿 実	23.4	1.1	2.7	22.9	47.8	2.1 [c]
大 豆	9.8	2.4	1.2	28.9	50.7	7.0 [d]
オリーブ	10.0	3.3	0.6	77.5	8.6	
ココナッツ [a]	10.5	2.3	78.4	7.5	痕跡	1.3

単位:構成脂肪酸の重量パーセント
a:バター脂とココナッツ油には,それぞれ炭素数 4〜14 個および 6〜14 個の脂肪酸が含まれている.落花生油には炭素数 20 個以上の脂肪酸が数 %存在している.
b:主にヘキサエン酸 (0.2〜0.4%), アラキドン酸.
c:綿実油にはシクロプロパン環をもった脂肪酸(マルバリン酸(Malvalic acid; $C_{18}H_{32}O_2$=280.45 [503-05-9])とステルクリン酸(Sterculynic acid; $C_{13}H_{30}O_2$=290.45 [18325-59-2]))が 0.5〜1.0%含まれている.
d:主としてリノレン酸.
(食品科学大事典:ENCYCLOPEDIA OF FOOD AGURICULTURE & NUTRITION ㈱講談社 昭和56年11月18日 第1刷発行 p.407 より)

註 10:液相:50% Diphenyldimethylpolysiloxane,最高使用温度(恒温 / 昇温):370℃ / 390℃,サイズ:内径(0.25 mm)×膜厚(0.1μm)×長さ(15m, 25m, 30m)

9.7.4 食品の劣化に伴う異味,異臭

食品が,時間の経過と共に本来の品質が変化し,食用に適さなくなる現象を,一般的に「変質」あるいは「劣化」,または「不可食化」という.

「変質」の要因には,1) 食品自身に由来する ①酵素 ②化学的活性物質などの内的要因と,2) 外的要因である ①酸素,②光,③熱および④微生物汚染とに大別される.このうち微生物の関与する変質を,"広義の腐敗（microbial spoilage）"という.腐敗のうち,蛋白質が分解されて生ずる不可食化を"狭義の腐敗（putrefaction）"とし,糖質や脂肪の分解によるそれを,変敗（deterioration）あるいは変質（spoilage）として区別する.同じように微生物が作用しても人にとって有用な物質の生産がなされる場合を,発酵（fermentation）とし,腐敗と区別している.

食品はほとんどが蛋白質,糖質および脂肪を含有しているので,腐敗と変敗が同時に進行することが多い.糖質含量の高い食品で,揮発性有機酸が生成して酸臭を呈する現象を酸敗（souring）,また油脂が微生物,空気,光などにより加水分解したり,酸化を受けて酸化物や悪臭を発生する現象も酸敗（rancidity）といわれる.

脂肪の多い魚の素干し,煮干し,塩蔵品,冷凍品などが,保存日数が経つにつれて黄色く着色したり,渋味や異臭を感じさせるように変化した状態を「油焼け（rusting）」という.

食品の変質あるいは劣化に伴って生成する異臭,異味物質は極めて多岐にわたるので,異臭についてはバクテリアや酵母の異常増殖による異臭についての一般論を簡単に記述し,醸造食品については劣化臭をはじめとする異臭を例示することにする.異味については,不揮発性アミンをとりあげる.

1) バクテリアや酵母の異常増殖による異臭

(1) バクテリア

腐敗に関与するバクテリアには *Achromobacter, Bacillus, Clostridium, Corynebacterium, Flavobacterium, Micrococcus, Proteus, Pseudomonas, Serratia* 等の各属の菌が繁殖してアンモニア,インドール（Indole：C_8H_7N=117.15 [120-72-9]）,スカトール（Skatole：C_9H_9N=131.17=83-34-1]）,トリメチルアミン（Trimethylamine：C_3H_9N=59.11 [75-50-3]）,メチルメルカプタン（Methylmercaptan またはメタンチオール Methanthiol；CH_4S=48.11, b.p. 5.65℃ [74-93-1]）,エチルメルカプタン（Ethyl mercaptan またはエタンチオール Ethanthiol：C_2H_6S=62.13, b.p. 35℃ [75-08-1]）,硫化水素（Hydrogen sulfide：H_2S=34.08, b.p. -60.7℃ [7783-06-4]）,酪酸,フェノール類等の悪臭物質を生産する.日常の業務において,腐敗した食品の,このような臭気成分を分析するこ

とはほとんどないかもしれないが，官能的に正常品とはほんのわずかしか異ならないような製品を分析しなくてはならない場合は度々あるはずである．

メチルメルカプタンおよびエチルメルカプタン等，低沸点含硫化合物の分析には，FPD検出器付きGC，もしくはGC-MS（SIMモード）装置にPLOT（Porous Layer Open Tubular）カラムを装着するのが最適である．昔のPLOTカラムは，内面に塗布されたポーラスポリマーが剥がれてしまい，GCの検出器を汚染し，GC-MSには不向きであったが，最近は化学結合型も開発され，使えるようになった．具体的には，Agilent製CP-PoraBOND Q Part No. CP7351（fused silica $0.32 \times 25m$ $df=5\ \mu m$）等がある．

よくある臭いの表現の例では，「納豆臭がする」とか「生臭い」，あるいは「薬臭い」などがある．納豆臭，あるいは腐敗臭の主な原因物質は，ノルマル酪酸（n-Butyric acid：$C_4H_8O_2=88.11$ [107-92-6]），イソ酪酸（Isobutyric acid：$C_4H_8O_2=88.11$ [79-31-2]），n-吉草酸（n-Valeric acid：$C_5H_{10}O_2=102.13$ [109-52-4]）およびイソ吉草酸（Isovaleric acid：$C_5H_{10}O_2=102.13$ [503-74-2]）で，いずれもノルマル体の方がイソ体より臭気が強い．一般的には非常に不快感を与える臭いであるが，タイやベトナムの「ニョクマム」のような魚醤は，料理を特徴付ける成分になっている．また，「くさや」の独特の臭気と風味は，くさや汁中の *Clostridium, Peputostreptococcus, Sarcina* 属などの嫌気性細菌が生産するアンモニア，トリメチルアミンのほか，酪酸，バレリアン酸などの有機酸や，揮発性イオウ化合物に由来するといわれている．これらの食品に共通する有機酸を分析するには，サンプルを溶剤で抽出し，濃縮後GC-MSスキャンモードで定性，SIMモード（例えばノルマル酪酸：定量イオン m/z 60，確認イオン m/z 73，イソ酪酸：定量イオン m/z 43，確認イオン m/z 73，ノルマル吉草酸：定量イオン m/z 60，確認イオン m/z 73，イソ吉草酸：定量イオン m/z 60，確認イオン m/z 87）で定量ができる．いずれも極性が高いので，固体サンプルでは蒸留水に溶解または懸濁し，液体サンプルはそのまま塩化ナトリウム飽和後，サンプルに対して約1/3量のアセトン，アセトニトリルあるいは酢酸メチル等の極性溶媒で最低3回抽出する．あるいは珪藻土カラム（Merck Millipore社製　Extrelut®NT20（製品番号115096）に負荷し，溶剤で溶出する方法もある．ガスクロマトグラフのカラムは強極性のWAX系液相が向いているが，とりわけFFAPはテーリングが少なく，最適である．HPLCの有機酸分析システムでの分析ももちろん可能であるが，酪酸や吉草酸の閾値濃度が極めて低く，官能的に明らかに検知できても存在量が意外に少なく，ニョクマムやくさやは別格として，官能的に微妙なサンプルでは余程高感度なシステムでなければ分析できないこともある．

腐敗菌ではなく，乳酸菌が繁殖すると当然乳酸が多くなるが，匂い成分ではアセトイン（Acetoin；$C_4H_8O_2$=88.11 [513-86-0]）が生産され，乳酸飲料様の香りを感じるようになる．アセトインも極性が高く，沸点が142℃で割合低いので，強極性のWAX系液相で昇温開始温度は低く，昇温のスピードも緩やかに設定する．当然，増加している乳酸の分析には，HPLCの有機酸分析システムが有効である．

海産魚介類組織中の浸透圧調節物質であるトリメチルアミン-N-オキシド（Tri-methylamine N-oxideTMAO：C_3H_9NO=75.11 [1184-78-7]）が還元されて生成する[85]．臭いの代表であるトリメチルアミンの沸点も2.87℃と低いので，PLOTカラム（前出，Agilent製）を用い，NPD（FTD, TSD）検出器付きGCもしくはGC-MS（SIMモード）装置で分析する．

「薬臭い」と指摘されたサンプルでは2,6-Dimethoxyphenol（$C_8H_{10}O_3$=154.16 [91-10-1]）が関与していることもあり，ODSカラムによるHPLC，WAX系カラムによるGC-MSで分析できる．薬品臭（フェノール臭）の例として，プリンの細菌（*Bacillus*）汚染で，香料のバニリン（Vanillin：$C_8H_8O_3$=152.16 [121-33-5]）とエチルバニリン（Ethyl vanillin：$C_9H_{10}O_3$=186.17 [121-32-4]）が資化され，2-メトキシフェノール（2-Methoxyphenolまたはグアヤコール Guaiacol：$C_7H_8O_2$=124.13 [90-05-1]）と2-エトキシフェノール（2-Ethoxyphenol：$C_8H_{10}O_2$=138.16 [94-71-3]）が生成していたとの報告[註11]もある．

(2) 酵母

異常な酵母発酵では，エタノール（Ethanol：C_2H_6O=46.07 [64-17-5]）と共に，酢酸エチル（Ethyl acetate：$C_4H_8O_2$=88.11 [141-78-6]）が通常より多く生産され，いわゆるセメダイン臭がする場合がある．そのサンプルを溶媒抽出後，FID付きのガスクロマトグラフで分析する場合，酢酸エチルの沸点は77℃と低く，抽出サンプルには大量の抽出溶剤とエタノールが含まれているため酢酸エチルのピークが埋没してしまうので，分析に際しては一工夫する必要がある．

先ず，カラムは一般財団法人化学物質評価研究機構製G-ColumシリーズのPorous Polymers系のG-950（Porous PolymerのPorapak Q，他に液相のベースにシリコンを使用）等のPLOTカラムを選択する．抽出溶剤にはベンジルアルコール（Benzyl alcohol：C_7H_8O=108.14 [100-51-6] b.p 200℃）を使用する．このカラムはベンゼン環化合物のR.T.が遅くなる特徴がある．また，ベンジルアルコールも沸点のわりには

註11：内藤茂三：日本醤油技術センター主催 第64回研究発表会 平成18年度（愛知大会）での技術講演「食品の微生物による腐敗・変敗現象と防止対策」2006（平成18）年10月12日（刈谷市産業振興センター）

非常に遅くなる．そのため，酢酸エチルをはじめ，アセトアルデヒド，メタノール等多くの低沸点物質の後に溶出する．ベンジルアルコールは抽出力もあるので，応用範囲が広い．

G-950カラムはporous layerが剥がれ落ちて検出器を汚染する欠点があるので，度々クリーニングする必要がある．著者は試したことはないが，例えばジーエルサイエンス（株）Divinylbenzene polymer 系の TC-BOND Q や Divinylbenzene ethyleneglycol dimethylacrerate copolymer 系の TC-BOND U PLOT カラムなども使用できるかもしれない．特に，GC-MS で分析する場合は，樹脂が剥がれ落ちにくい化学結合タイプのカラムを選択する必要がある．

シナモン（Cinnamon, 桂皮ともいう）の粉末や精油が添加された水分が20%以上の洋菓子等が *Pichia carsonii, Candida famata* 等の酵母に汚染されると，シナモンの芳香の主成分であるシンナムアルデヒド（Cinnamaldehyde：C_9H_8O=132.16 [104-55-2]）の酸化生成物の桂皮酸（Cinnamic acid：$C_9H_8O_2$=148.16 [621-82-9]）が酵母の代謝を受け，スチレン（Styrene：C_8H_8=104.15 [100-42-5]）が生成し，石油臭が発生したという事例註12がある．

2) 異味物質不揮発性アミン類

魚の生臭いにおいの原因物質であるトリメチルアミンのような揮発性アミン類に対して，チラミン（Tyramine：$C_9H_{11}NO$=137.18 [51-67-2]）やヒスタミン（Histamine：$C_5H_9N_3$=111.15 [51-45-6]）は不揮発性アミンといわれ，様々な生理活性を示し，食品衛生学的に問題となる．例えば，チラミンは抗うつ剤，昇圧剤服用者や感受性の高い人が大量摂取すると血圧上昇や偏頭痛を引き起こす原因になる[86]．

一方，ヒスタミンは赤身の魚とその加工品（桜干し，みりん干し等），チーズ等によるアレルギー性食中毒の原因物質とされ，高濃度（100 mg/100 g 以上）に含有する食品を摂取すると30〜60分後に口のまわりや耳たぶが紅潮し，頭痛，じんま疹，発熱等の症状が出る．チラミンはチロシンから，ヒスタミンはヒスチジンからそれぞれ微生物の脱炭酸酵素（Decarboxylase）によって生産される．

赤身魚中のヒスタミン生成菌としては *Proteus morganii*（*Morganella morganii*；モルガン菌）がよく知られているが，低温性海洋細菌 *Photobacterium phosphoreum* が10℃以下で，中温性海洋細菌の *Photobacterium histaminm* が常温で生産することが知られている．

註12：桐ヶ谷忠司，櫻井有里子，池野恵美，松本浩一郎，濟田清隆，笹尾忠由，臼井進：横浜市衛研年報，**38**, 113-116 (2000)

表9.4 主要国における食品中のヒスタミン規制値の概略

国など	対象食品	指標など	規制値(ppm)
コーデックス	乾燥塩蔵品	品質低下	100以下
	アンチョビー	安全性	200*
欧州連合（EU）	魚	規制値	50
スウェーデン	魚	規定	200
スイス	ワイン	推奨	4
	魚（缶詰）	検討中	100*
ドイツ	ワイン	推奨	2
	魚	基準値	100〜200
	魚	有害	1,000
イギリス	なし	なし	なし
ベルギー	ワイン	推奨	5〜8
フランス	ワイン	推奨	8
フィンランド	マグロ	基準値	100〜200
	魚介製品	推奨	100
デンマーク	マグロ	基準値	100〜200
アメリカ	マグロ	基準値	100〜200
	マグロ，シイラなど	基準値	50または20
	ヒスタミン中毒関連魚	健康障害	500
カナダ	魚介製品	ガイドライン	100
	マグロ	基準値	100〜200
日本	対インド輸出サバ，ニシンに限り	規制値	100
大日本水産会	魚，鰹節	推奨	10

＊検討中

主要国における食品中のヒスタミン規制値の概略を表9.4に示した[87]．我が国では，この食中毒の発生件数は諸外国に比べて多いといわれているが，先進国ではイギリスと同じく，法的規制はない[88]．

分析法には，OPA（o-Phthalaldehyde）等を反応試薬としたポストカラムHPLC法[89,90]，AOAC法[91]，ELISA法[92,93]等がある．最近はフイルム状センサーによる測定も試みられている（K.Fukuda et al., *Nature communications* **5**, Article No. 4147, 2014.3.16）．

3) 醸造食品の異臭
(1) 日本酒
(1-1) 火落ち

貯蔵あるいは市販の日本酒に，アルコール耐性の乳酸菌の一種である火落菌が汚染し，菌体による混濁，過剰の酢酸や乳酸による酸味と酸臭，特有の不快臭などで飲用

表 9.5 火落菌の分類と性質

菌群名	菌株	pH7.0加糖肉汁培地での生育	資化糖	エタノールの影響		耐熱性	栄養要求	
				生育	耐性順		Mevalonic acid	その他
真正火落菌								
ホモ発酵型	Lactobacillus homohiochii	不可	Glucose Mannose	促進	1 (最高:22.5%)	2	菌株による	パントテン酸
ヘテロ発酵型	Lactobacillus fructivorans (旧 L. hetero-hiochii)	不可	Glucose Fructose	促進	2	1	必須	パントテン酸 Mn^{+2}
火落性乳酸菌								
ホモ発酵型	Lactobacillus casei Lactobacillus acidophilus	良好	多種類	阻害	3	3	なし	なし
ヘテロ発酵型	Lactobacillus hilgardii Lactobacillus plantarum Lactobacillus fermentum Lactobacillus buchneri	良好	多種類	阻害	3 (ホモ型と同等)	3 (ホモ型と同等)	なし	なし

野白喜久雄:醸協 79 (4) 229-235 (1984) を参考に作表

に適さなくなる現象を「火落ち」という．火落菌は，日本酒にしか生えない「真正火落菌」と，一般の乳酸菌培地に生える「火落ち性乳酸菌」に大別される．これらはさらに，生産物のほとんどが乳酸のホモ型と，乳酸以外に酢酸や二酸化炭素を産生するヘテロ型に分類され，麹菌や一部の酵母が生産するメバロン酸（火落酸，ジバロン酸）（Mevalonic acid: $C_6O_4H_{12}$=148.16 [150-97-0]）などの栄養要求性にも違いがみられる[94]（表 9.5）．

一方，醸造中にアルコール耐性の有機酸の産生能の強い乳酸菌に汚染され，発酵が停止し，酢酸の増加と香りの悪化を伴う現象を「腐造」という．「腐」というのを嫌って「甘酸敗」，「変調」と呼称することもある．

(1-2) 火落香

「火落香（ひおちが）」は，「つわり香」あるいは「冷香」とも表現される不快臭で，原因物質は，ジアセチル（ダイアセチル）（Diacetyl: $C_4H_6C_2$=86.09 [431-03-8]）で清酒中の閾値濃度は 0.1 ppm である．ジアセチルは，日本酒以外でも醸造食品の香味や

清涼感に悪影響を及ぼす成分として知られている．例えば，本格焼酎では「ダイアセチル臭」，ビールでは「若臭」，「ダイアセチル臭」，「ムレ香」あるいは「汚染臭」といわれ，閾値濃度は 0.1 ppm 程度であり，製造時の低減化努力がなされている．

同じ酒類でもワインは少し趣が異なり，赤ワインは 4～5 ppm 以下の低濃度では良い香りを演出する香味成分の 1 つと位置付けられている．それ以上の場合は臭いが突出し，評価が悪くなる．白ワインの許容濃度は赤ワインより低く，フレッシュさが特徴のシードル（リンゴ酒）では，ない方がよい．

ジアセチル自体は乳酸飲料を連想させるとも，クリーム，バター様とも表現される匂いを有しているため，乳酸発酵を主体として製造される発酵乳製品などでは，必須の芳香成分として評価される．発酵バターや，熟成されずに製造されるカッテージチーズ，クリームチーズ，パンや漬物，納豆でも好ましい良い香り成分として評価される．ジアセチルは沸点が 88℃と低いので，その分析は p.304 に記したベンジルアルコールで抽出し，GC または GC-MS で分析する方法も選択肢の一つかもしれない．

(1-3) 火入れ

通常の日本酒は，貯蔵直前とビン詰め時の 2 回，麹由来の酵素の失活と火落菌を殺すために，60～65℃，5～10 分間の「火入れ」と称する加熱が行われる．それにより新酒の荒々しさが抜け，"麹ばな"といわれる麹臭さやネットリ感が抜け，キリリと引き締まった品質になるといわれている．

これに対して，貯蔵直前あるいはビン詰め時に 1 回だけ火入れを行う製品を，それぞれ「生詰酒」および「生貯蔵酒」と呼称し，区別されている．以下，生酒（なまざけ）に起因する異臭，異味について述べる．

(a) ムレ香

フレッシュな風味が持ち味の生酒を常温保存すると，「ムレ香」あるいは「生老香（なまひねか）」と称される，極めて独特の不快な臭いを発する場合がある．原因物質は，加熱処理をしないで出荷される生酒に残存する麹由来の酵素が，酵母の発酵生産物であるイソアミルアルコールを酸化させて生成した ①イソバレルアルデヒド（Iso-valeraldehyde：$C_5H_{10}O$=86.13 [590-86-3]）が主な原因物質である．この一部がさらに酵素反応，および化学反応による変化を受けた ② Ethyl isovalerate と ③ 1,1-Dithoxy-3-methylbutane のアセタールが補助的な役割を果たしており，以上，3 種の物質の酒中での閾値濃度はそれぞれ 1.7 ppm, 0.5 ppm, 1.2 ppm といわれている[95]．

反応の初期に酵素反応が関与するため，限外ろ過等により酵素蛋白質を除去することが，ムレ香発生の防止に極めて有効である[96]ことが明らかにされた．

その後，イソバレルアルデヒドは，イソアミルアルコールに特異的に反応して酸

化するイソアミルアルコール酸化酵素（Isoamyl alcohol oxidase：IAAOD）と命名された新規酵素によって生成することが解明され[97]，ムレ香に因んで*mreA*と名付けられた．その酵素をコードしている遺伝子（GenBank Accession No. AB48606）の特定，単離，クローニングにも成功した[98-100]．この遺伝子の破壊菌株で醸造した日本酒にはムレ香は全く認められず，最新の分子育種学の手法によりムレ香の根本的な防止手法が確立した．

Isovaleraldehyde の沸点は 92～93℃と低いので，先に「(2) 酵母」の項（p.304）に記した抽出溶剤としてベンジルアルコールを使用して酢酸エチル等を定量した方法も選択肢の1つかもしれない．

(b) 甘ダレと吟香崩れ

生酒中の残存酵素の働きでデキストリンが分解されると，グルコースが生成して甘みが増す「甘ダレ」が起こったり，ペプチドが分解されてアミノ酸に変化して味がクドくなったりする．吟醸酒では，酢酸イソアミル（Isoamyl acetate：$C_7H_{14}O_2$=130.18 [123-92-2]）とともに特徴香成分である n-カプロン酸エチルまたは n-ヘキサン酸エチル（Ethyl n-caproate or Ethyl n-hexanoate：$C_8H_{16}O_2$=144.21 [123-66-0]）が n-カプロン酸または n-ヘキサン酸（n-Caproic acid or n-Hexanoic acid：$C_6H_{12}O_2$=116.13 [142-62-1]）に分解して苦みや渋みを呈する「吟香崩れ」の原因になる．

(c) 老（ひ）ね臭，焦げ臭，熟成香，古酒香

日本酒の新酒は芳香に富んだ華やかな香りで，"新酒ばな"あるいは"麹ばな"と表現される．火入れ後，貯蔵されると熟成が進み，重厚で落ち着いた香りから老（ひ）ね臭の強い古酒となり，長期熟成酒では紹興酒（老酒）の香りに似てくる．この香りを老ね臭，焦げ臭，熟成香あるいは古酒香という．この香りの代表的な成分は 3-Hydroxy-4,5-dimethyl-2(*5H*)-furanone（HDMF），または 3-Hydroxy-4,5-dimethylfuran-2(*5H*)-one（IUPAC名）（$C_6H_8O_3$=128.13 [26664-35-9], b.p. 184℃, m.p. 26～29℃）で[101]，含硫アミノ酸の分解で生じたジメチルジスルフィド（Dimethy disulfide；DMDS，別名：二硫化ジメチル Methyl disulfide，$C_2H_6S_2$=94.19 [624-92-0]）などの含硫化合物が補助的に関与しているといわれている[102, 103]．

HDMF は古酒 180L から分離，精製された油状物質約 40mg[104]と，前駆物質の検索研究から判明したスレオニン（Threonine；$C_4H_9NO_3$=119.12 [72-19-5]）またはスレオニンとフマール酸（Fumaric acid；$C_4H_4O_4$=116.07 [110-17-8]）を，強酸性下で加熱して得られる既知合成品[105-107]とを紫外部吸収スペクトル，質量分析などの機器分析結果を比較することにより化学構造が決定された．

HDMF は天然物から初めて分離同定された物質で，酒中のスレオニンが酸性下，

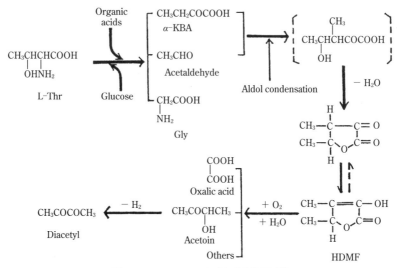

図 9.34 HDMF の生成と分解経路 [101]

α-ケト酪酸（α-Ketobutyric acid：$C_4H_6O_3$=102.09 [600-18-0]）とアセトアルデヒド（Acetaldehyde：C_2H_4O=44.05 [75-07-0]）およびグリシン（Glycine：$C_2H_5NO_2$=75.07 [56-40-6]）とに分解した後，前二者がアルドール縮合して生成する（図9.34）[101]．

この生成反応の初段階であるスレオニンの分解反応は，フマール酸，マレイン酸（Maleic acid：$C_4H_4O_4$=116.07 [110-16-7]），リンゴ酸（Malic acid：$C_4H_6O_5$=134.09 [6915-15-7]），乳酸（$C_3H_6O_3$=90.08 [50-21-5]）などの有機酸で促進され，$D(+)$-グルコース（$D(+)$-Glucose：$C_6H_{12}O_{6n}$=180.16 [50-99-7]）で抑制される [103]．日本酒中には0～140 ppb[104]，古酒中では 140～430 ppm（ppb ではないか？ 著者註）[108] にも達する．老酒やフロールシェリーの主要香でもあり [102]，日本で醸造された老酒に 30 ppb 以上 [101]，醤油中にも 50 ppb 以上 [101]，甘い香りが重要視される貴腐ワインにも，5～20 ppb[104]（文献 104（高橋）には 5～20 ppb と記載されているが，文献 103（小林）には 5～20 ppm と記されている．高橋の文献値を採用），粗糖（5 ppb）[104] の存在が確認されている．

醸造食品以外にもマメ科植物のフェヌグリーク（学名：*Trigonella foenumgraecum*, 別名：コロハ（胡蘆巴））の種子と，せり科の植物のラビッジ（学名：*Levisticum officinale*）の主要香味成分としても知られ，キノコアカチチモドキ（*Lactarius helvus*）を干したもの [109]，また，メープルシロップの香味成分の1つでもある．閾値濃度は極めて低く，水溶液認知閾値が 0.01 ppb[108, 110] また，市販の上撰清酒での検知閾値は

2.0 ppb（醸造試験所で醸造された本醸造酒では 2.3 ppb），認知閾値が 3.3 ppb（同 3.1 ppb）である[111]．この物質は濃度により香りの質が様々に変化する特徴があって，0.01 ppb で甘いザラメ糖の香り，0.1 ppb で糖蜜臭，約 10 ppb で老ね臭，70 ppb で焦げ臭，さらに濃度が増すとカレー様，醤油様，煎じた漢方薬の匂いなどとなり[104]，チャバネゴキブリ，イエバエ，アリなどに対して誘引活性があることが報告されている[110]．

日本酒の老ね臭の研究とは別に，黒砂糖臭あるいは糖蜜臭（sugary flavor）の特徴香成分を探索する研究がなされ，糖蜜約 1 トンからアセトン抽出，濃縮物を連続エーテル抽出，分別抽出，シリカゲルカラムクロマトグラフィー，分取ガスクロマトグラフィーによって得た分離，精製物を GC-MS 分析の結果と，高橋らの HDMF の文献[101]をヒントに化学構造が決められ，ソトロン（Sotolon；粗糖の香りの本体で，水酸基とカルボニル基を有していることから soto+ol+on と命名）と名づけられた[110]．

ソトロンは Sotolone と，e をつける場合やキャラメルフラノン（Caramel furanone），ショ糖ラクトン（Sugar lactone），またはフェヌグリークラクトン（Fenugreek lactone）等，様々な呼称がある．

(d) 木香様臭

仕込み容器に杉桶が，製品容器として杉樽が使用されていた頃は，「桶香」あるいは「樽香」と呼ばれた木の香り（木香）が日本酒の香りの主体であり，品質を左右する重要なファクターであった．ホーローやステンレスタンク，ガラスビンや紙容器に変わった現在でも，諸味に木香に似た香りが発生し，製品中に残ることがあり，木香様臭と呼ばれる．本来の木香とは異なり，強い場合は異臭とされ，品質上の欠点となる．

原因物質はアセトアルデヒド（Acetaldehyde：C_2H_4O=44.05 [75-07-0]）で，諸味や日本酒中での含量が 80 ppm 以上になると木香様臭として感知される．諸味発酵中のピルビン酸（Pyruvic acid：$C_3H_4O_3$=88.06 [127-17-3]）含量の高い時期に高濃度，または大量のアルコールを添加すると酵母の代謝機能に影響を与え，アセトアルデヒドが増加するといわれている[112]．

(e) 古米臭，青くさ臭，甘臭

コクゾウ虫の防除のために，メチルブロマイド（ブロモメタン，ブロムメチル，臭化メチル，メチブロ：Methyl bromide：CH_3Br=94.94 [74-83-9]）燻蒸を行った常温貯蔵庫中に保管されていた古米，あるいは外米を原料にした日本酒に，青くさ臭，または甘臭と表現される特有の臭いが発生することがある．原因物質はジメチルスルフィド（Dimethylsulfide：DMS：C_2H_6S=62.13 [75-18-3]）で，日本酒中での臭いの閾値は 6.2〜11.6ppb（平均 8.4ppb）といわれている[113,114]．生成機作については，メチルブロマイドのメチル基が米の蛋白質のメチオニンに転移，発酵中にその蛋白質が

分解して溶出したS-メチルメチオニンスルホニウム（MMS）[115]が諸味から日本酒へと移行し，火入れにより分解してジメチルスルフィド（硫化ジメチル；海苔の重要な香りとしても有名）が生成することが明らかにされている[116]．

外国でも，メチルブロマイド燻蒸が貯蔵および輸出時に使用されてきたことから，外米を使用した場合の異臭の本体もDMSであろうと推測されている[116]．

メチルブロマイド燻蒸は，穀類中へのブロムの残留が世界的に問題となり，炭酸ガス充填等に変更されたので異臭の発生はなくなったといわれている[116]．

(f) 日光臭（light-induced flavor, sunlight flavor, sunflavor）

食品が日光にさらされることにより生じる異常臭で，醸造食品や牛乳で発生する．日本酒，食酢やワインではリボフラビン（ビタミンB_2）がメチオニン（Methionine：$C_5H_{11}NO_2S$=149.21 [63-68-3]）からメチオナール（Methional：C_4H_8OS=104.17 [3268-49-3]）への反応を触媒し，さらに化学的光反応によりメチルメルカプタンとジメチルジスルフィドが生成し，キャベツ様あるいは焦げ臭の臭いがする．

ビールの日光臭は餅状で，イソフムロン（Isohumulone：$C_{21}H_{30}O_5$=362.46 [25522-96-7]）が光分解を受けて脱離生成した側鎖と，ビール中の蛋白質や含硫アミノ酸の光分解物の硫化水素とが結合して生じる3-メチル-2-ブテン-1-チオール（3-Methyl-2-buten-1-thiol）が原因物質といわれている[117]．光化学反応は280～450 nmの光によって起こるので，この波長域の光を透過させにくい褐色ないし暗緑色のビンが品質保持に役立つ．

牛乳の原因物質は，日本酒等と同じくビタミンB_2と酸素の存在下，光線によって生成するメチオナール等の含硫化合物および不飽和脂肪酸の酸化によるペンタナール（Pentanal：$C_5H_{10}O$=86.13 [110-62-3]），ヘキサナール（Hexanal：$C_6H_{12}O$=100.16, [66-25-1]）の2つの要因が指摘されている．

日光臭の進行と共に，「日光着色」といわれる着色も同時に進行する．日本酒については詳細な研究がなされている[118, 119]．日光着色の防止には，波長280～380 nmの紫外線を透過しない茶色やエメラルドリーン色のビンの使用，冷暗所での保存が効果的である．

(2) ビール

(2-1) 劣化臭，老化臭，酸化臭，厚紙臭

ビールは，諸成分が他の酒類に比べて一般的に薄いため，香味の異常が顕在化しやすい．例えば，ビールは保存中に鮮度が低下（老化）して，老化臭あるいは厚紙（cardboard）様と表現されるオフフレーバーが生成する．原因物質は$(2E)$-ノネナール（$(2E)$-Nonenal：$CH_3(CH_2)5CH=CHCHO$, $C_9H_{16}O$=140.23 [18829-56-6]）で，閾値

濃度はきわめて低く，0.11ppb である．生成メカニズムについては，「ラジカル反応説」と「脂質酸化説」とが長年論争されてきたが[120-124]，最近，後者の説が正しいことが証明された[125, 126]．

麦芽中のリノール酸が，原料の大麦由来のリポキシゲナーゼ-1（Lipoxygenase：LOX-1）と脂肪酸ヒドロペルオキシドリアーゼ（Fatty acid hydroperoxidelyase：HPL）等の脂質酸化酵素系，または麦汁煮沸時等の非酵素的酸化反応により生成するとされる．生成した(2E)-ノネナールは，麦汁中のアミノ酸と結合してシッフ塩基を

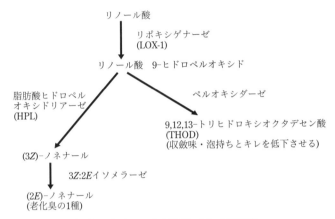

図 9.35 (2E)-ノネナールと THOD の生合成経路

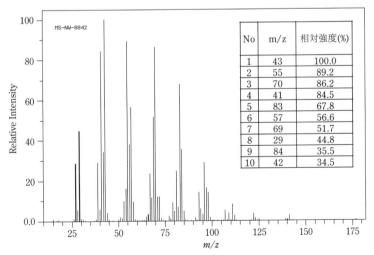

図 9.36 (2E)-ノネナールのマススペクトルと主な m/z の相対強度（SDBS のデータより）

形成する．遊離の(2E)-ノネナールは酵母により代謝されるが，結合体は代謝されず，最終製品に移行し，保存中に徐々に分解し，老化臭を発し，品質の低下をもたらすとされ[124]，麦芽中の脂肪酸ヒドロペルオキシドリアーゼの活性とビールの老化指標が良い相関を示すといわれている[127]．

一方，リノール酸（Linoleic acid：$C_{18}H_{32}O_2$=280.45 [60-33-3]）からリポキシゲナーゼ（Lipoxygenase）とペルオキシゲナーゼ（Peroxidase）の作用によって生成する9,12,13-トリヒドロキシオクタデセン酸（9,12,13-Trihydroxyoctadecenoic acid：9,12,13-TriHOD）は，泡持ちを決める蛋白質の相互の結合を妨げ，泡立ちを不安定にする．実験的にTHODをビールに添加すると，泡持ちが低下することも確認されている[129]．THODは収斂味を有し，ビールの「キレ」を損なうこともわかっている[128]．

(2E)-ノネナールとTHODの生合成経路を図9.35に示した．

(2E)-ノネナールの沸点は189℃で，WAX系のカラムによるGC-MSで分析が可能であるが，閾値濃度が低いので，固相抽出等でサンプルの濃縮度を高め，高感度な分析が必要である．しかも分子量が140.23と小さく，図9.36にマススペクトルを示したように，比較的大きなフラグメントのm/zの強度が弱く，定量イオン，確認イオンの選択が難しい面もある．

(2-2) カビ臭

ビールにもカビ臭が知られており，その原因物質は2,4,6-トリクロロアニゾール[11]や塩素に代わり臭素が置換した2,4,6-トリブロモアニゾールであることが確認されている[12]（p.284～285参照）．

(3) ウイスキー，ブランデー

(3-1) カビ臭

「9.7.1 カビ臭」の項で記したように，木製パレットなどの物流材料の殺菌剤2,4,6-トリクロロフェノールが*Penicillium*属のカビによってメチル化されて，生成する2,4,6-トリクロロアニゾールが，強力なカビ臭により製品を汚染することがある．

(4) 焼酎

(4-1) 油臭

油性成分の多い焼酎を貯蔵または長期間市場におくと，「油臭」と称する不快なにおいが生成し，品質が劣化する．油臭物質の主成分は，リノール酸エチルの酸化物であるアゼライン酸セミアルデヒドエチルエステル（Ethyl azelaete semialdehyde：EASA）であり，30度の焼酎中では1～5 ppmで油臭として感知される．EASA以外にn-Hexanal, n-Heptanal, 2,4-Nonadienal, Malonaldehyde，アゼライン酸半アルデヒド・エチルエステル，ピメリン酸半アルデヒド・エチルエステル，アジピン酸半アル

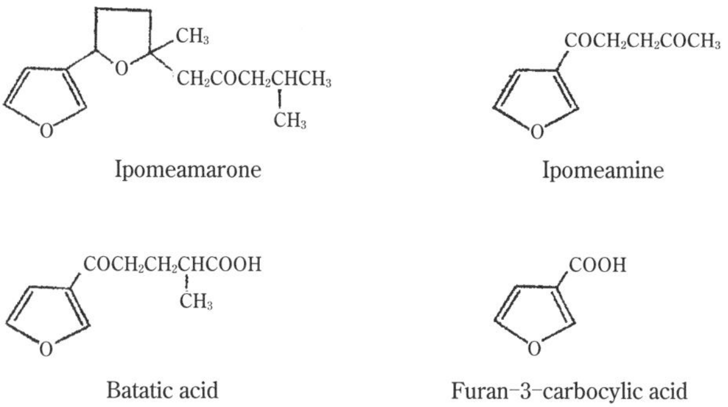

第 9 章　異物と異臭

図 9.37　Ipomeamarone, Ipomeamine, Batatic acid および Furan-3-carboxylic acid の化学構造式

デヒド・エチルエステルなどが焼酎の油臭の形成に関与している.

リノール酸エチルの酸化分解反応は, 光線により促進される. 油臭の発現には, 波長 280 nm を中心とする紫外線が最も促進的に働く[130].

(4-2)　甘藷焼酎の苦味と異臭

糸状菌 *Ceratocystis fimbriata* の感染, 線虫の侵入, 薬剤, 表皮の打撲や摩擦を受けた甘藷は, 代謝異常を起こして黒斑病になる. 罹病した原料で焼酎を製造した場合,「黒斑臭」と称する臭いと苦味を呈し, 品質を著しく損うばかりか, 苦味物質の抗菌作用により諸味の発酵が抑制されて製品の歩留まりも低下する.

苦味物質としてイポメアマロン (Ipomeamarone: $C_{15}H_{22}O_2$=250.33 [494-23-5]), イポメアミン (Ipomeamine), Batatic acid, および Furan-3-carboxylic acid (図 9.37) の, 4 種類のフラン化合物類が確認されており[131], 量的に最も多いイポメアマロンでは, 甘藷中に数パーセントに達することもあるといわれている[131].

一方, 黒斑臭の成分については明らかになっていない[131]. 西谷の文献以降,「黒斑臭」という用語も見られなくなり,「芋イタミ臭」という用語が見られる. 対象物質が同じかどうかは定かではないが, 芋イタミ臭にはモノテルペンアルコールであるシトロネロール (Citronellol: $C_{10}H_{20}O$=156.30 [106-22-9]) およびネロール (Nerol: $C_{10}H_{18}O$=154.25 [106-25-2]) が閾値濃度を大きく超えて存在するためと考えられている[132,133].

(5)　醤　油

(a)　不精臭

麹をつくる工程でバクテリアの汚染を受けると, 製品醤油に不精臭といわれる不快臭が認められる. 原因物質は n-酪酸, イソ酪酸, n-吉草酸およびイソ吉草酸である.

(b) 劣化臭

醤油を開栓後，常温で保存すると，比較的早く色が濃くなり，やがて黒変し，香りも著しく悪くなる．醤油にはグルタミン酸やグルコースをはじめとするアミノ酸や糖が大量に含まれているので，保存中にアミノカルボニル反応[註13]が起こりやすく，フレーバー成分やメラノイジン（Melanoidin）とよばれる着色重合物質が生成すると，褐変，黒色化する．さらに，アミノカルボニル反応の中間体である α-ジカルボニル化合物と α-アミノ酸とが反応すると，α-アミノ酸は酸化的脱炭酸を受けて炭素数が1個少ないアルデヒドを生じるストレッカー分解（strecker degradation）が起こる（図9.38）．アルデヒドは，保存中にさらに酸化され，酪酸や吉草酸に変化して香味劣化の原因となる．

ストレッカー分解の一方の生成物であるアミノレダクトン（amino-reductones）は，図9.39の過程を経てピラジン環化合物に変化する．褐変反応で生じたピラジン環化合物は焙煎香あるいはローストしたナッツ様と表現される芳香を放ち，例えば，2,3-

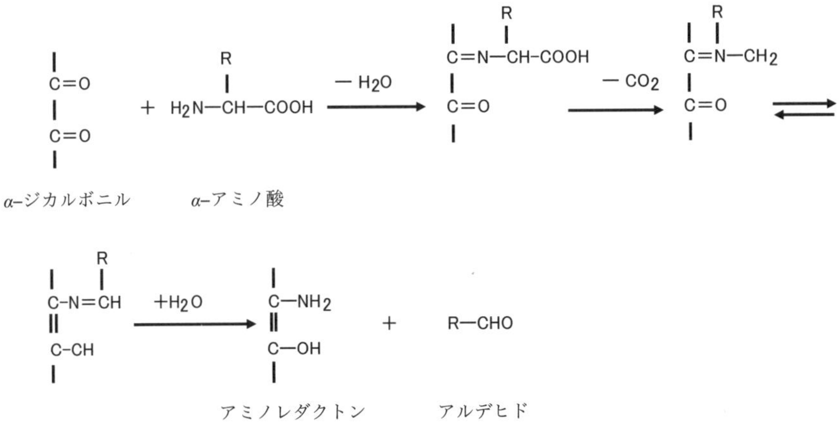

図9.38 ストレッカー分解の反応

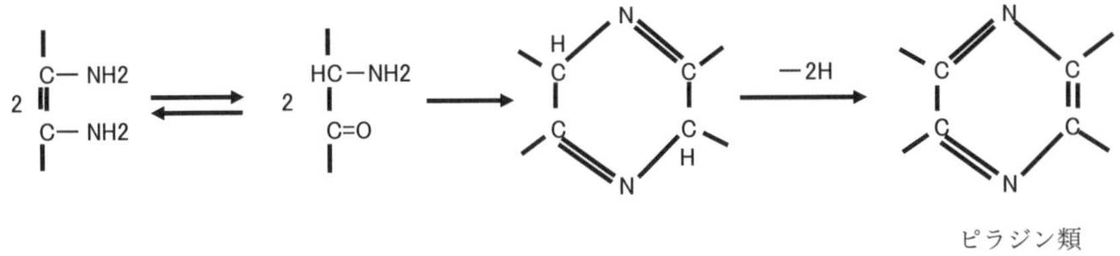

図9.39 ピラジン環化合物の生成反応

註13：発見者フランス人 Louis Camille Maillard (1878-1936) の名前からメイラード反応（Maillard reaction）またはマイヤー反応とも呼ばれる

Dimethyl-5-ethylpyazine の閾値濃度は低く，1 ppm である[134]．新鮮な火入れ醬油中には 30 種のピラジン環化合物が確認されている[135]．生醬油の火入れで生成する火香（ひが）と呼称される芳香の主要成分はプロピオン，ブチル，バレル各アルデヒド等であるが，ピラジン環化合物も希薄状態では火香を一部を連想させる非常に好ましい香りを示す．ところが，保存中に進行する品質劣化の過程で，各アルデヒドは相当する不快臭を発する酸に酸化し，劣化臭の相当部分を占め，ピラジン環化合物も，適量を超えて生成し，香味劣化の一要因になる．一方，p.294 で記した，ピラジン環の 2 位がメトキシ基で置換されたメトキシピラジンは *Pseudomonas* や *Penicillium* などの微生物[136,137]，植物組織内[138]さらには昆虫内で[139]生合成される．その内の一つ，bell pepper（*Caspicum annuum*）の抽出物から分離された 2-イソブチル-3-メトキシピラジン[52]の水溶液中での閾値は 0.002 ppb と非常に低く[140]，新鮮な green bell pepper の香りの特徴香成分である[51,52]．食品中にはメトキシピラジンを含めて 120 種以上ものアルキルピラジン環化合物が知られ，その合成品は調合香料の素材として利用されている．

　火入れ醬油の火香の主要成分のアルデヒド類の沸点は低く，プロピオン 48℃，n-ブチル 75℃，iso-ブチル 62℃，n-バレル 103℃および iso-バレル 90℃である．従って，GC または GC-MS で分析しようとする場合は，醬油中のエタノールの大きなピークにアルデヒド類が妨害され分析できない．そこで，先に「酵母の異常発酵」（p.304）や日本酒の「ムレ香」（p.308）で述べたように，サンプルをベンジルアルコールで抽出し，(財) 化学物質評価研究機構製 G-Colum シリーズ Porous Polymers 系 G-950 の PLOT カラム等で分析する必要がある．

　一方，ストレッカー分解で生成する揮発性のピラジン環化合物の分析には，WAX 系のカラムで充分対応できる．GC で微量を分析するには，高感度窒素リン検出器 (NPD) が有効である．

　以上，いろいろ実例を挙げて説明してきたが，異物および異臭物質分析は対象物質が多岐にわたり，結果の正確さと時間の制約のある，分析力の実力の差が出る業務である．日頃の精進と感性が大切である．

　2002 年にノーベル化学賞受賞された田中耕一㈱島津製作所フェローは「試行錯誤を繰り返せば，それぞれが時に素晴らしい飛躍に出合うだろう．大切なのは 99% の努力と 1% のインスピレーション．若い人たちはぜひそれを積み重ねて欲しい」と，2006 年 10 月 30 日付けの読売新聞朝刊の紙上で語っておられる．

◆ 文　献

1) 仁科德啓：食衛誌 **49**(5), J-299-303 (2008)
2) Chetan K. Chauhan, K.C. Joseph, B.B. Parekh, M.J. Joshi: *Indian Journal of Pure & applied Physics*, **46**, 507-512 (2008)
3) 山下　勝：日本醸造協会雑誌 **86**(10), 794-800 (1991)
4) 大友一宏, 山家一夫, 若生隆信, 内海信雄：日本醤油研究所雑誌 **20**(2), 75-83 (1994)
5) 大友一宏, 山家一夫, 若生隆信, 内海信雄；日本醤油研究所雑誌 **20**(2), 85-92 (1994)
6) 花田洋一, 佐藤潤一, 布村伸武：醤油の研究と技術 **28**(5), 215-220 (2002)
7) 植木達朗, 大場和徳, 片桐由希子, 三根秀治, 野田義治：醤油の研究と技術（旧 日本醤油研究所雑誌）**35**(4), 319-323 (2009)
8) 馬場亜希：日本包装学会誌 **3**(1), 35-44 (1994)
9) 「13197の化学商品」, 化学工業日報社, 1997年1月29日刊
10) F.B. Deichmann *et al*: *Drug Chem. Toxicol.*, **126**, 277 (1993)
11) S. Sakuma, H. Amano, M. Ohkochi: *J. Am. Soc. Brew. Chem.*, **58**(1), 26-29 (2000)
12) M.J. McGarrity, C. McRoberts, M. Fitzpatrick: *MBAA TQ*, **40**(1), 44-47 (2003)
13) L. Malleret, A. Bruchet, M.C. Hennion: *Anal. Chem.*, **73**(7) 1485-1490 (2001)
14) N.N. Gerber, H.A. Lechvalier: *Appl. Microbiol.* (現 *Appl. Environ. Microbiol.*), **13**(6), 935-938 (1965)
15) J.A. Marshall, A.R. Hochstetler: *J. Org. Chem.*, **33**(6), 2593-2595 (1968)
16) Revial G.: *Tetrahedron Lett.*, **30**(31), 4121-4124 (1989)
17) Bjurman, J., Kristensson J.: *Mycopathologia*, **118**(3), 173-178 (1992)
18) Borjesson, T., U. Stollman, J. Schnurer: *Appl. Environ. Microbiol.*, **58**, 2599-2605 (1992)
19) Mattheis, J. P., R. G. Roberts: *Appl. Environ. Microbiol.*, **58**, 3170-3172 (1992)
20) Izaguirre G., J. Hwang C.J., Krasner S.W., McGuire M.J.: *Appl. & Envir. Microbiol.*, **43**(3), 708-714 (1982)
21) H. Tuorila, T. Pyysalo, T. Hirvi, Ad Venviläinen: *Vatten*, **3**, 191-199 (1980)
22) Malleret, L., Bruchet, A., Hennion, M. C.: *Anal. Chem.*, **73**, 1485-1490 (2001)
23) Young W.F., Horth H., Crane, R., Ogden, T.: *Water Research*, **30**(2), 331-340 (1960)
24) Krasner, S. W., Hwang, C. J., McGuire, M. J.: *Water Sci. Technol.*, **15**, 127-138 (1983)
25) Polak, E. H., Provasi, J.: *Chem. Senses*, **17**, 23-26 (1992)
26) Cane, D. E., Watt, R. M.: *Proc. Natl. Acad. Sci. USA*, **100**, 1547-1551 (2003)
27) Gust, B., Challis, G. L., Fowler, K., Kieser, T., Chater, K. F.: *Proc. Natl. Acad. Sci. USA*, **100**, 1541-1546 (2003)
28) Cane, D. E., He, X., Kobayashi, S., Omura, S., Ikeda, H.: *J. Antibiot. (Tokyo)*, **59**, 471-479 (2006)
29) Jiang, J., He, X., Cane, D. E.: *J. Am. Chem. Soc.*, **128**, 8128-8129 (2006)
30) Jiang, J., He, X., Cane, D. E.: *Nat. Chem. Biol.*, **3**, 711-715 (2007)
31) Giglio, S., Jiang, J., Saint, C. P., Cane, D. E., Monis, P. T.: *Environ. Sci. Technol.*, **42**, 8027-8032 (2008)
32) Jiang, J., Cane, D. E.: *J. Am. Chem. Soc.*, **130**, 428-429 (2008)
33) Medsker L. L., Jenkins D., Thomas J.F., Koch C.: *Envir. Sci. Technol.*, **3**(5), 476-477 (1969)
34) Gerber, N. N.: *J. Antibiot.*, **22**(10), 508-509 (1969)
35) Rosen, A. A., C. I. Mashni, R. S. Safferman: *Water Treat Exam.*, **19**, 106-119 (1970)
36) Scholler C. E., Gurtler H., Pedersen, R., Molin, S., Wilkins K.: *J. Agric. Food Chem.*, **50**, 2615-2621 (2002)
37) Anderson S.D., Hastings D., Rossmore K., Bland J.L.: *MBAA Technical Quarterly*, **32**, 95-

101 (1995)
38) Larsen T.O., Frisvad J.C.: *Mycol. Res.*, **99**, 1153-1166 (1995)
39) Rashash, D.M.C., Dietrich, A.M., Hoehn, R.C.: *J. American Water Works Association*, **89**(2), 131-141 (1997)

40) Dickschat, J. S., Nawrath, T., Thiel, V., Kunze, B., Muller, R., Schulz, S.: *Angew. Chem. Int. Ed. Engl.*, **46**, 8287-8290 (2007)
41) Wang, C. M., Cane, D. E.: *J. Am. Chem. Soc.*, **130**, 8908-8909 (2008)
42) Komatsu, M., Tsuda, M., Omura, S., Oikawa, H., Ikeda, H.: *Proc. Natl. Acad. Sci. USA,* **105,** 7422-7427 (2008)
43) Giglio S., Chou W.K., Ikeda H., Cane D.E., Monis P.T.: *Environ. Sci. Technol.,* 2011 Feb 1; **45**(3), 992-998. Epub 2010 Dec 21
44) F. Jüttner, S.B. Watson: *Appl. Environ. Microbiol.*, **73**(14), 4395-4406 (2007)
45) L. Malleret, A. Bruchet, M.C. Hennion: *Anal. Chem.,* **73**(7), 1485-1490 (2001)
46) 厚生労働省令第 101 号 (2003), 平成 15 年 5 月 30 日
47) 厚生労働省告示第 261 号 (2003), 平成 15 年 7 月 22 日
48) 健水発第 1010001 号 (2003), 平成 15 年 10 月 10 日
49) I. Saadoun, K.K. Schrader, W.T. Blevins: *Actinomycetes,* **8**(3), 37-41 (1997)
50) Orasa Suriyaphan, MaryAnne Drake, X. Q. Chen, K. R. Cadwallader: *J. Agric. Food Chem.*, **49**(3), 1382-1387 (2001)
51) Buttery R.G., Seifert R.M., Lundin R.E., Guadagni D.G., Ling L.C.: *Chem. Ind.,* **4**, 490-491 (1969)
52) Buttery, R. G., Seifert, R. M., Guadagni, D. G., Ling, L. C.: *J. Agr. Food Chem.*, **17**(6), 1322-1327 (1969)
53) Bramwell A. F., Burrell J. W. K., Riezebos, G.: *Tetrahedron Letters,* **10**(37), 3215-3216 (1969)
54) Murray, K. E., Shipton, J., Whitfield, F. B.: *Chem. Ind.,* 1970(7), 897-898
55) Murray, K. E., Whitfield, F. B.: *J. Sci. Food Agric.,* **26**, 973-986 (1975)
56) 鷲野 乾, 岩淵久克, 吉倉正博, 小畑繁雄: 日本農芸化学会誌 **59**, 389-395 (1985)
57) 「野菜・山菜・穀類・キノコ類・海草類の香り」特集号「香料(香りの本)」 日本香料協会発行 季刊 No.216 号 (2002 年 12 月) p.75
58) Bayonove C., Cordonnier R. A., Dubois P.: *C. R. Acad. Sci. Ser. D (Paris)*, **281**, 75-78 (1975)
59) N. Harris, M.J. Lacey, W.V. Brown, M.S. Allen: *Vitis,* **26**, 201-207 (1987)
60) Ugustyn, A. Rapp, C.J. van Wyk: *S. Afr. J. Enol. Vitic.*, **3**, 53-60 (1982)
61) Lacey M.J. Allen, M.S., Harris R.L., Brown W.V.: *Am. J. Enol. Vitic.*, **42**, 103-108 (1991)
62) Allen M.S. Lancey M.J., Harris R.L., Brown W.V.: *Am. J. Enol. Vitic.*, **42**, 109-112 (1991)
63) Hashizume, N. Umeda: *Biosci. Biotech. Biochem.*, **60**, 802-805 (1996)
64) Len M.S., Lacey M.J.: *Wein-Wiss,* **48**, 211-213 (1993)
65) T. Samuta T.: *Am. J. Enol. Vitic.*, **50**, 194-198 (1999)
66) Len, M.: *Wine Industry*, **381**, 7-9 (1995)
67) Rapp, Modern Methods of Plant Analysis, Vol. **6**, Wine Analysis, Springer-Verlag Berlin-Heidelberg-New York, p.29-66 (1988)
68) Simpson, R.F., Capone, D.L., Sefton, M.A.: *J. Agric. Food Chem.*, **52**, 5425-5430 (2004)
69) Uriyaphan O., Drake M., Chen X.Q., Cadwallader K.R.: Characteristic aroma components of British Farmhouse Cheddar cheese. *J. Agric. Food Chem.*, **49**, 1382-1387 (2001)
70) E.R.D. Neta, R.E. Miracle, T.H. Sanders, M.A. Drake: *J. Food Science*, **73**(9), 632-638 (2008)

71) Gerber N. N.: *J. Chem. Ecol.*, **3**, 475-482 (1977)
72) Uffet I.H., Khiari D., Bruchet A.: *Wat. Sci. Tech.*, **40**(6), 1-13 (1999)
73) *ll. Environ. Contam. Toxicol.*, **85**(2), 160-164 (2010)
74) Ake D. Dunlevy, Kathleen L. Soole, Michael V. Perkins, Eric G. Dennis, Robert A. Keyzers, Curtis M. Kalua, Paul K. Boss: *Plant Molecular Biology*, **74**(1-2), 77-89 (2010)
75) B. Cheng, G.A. Reineccius, J.A. Bjorklund, E. Leete: *J. Agric. Food Chem.*, **39** (5), 1009-1012 (1991)
76) Standard Methods for the Examination of Water and Wastewater, 19th ed.; APHA, AWWA, WEF: Washington, D.C., 1995; method 6040B, 6, p.7-16
77) L. Malleret, A. Bruchet, M-C. Hennion: *Anal. Chem.*, **73**(7), 1485-1490 (2001)
78) R.L.N. Harris, M.J. Lacey, W.V. Brown, M.S. Allen: *Vitis*, **26**, 201-207 (1987)
79) 岩出亥之助：日本林学会誌 **18**(7), 528-535 (1936)
80) 村橋俊介：理化学研究所彙報 **15**(11), 1186-1196 (1936)
81) 岩出亥之助：日本林学会誌 **19**(9), 414-420 (1936)
82) 村橋俊介：理化学研究所彙報 **16**(8), 548-561 (1937)
83) http://www.chem-station.com/yukitopics/oil1.htm（石油化学　Part 1)
84) 小川忠男：豊田中央研究所 R&D レビュー **32**(2), 75-86 (1997)　www.tytlabs.co.jp/japanese/review/rev322pdf/322_075ogawa.pdf
85) 岡野香奈，木村メイコ，埜澤尚範，関　伸夫（北大院水）　www.miyagi.kopas.co.jp/JSFS/SHIBU/TOUHOKU/0501-program/311.pdf
86) L. Smith, A.H. Kelloow, P.E. Mullen, E. Hanington: *Nature*, **230**, 246-248 (1971)
87) 中台忠信：醤油と研究と技術 **38**(5), 322-334 (2007)
88) 斎藤貢一，望月恵美子：月刊フードケミカル 1994-7, 115-122
89) S. Brillantes, W. Samosorn: *Fisheries Science*, **67**, 1163-1168 (2001)
90) E. Kinoshita, M. Saito: *Biosci. Biotechnol. Biochem.*, **62**(8), 1488-1491 (1998)
91) Official Methods of Analysis of AOAC INTERNATIONAL 17th Edition, Chapter 35, p.17 (2003)
92) 野村典子，大橋　実，大塚　恵，足立収生，荒川信彦：食衛誌 **37**, 109-113 (1996)
93) 佐藤常雄，今井泰彦，大橋　実，岩田一子，安倍英雄，野村典子，荒川信彦：日本食品衛生学会第 77 回学術講演会講演要旨　p.30 (1999)
94) 野白喜久雄：清酒醸造微生物学の進歩，醸協 **79**(4), 229-235 (1984)
95) 西村　顕：醸協 **88**(11), 858-892 (1993)
96) 西村　顕：醸協 **84**(9), 583-587 (1989)
97) N. Yamashita, T. Motoyoshi, A. Nishimura: *Biosci. Biotechnol. Biochem.*, **63**, 1216-1222 (1999)
98) N. Yamashita, T. Motoyoshi, A. Nishimura: *J. Biosci. Bioeng.*, **89**, 522-527 (2000)
99) 山下伸雄，窪寺隆文，西村　顕：生物工学 **78**, 311-315 (2000)
100) 山下伸雄，窪寺隆文，西村　顕:平成 17 年度江田賞受賞「清酒麹菌の分子育種に関する研究」生物工学 **84**, 89-95 (2006)
101) K. Takahashi, M. Tadenuma, S. Sato: *Agric. Biol. Chem.,* **40**, 325-330 (1976)
102) 高橋康次郎：醸協 **75**(6), 463-468 (1980)
103) 高橋康次郎：「市場での清酒の安定性」，醸協 **90**, 8-15 (1995)
104) 高橋康次郎：醸友 (東京農業大学醸友会発行) 第 72 号, (平成 19 年度版)
105) H. Schinz, M. Hinder: *Helv. Chem. Acta*, **30**, 1349 (1947)
106) H. Schinz, A. Rossi: *Helv. Chem. Acta*, **31**, 1953 (1948)

107) H. Sulser, M. Habegger, W. Büchi: *Z Lebensm Untersuch-Forsch*, **148**, 215 (1972)
108) 小林彰夫：醸協 692 (1988)
109) S. Rapior, F. Fons, J.-M. BessiÃ: "The fenugreek odor of Lactarius helvus." *Mycologia*, **92**, 305-308 (2000)
110) Y. Tokitomo, A. Kobayashi, T. Yamanishi, S. Muraki: *Proc. Jpn. Acad.*, **56 B,** 457-462 (1980)
111) 宇都宮仁，磯谷敦子，岩田　博：日本醸造学会誌 **99**, 729-734 (2004)

112) 秋田　修：清酒の木香臭，醸協 **75**，458-462 (1980)
113) 髙橋康次郎，大場俊輝，高木光良，佐藤　信，難波安之祐：醗酵工学 **57**(3), 148-157 (1979)
114) 難波安之祐：醸協 **75**(6), 469-473 (1980)
115) 日野哲雄，君塚明光，伊東克己，小笠原武：農化 **36**(5), 413-417 (1962)
116) 髙橋康次郎：醸友 (東京農業大学醸友会発行) 第 72 号，(平成 19 年度版)
117) 橋本直樹：醸協 **75**(6), 474-479 (1980)
118) 中村欽一：醸協 **66**(1), 13-18 (1971)
119) 佐藤　信，中村欽一，蓼沼　誠，飯村　穣：醸協 **66**(1), 57-61 (1971)
120) 吉田重厚：醸協 **87**(3), 194-200 (1992)
121) 吉田重厚：醸協 **87**(5), 341-346 (1992)
122) 小林直之，金田弘挙，越野昌平：醸協 **89**(9), 686-690 (1994)
123) 金田弘挙，越野昌平：醸協 **90**(3), 167-172 (1996)
124) 安井哲二：醸協 **96**(2), 94-99 (2001)
125) H. Kuroda, S. Furusho, H. Maeba, M.Takashio: *Biosci. Biotechnol. Biochem.*, **67**(4), 691-697 (2003)
126) 黒田久夫：生物工学 **83**, 526 (2005)
127) H. Kuroda , H. Kojima, H. Kaneda, M.Takashio: *Biosci. Biotechnol. Biochem.*, **69**(9), 1661-1668 (2005)
128) H. Kuroda, N. Kobayashi, H. Kaneda, J. Watari, M. Takashio: *J. Biosci. Bioeng.*, **93**(1), 73-77 (2002)
129) 薮内精三：醸協 **75**(4)，273-276 (1980)
130) 西谷尚道：醸協 **75**(12), 944-952 (1980)
131) 西谷尚道：醸協 **75**(8), 641-649 (1980)
132) 神渡　功，瀬戸口眞治，高峯和則，緒方新一郎：醸協 **100**(7), 520-526 (2005)
133) 高峯和則，鮫島吉廣：醸協 **103**(8), 601-606 (2008)
134) 「野菜，山菜，穀類，キノコ類，海藻類の香り」特集号　香料；216 号　31-196 (2002)
135) N. Nunomura, M. Sasaki, Y. Asao, T.Yokotsuka, *Agric. Biol. Chem.*, **42**(11), 2123-2128 (1978)
136) T. B. Cheng, G. A. Reineccius, J. A. Bjorklund and E. Leete, *J. Agric. Food Chem.*, **39**, 1009-1012 (1991)
137) C. Karabadian, D. B. Josephson, R. C. Lindsay, *J. Agric. Food Chem.*, **33**, 339-343 (1985)
138) E. Leete, J. A. Bjorklund, *Spec. Publ. R. Soc. Chem.*, **95**, 75-95 (1992)
139) W. V. Brown, B. P. Moore, *Insect BIochem.*, **9**, 451-460 (1979)
140) R. M. Seifert, R. G. Buttery, D. G. Guadagni, D. G. Blanck, J. G. Harris, *J. Agric. Food Chem.* **20**, 135-137 (1972)

第 10 章　メラミン

10.1　中国粉ミルク等へのメラミン汚染の発端

中国では，2003（平成 15）年から翌年にかけて，安徽省で生産されたメラミンが混入した粉ミルクが原因で，同省内だけで 10 人以上の乳児が死亡した事件が発生し，「毒ミルク事件」として大きな問題になった．

2007（平成 19）年 3 月には，米国で，中国産の原料を用いたペットフードを与えられたイヌとネコが死亡する事件が発生し，死因は，尿路結石を伴った腎不全と考えられた．

2008（平成 20）年 9 月，中国政府より，メラミンが不正に混入された乳幼児用調製粉乳が原因と思われる乳幼児等の腎結石等の被害が報告された．その後，我が国を含む諸外国においても，中国産の乳・乳製品（牛乳，乳幼児用調製粉乳，妊産婦・授乳婦用粉乳，全粉乳，発酵乳等），粉末状蛋白質およびそれらを使用した食品から，メラミンが検出されて大きな問題になった．

世界保健機関（WHO）の情報によれば，中国では，見かけ上の蛋白含有量を増やす目的で，工業用に使用されるメラミンが数カ月間にわたり，生乳に故意に添加されていたことが判明した．これらの経過については詳しい解説がある [1,2]．

10.2　メラミンおよびその関連物質の化学構造等

メラミンは製造過程において，シアヌル酸，アンメリンおよびアンメリドの主に 3 種の化合物が副生成物として生成するといわれており，前述した 2007（平成 19）年

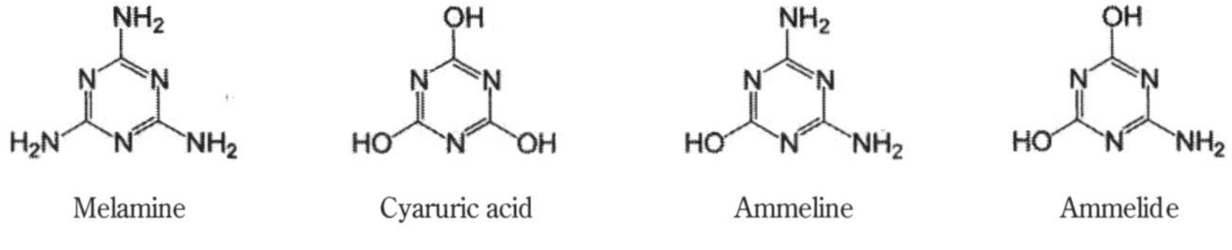
NH2
N N
H2N N NH2
Melamine
OH
N N
HO N OH
Cyaruric acid
NH2
N N
HO N NH2
Ammeline
OH
N N
HO N NH2
Ammelide

図 10.1　メラミン，シアヌル酸，アンメリンおよびアンメリドの化学構造式

表 10.1 メラミン，シアヌル酸，アンメリンおよびアンメリドの物理化学的性質

和名	メラミン	シアヌル酸	アンメリン	アンメリド
英名	Melamine	Cyanuric Acid	Ammeline	Ammelide
CAS No.	108-78-1	108-80-5	645-92-1	645-92-2
分子式	$C_3H_6N_6$	$C_3H_3N_3O_3$	$C_3H_5N_5O$	$C_3H_4N_4O_2$
分子量	126.12	129.07	127.11	128.09
融点（℃）	345	—	—	—
物理的性状	無色〜白色の結晶	無臭で白色の吸湿性の結晶性粉末	白色の結晶	白色の結晶
水への溶解性（g/100 ml）	0.31	0.27 (25℃)	わずかに溶ける	不溶
密度	1574 kg/m³	2.5 g/cm³	—	—
蒸気圧	4.7×10^{-8} Pa (20℃)（ほとんどない）	< 0.005 Pa (25℃)	—	—
発火温度（℃）	> 500	—	—	—
log Pow（オクタノール/水分配係数）	−1.14	< 0.3	—	—

3月の，米国で起きたイヌとネコが死亡した事件のペットフードの原料である小麦グルテンから，メラミン（8.4%），シアヌル酸（5.3%），アンメリンおよびアンメリドなど多数のトリアジン（Triazine）化合物が検出された．これらの化学構造式を図 10.1 に，物理化学的性質を表 10.1 にそれぞれ示した．

10.3 毒　　性

2008（平成 20）年 10 月に，米国食品医薬品局（FDA）が「メラミンおよび類似化合物の暫定リスク/安全性評価」で，耐容一日摂取量（TDI）を 0.63 mg/kg 体重/day とした．世界保健機構（WHO）は同年 12 月に，これより厳しい 0.2 mg/kg 体重/day を新基準として設定した．

メラミンの急性毒性は低く，経口投与によるラットでの LD_{50} は，3,161 mg/kg であり，不純物としての検出頻度が高いシアヌル酸のラットでの経口投与による LD_{50} は，7,700 mg/kg である．2007（平成 19）年の，汚染ペットフードの摂取によるイヌおよびネコにおける腎不全症例の大規模発生から得られた知見等によれば，上述したように，メラミンおよびシアヌル酸をそれぞれ単独で摂取した場合の急性毒性は低く，両者を同時に摂取した場合に腎毒性を起こすことが示唆された．

また，汚染ペットフードを摂取した動物の腎臓から採取した結晶を赤外分光法で分

析した結果，メラミンシアヌレート[注1]が同定された．このメラミンシアヌレートの溶解度は極めて低く，腎臓中で結晶が形成されるものと推察されている．

メラミンおよびシアヌル酸は，消化管から吸収されて組織中に分散し，理由は十分に解明されていないが，尿細管に沈着して徐々に閉塞，および変性に至ると考えら

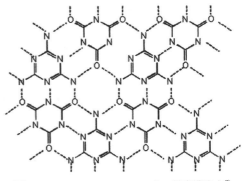

図 10.2 メラミンシアヌレートの推定構造式[3]

れている．Dobson RL ら[3]によると，この結晶は図 10.2 に示したように，メラミンのアミノ基とシアヌル酸の水酸基とが水素結合で格子状につながった構造を示すという．

国際がん研究機関（IARC）のメラミンに対する評価は，「グループ3：ヒトに対する発癌性について分類できない」としている．

10.4 分 析 法

分析法には，大別して GC-MS（MS）法と LC-MS-MS 法とがあり，FDA の GC-MS による分析法の概略[4]は以下に示す通りである．

サンプル 0.5 g にジエチルアミン／水／アセトニトリル（混合比：10/40/50）の抽出溶媒 20 ml を添加し，超音波発生器にて 30 分間抽出する．抽出液を 5,000 G 以上で 10 分間遠心分離したのち，上澄液を 0.45 μm のフィルタでろ過する．抽出液の一部 200 μl を採取，70℃の窒素気流下で乾固し，内部標準物質の 2,6-Diamino-4-chloropyrimidine と BSTFA＋1% TMCS（Trimethylchlorosilane）を添加後，ボルテックスミキサーで撹拌する．70℃で 45 分間加熱して誘導体化を行い，Agilent 製の DB 5-MS のカラムを装着した GC-MS（SIM）で分析する．この方法では，メラミン，シアヌル酸，アンメリンおよびアンメリドの分析が可能である．

LC-MS-MS の分析例では，厚生労働省が 2008（平成 20）年 10 月 2 日に公表した「食安監発第 1002002 号」[5]がある．この方法の概略を，以下に示した．

均一化した試料 5.0 を秤取し，これに内部標準物質のメラミン-$^{15}N_3$ または $^{13}C_3$・$^{15}N_3$ の 50% アセトニトリル溶液および 50% アセトニトリル 25 ml を加え，ホモゲナイズ後，3,000 rpm で 5 分間遠心分離し，上澄液を採取する．これを，エチレ

註 1：Melamine cyanurate，別名；シアヌル酸メラミン：$C_6H_9N_9O_3(C_3H_6N_6\cdot C_3H_3N_3O_3)$ = 255.19 [37640-57-6]

ンジアミン-N-プロピルシリル化シリカゲルミニカラム（500 mg）および強酸性陽イオン交換体ミニカラム（500 mg）で精製して，試験溶液とする．この溶液 5 μl を，SeQuant® ZIC®-HILIC（内径 2.1 mm×100 mm，粒子径 3.5 μm）を装着した LC-MS-MS で分析する．イオン化モード：ESI(＋)，モニターイオン：メラミン（定量イオン 127＞68，確認イオン 127＞85），内部標準物質がメラミン-^{15}N の場合（定量イオン 130＞87，確認イオン 130＞69）である．

　ペットフードや乳製品中のメラミン濃度は比較的高かったが，汚染された乳製品を原料とする加工食品中のメラミンは低濃度となり，それに対応するために，選択性，検出感度および迅速性に優れた LC-MS-MS 法 [5,6] が主流になった．アクリルアミドと同じく水溶性が高いメラミンは通常の ODS カラムに保持力が弱く対応できず，HILIC[5,6] 用カラム，アミノプロピル型順相カラム [7]，ODS＋強力カチオン交換ミックスモードカラム（東京化成工業㈱製 TCI Dual ODS-CX10）[8] 等による分析例がある．

◆ 文　献

1) 山本　都，畝山智香子，登田美桜，佐々木史歩，森川　馨：食衛誌：**49**, J 13-16 (2008)
2) 登田美桜，山本　都，畝山智香子，森川　馨：食衛誌，**52**, J 231-235 (2009)
3) Dobson R.L., Motlagh S., Quijano M., Cambron R.T., Baker T.R., Pullen A.M., Regg B.T., Bigalow-Kern A.S., Vennard T., Fix A., Reimschussel R., Overmann G., Shan Y., Daston G.P.: Identification and characterization of toxicity of contaminants in pet food leading to an outbreak of renal toxicity in cats and dogs. *Toxicol. Sci.*, **108**, 251-262 (2008)
4) U.S. Food and Drug Administration, "GC-MS Screen for the Presence of Melamine, Ammeline, Ammelide, and Cyanuric Acid," LIB No. 4423, Volume 4, October 2008
5) 厚生労働省医薬食品局食品安全部監視安全課長通知：食品中のメラミンの試験法について，平成 20 年 10 月 2 日，食安監発第 1002002 号
6) 藤田瑞香，柿本健作，永吉晴奈，小西良昌，内田耕太郎，坂田正弘，起橋雅弘，尾花裕孝：食衛誌，**50**, 131-134 (2009)
7) 川合啓之，林　克弘，竹内　浩，一色　博，林﨑由美子，大垣有紀，志村恭子：三重県保健環境年報　第 11 号（通巻第 54 号），47-55 (2009)
8) 山口　努，長谷川恵子，井上剛志：第 17 回　LC テクノプラザ　2012 年 1 月 26 日～27 日（横浜）のポスターセッション（要旨集　BP14 p. 27）

SI接頭辞（語）の表記等

10^n	接頭語		記号	漢数字表記	数詞	十進数表記
10^{24}	ヨッタ	yotta	Y	一秭	Septillion	1 000 000 000 000 000 000 000 000
10^{21}	ゼッタ	zetta	Z	十垓	Sextillion	1 000 000 000 000 000 000 000
10^{18}	エクサ	exa	E	百京	Quintillion	1 000 000 000 000 000 000
10^{15}	ペタ	peta	P	千兆	Quadrillion	1 000 000 000 000 000
10^{12}	テラ	tera	T	一兆	Trillion	1 000 000 000 000
10^9	ギガ	giga	G	十億	Billion	1 000 000 000
10^6	メガ	mega	M	百万	Million	1 000 000
10^3	キロ	kilo	k	千	Thousand	1 000
10^2	ヘクト	hecto	h	百	Hundred	100
10^1	デカ	deca	da	十	Ten	10
10^0	なし	なし	なし	一	One	1
10^{-1}	デシ	deci	d	十分の一（分）	parts per ten	0.1
10^{-2}	センチ	centi	c	百分の一（厘）	parts per hundred	0.01
10^{-3}	ミリ	milli	m	千分の一（毛）	parts per thousand	0.001
10^{-6}	マイクロ	micro	μ	百万分の一	parts per million	0.000 001
10^{-9}	ナノ	nano	n	十億分の一	parts per billion	0.000 000 001
10^{-12}	ピコ	piko	p	一兆分の一	parts per trillion	0.000 000 000 001
10^{-15}	フェムト	femto	f	千兆分の一	parts per quadrillion	0.000 000 000 000 001
10^{-18}	アット	atto	a	百京分の一	parts per quintillion	0.000 000 000 000 000 001
10^{-21}	ゼプト	zepto	z	十垓分の一	parts per sextillion	0.000 000 000 000 000 000 001
10^{-24}	ヨクト	yocto	y	一秭分の一	parts per septillion	0.000 000 000 000 000 000 000 001

註：$10^{\pm 6}$ 以上の倍量の接頭辞：語尾が a で記号は大文字，分量の接頭辞：語尾が o で，記号は小文字．ただし，メートル法の初期に作られた $10^{\pm 3}$ までの接頭辞には，このルールに従っていない．記号はほぼ全てラテン文字の1文字であるが，デカ (da) とマイクロ (μ) だけは例外である．しかも，μのギリシャ文字が使えない場合は u で表すことが ISO 2955 で認められている．

ギリシャ文字と読み方

1	A	α	alpha	アルファ
2	B	β	beta	ベータ
3	Γ	γ	gamma	ガンマ
4	Δ	δ	delta	デルタ
5	E	ε	epsilon	イプシロン
6	Z	ζ	zeta	ゼータ
7	H	η	eta	イータ
8	Θ	θ	theta	シータ
9	I	ι	iota	イオタ
10	K	κ	kappa	カッパ
11	Λ	λ	lambda	ラムダ
12	M	μ	mu	ミュー
13	N	ν	nu	ニュー
14	Ξ	ξ	xi	グザイ
15	O	o	omicron	オミクロン
16	Π	π	pi	パイ
17	P	ρ	rho	ロー
18	Σ	σ	sigma	シグマ
19	T	τ	tau	タウ
20	Y	υ	upsilon	ウプシロン
21	Φ	φ	phi	ファイ
22	X	χ	chi	カイ
23	Ψ	ψ	psi	プサイ
24	Ω	ω	omega	オメガ

冷却剤の種類と最低到達温度

冷却剤（寒剤）の種類 (freezing mixtures)	最低温度 (℃)
氷	0
氷 100g ＋塩化ナトリウム 33 g	－21
氷 100g ＋エタノール 100 g	－30
氷 100g ＋塩化カルシウム 150 g	－49
ドライアイス＋エタノール	－72
ドライアイス＋アセトン	－78
液体窒素	－196

ドライアイス，液体窒素の取り扱い時の注意：
①凍傷　②密閉容器を使用しないこと

温度換算表

絶対温度 (ケルビン) K	摂氏度 (セルシウス度) ℃	華氏度 (ファーレンハイト度) °F	絶対温度 (ケルビン) K	摂氏度 (セルシウス度) ℃	華氏度 (ファーレンハイト度) °F
0.00	−273.2	−459.8	360.98	87.78	190
255.42	−17.78	0	366.53	93.33	200
260.98	−12.22	10	372.09	98.89	210
266.53	−6.67	20	377.64	104.44	220
272.09	−1.11	30	383.20	110.00	230
273.20	0.00	32	388.76	115.56	240
277.64	4.44	40	394.31	121.11	250
283.20	10.00	50	399.87	126.67	260
288.76	15.56	60	405.42	132.22	270
293.20	20.00	68	410.98	137.78	280
294.31	21.11	70	416.53	143.33	290
299.97	26.67	80	422.09	148.89	300
305.42	32.22	90	427.64	154.44	310
310.98	37.78	100	433.20	160.00	320
316.53	43.33	110	438.76	165.56	330
322.09	48.89	120	444.31	171.11	340
327.64	54.44	130	449.87	176.67	350
333.20	60.00	140	455.42	182.22	360
338.76	65.56	150	460.98	187.78	370
344.31	71.11	160	466.53	193.33	380
349.87	76.67	170	472.09	198.89	390
355.42	82.22	180	477.64	204.44	400

註1：摂氏度；考案者，スウェーデンの天文学者セルシウス (Anders Celsius) の中国語の音訳「攝爾修斯」に由来
註2：華氏度；考案者，ドイツの物理学者ファーレンハイト (Daniel Gabriel Fahrenheit) の中国語の音訳「華倫海特」に由来 (Daniel Gabriel Fahrenheit または Gabriel Daniel Fahrenheit)
註3：温度換算に限らず，単位の換算にはインターネット「単位換算表」が便利である

圧力換算表

at	lb/in²	気圧	バール	パスカル	キロパスカル	メガパスカル	mmHg	mmAq 水柱
kgf*/cm²	psi	atm	bar	Pa	kPa	MPa	Torr (トール)	mm H₂O
1	14.223	0.9678	0.9807	98067	98.067	0.09807	735.56	10×10^3
0.0703	1	0.06805	0.06895	6895	6.895	6.895×10^{-3}	51.71	703.1
1.0332	14.7	1(大気圧)	1.0133	101330	101.33	0.10133	760	10332
1.0197	14.5	0.9869	1	100000	100	0.1	750.06	10197
10.197×10^{-6}	0.145×10^{-3}	9.869×10^{-6}	0.01×10^{-3}	1	0.001	1×10^{-6}	7.501×10^{-3}	0.10197
10.197×10^{-3}	0.145	9.869×10^{-3}	0.01	1000	1	0.001	7.501	101.97
10.197	145	9.869	10	1×10^6	1000	1	7501	101.97×10^3
1.3595×10^{-3}	0.01934	1.316×10^{-3}	1.333×10^{-3}	133.3	0.1333	133.3×10^{-6}	1	13.595
0.1×10^{-3}	1.422×10^{-3}	96.78×10^{-6}	98.07×10^{-6}	9.8067	9.8067×10^{-3}	9.807×10^{-6}	0.07356	1
0.1	1.422	—	—	—	9.8067	—	—	1000

註1：kgf：kilogram-force

註2：圧力の基準には絶対圧とゲージ圧の2種類があり、絶対圧は真空を、ゲージ圧は大気圧（1気圧）を基準にしている。従って、ゲージ圧＝絶対圧－1気圧である

註3：圧力に限らず、単位の換算にはインターネット「単位換算表」が便利である

濃度換算表

ppq parts per quadrillion 千兆分率 pg/kg fg/g ag/mg	ppt parts per trillion 一兆分率 ng/kg pg/g fg/mg	ppb parts per billion 十億分率 μg/kg ng/g pg/mg	ppm parts per million 百万分率 mg/kg μg/g ng/mg	‰ permil or per mil* 千分率 g/kg mg/g μg/mg	% percent 百分率 10g/kg 10mg/g 10μg/mg	分率	因数
1	0.001	0.000001	0.000000001	0.000000000001	0.0000000000001	1 000 000 000 000 000	1×10^{-15}
10	0.01	0.00001	0.00000001	0.00000000001	0.000000000001	100 000 000 000 000	1×10^{-14}
100	0.1	0.0001	0.0000001	0.0000000001	0.00000000001	10 000 000 000 000	1×10^{-13}
1 000	1	0.001	0.000001	0.000000001	0.0000000001	1 000 000 000 000	1×10^{-12}
10 000	10	0.01	0.00001	0.00000001	0.000000001	100 000 000 000	1×10^{-11}
100 000	100	0.1	0.0001	0.0000001	0.00000001	10 000 000 000	1×10^{-10}
1 000 000	1 000	1	0.001	0.000001	0.0000001	1 000 000 000	1×10^{-9}
10 000 000	10 000	10	0.01	0.00001	0.000001	100 000 000	1×10^{-8}
100 000 000	100 000	100	0.1	0.0001	0.00001	10 000 000	1×10^{-7}
1 000 000 000	1 000 000	1 000	1	0.001	0.0001	1 000 000	1×10^{-6}
10 000 000 000	10 000 000	10 000	10	0.01	0.001	100 000	1×10^{-5}
100 000 000 000	100 000 000	100 000	100	0.1	0.01	10 000	1×10^{-4}
1 000 000 000 000	1 000 000 000	1 000 000	1 000	1	0.1	1 000	1×10^{-3}
10 000 000 000 000	10 000 000 000	10 000 000	10 000	10	1	100	1×10^{-2}
100 000 000 000 000	100 000 000 000	100 000 000	100 000	100	10	10	1×10^{-1}
1 000 000 000 000 000	1 000 000 000 000	1 000 000 000	1 000 000	1 000	100	1	1×10^{0}

*プロミルはドイツ語のPromilleの片仮名表記

化合物に用いられる数の接頭語

数	和語	IUPAC	数	和語	IUPAC
1	モノ	mono	18	オクタデカ	octadeca
2	ジ	di	19	ノナデカ	nonadeca
3	トリ	tri	20	イコサ	icosa
4	テトラ	tetra	21	ヘンイコサ	henicosa
5	ペンタ	penta	22	ドコサ	docosa
6	ヘキサ	hexa	23	トリコサ	tricosa
7	ヘプタ	hepta	24	テトラコサ	tetracosa
8	オクタ	octa	25	ペンタコサ	pentacosa
9	ノナ	nona	26	ヘキサコサ	hexacosa
10	デカ	deca	27	ヘプタコサ	heptacosa
11	ウンデカ	undeca	28	オクタコサ	octacosa
12	ドデカ	dodeca	29	ナノコサ	nonacosa
13	トリデカ	trideca	30	トリアコンタ	triaconta
14	テトラデカ	tetradeca	40	テトラコンタ	tetraconta
15	ペンタデカ	pentadeca	50	ペンタコンタ	pentaconta
16	ヘキサデカ	hexadeca	60	ヘキサコンタ	hexaconta
17	ヘプタデカ	heptadeca			

註：1) ギリシャ語の数詞を語源とする
2) IUPAC：国際純正および応用科学連合
3) 錯塩を表記する場合には，数詞として 2: ビス (bis)，3: トリス (tris)，4: テトラキス (tetrakis)，5: ペンタキス (pentakis) などを用いる

汎用溶剤の物性一覧表

No.	溶剤名	比重 (20/4℃)	沸点 (℃)	融点 (℃)
1	Acetaldehyde	0.792	20.2	−123.3
2	Acetic Acid	1.049	118	16.6
3	Acetic Anhydride	1.083	140	−73
4	Acetone	0.791	56	−94
5	Acetonitrile	0.782	81.6	−44.9
6	Acetophenone	1.029	202	20.5
7	Acetylacetone	0.974	141	−23
8	Allyl Alcohol	0.851	97	−129
9	Benzaldehyde	1.046	178	−26
10	Benzene	0.878	80.1	5.5
11	Benzyl Alcohol	1.046	205.5	−15.3
12	1-Butanol	0.81	117〜118	−90
13	2-Butanol	0.807	99.5	−114.7
14	2-Butanone	0.805	79.6	−87
15	Butyl Acetate	0.88	125〜126	−77
16	t-Butyl Alcohol	0.755 (26℃)	82.4	25.6
17	n-Butyl Ether	0.769	142.4	−95.4
18	Carbon Disulfide	1.264	46.5	−110.8
19	Carbon Tetrachloride	1.594 (25) ℃	76〜77	−23
20	Chloroform	1.482	61.2	
21	o-Cresol		190〜195	30.9
22	m-Cresol	1.034	202.2	11.5
23	p-Cresol		201.8	34.78
24	Cyclohexane	0.778	80.7	6〜7
25	Cyclohexanol	0.948	161	25.1
26	1,2-Dichloroethane	1.256	83.5	−35.7
27	Dichloromethane	1.322	39.75	−95.14
28	Diethyl Carbonate	0.975	126〜128	−43
29	Diethylene Glycol	1.117	244.8	−6.5
30	Diethyl Ether	0.713	34.6	−116.3
31	N,N-Dimethylacetamide	0.94	163〜166	−20
32	N,N-Dimethylformamide	0.95	153	−61
33	Dimethyl Sulfoxide	1.101	189	18.54
34	1,4-Dioxane	1.032	101.3	11.8
35	Ethanol	0.79	78.3	−117
36	Ethyl Acetate	0.9	77	−84
37	Ethyl Benzoate	1.048	213.2	−34.6
38	Ethylene Glycol	1.114	197.2	−13
39	Ethyl Formate	0.921	52〜54	−80
40	Ethyl Propionate	0.89	99	−73
41	Formamide	1.136	210	2.55

No.	溶剤名	比重 (20/4℃)	沸点 (℃)	融点 (℃)
42	Formic Acid	1.2	100.8	8.3
43	Furfuyl Alcohol	1.132	170	−29
44	Glycerol	1.262	290	18.18
45	Hexane	0.66	68.74	−95.34
46	1-Hexanol	0.819	156.5	−52
47	Ligroin	0.72	75〜120	
48	Methanol	0.792	64.7	−96
49	2-Methoxyethanol	0.964	124	−85
50	Methyl Acetate	0.932	57	−98
51	2-Methyl-2-butanol	0.809	102	−9〜−12
52	3-Methyl-1-butanol	0.81	131	−117
53	3-Methyl butyl Acetate	0.87	142	−78.5
54	4-Methyl-2-pentanone (Methyl Isobutyl Ketone: MIBK)	0.802	116.2	−85〜−83
55	Methyl Propionate	0.915	80	
56	n-Octane	0.703	125.6	−56.8
57	1-Octanol	0.826	194.5	−16.7
58	2-Octanol	0.819 (25℃)	174〜181	
59	Pentane	0.626	36.1	−129.7
60	1-Pentanol	0.813	138	−79
61	2-Pentanol	0.812 (25℃)	118〜119	−50
62	3-Pentanol	0.819	116	−8
63	n-Pentyl Acetate	0.875	149.2	−70.8
64	Petroleum Benzine	0.666	35〜60	
65	Petroleum Ether	0.64	30〜60	
66	Phenol	1.071 (25℃)	181.8	40.9
67	1-Propanol	0.804	97.2	−127
68	n-Propyl Acetate	0.887	101.6	−95
69	Propylene Glycol	1.036	187	−59
70	n-Propyl Ether	0.748	89〜91	−123
71	Pyridine	0.983	115.5	−41.8(fp)
72	Tetrahydrofuran	0.886	66	−108
73	Tetralin	0.969	207.2	−35
74	Toluene	0.866	110.6	−95
75	Trichloroethylene	1.465	87.2	−86.4
76	Trietylamine	0.729	89.7	−114.7
77	Trifluoroacetic Acid	1.489	72	−15
78	Xylene	0.863	137〜144	−25
79	o-Xylene	0.878	144.4	−26〜23
80	m-Xylene	0.864	139.1	−47.89
81	p-Xylene	0.861	138.35	13.26

索　引

和　文

あ

赤カビ中毒症　85, 137
赤カビ病　85, 137, 138
悪臭（悪臭物質）　302
悪玉コレステロール（LDL）　247
アクリルアミド（Acryamide）　3, 4, 12, 82, 210-214, 222, 325
アクリルアミドモノマー　210
アスパラギン（Asparagine）　3, 212, 213
アスペルギリン酸（Aspergillic acid）　117
アセスルファムカリウム（Acesulfame potassium）　260
15-アセチル-デオキシニバレノール（15-Acetyl deoxynivalenol）　134-136, 138
アセトイン（Acetoin）　304
アセフェート（Acephate）　181
4-アセチル化 NIV（フザレノン-X, Fusarenon-X）　85, 134, 135, 139
3-アセチル-デオキシニバレノール（3-Acetyl deoxynivalenol）　134-136, 138
アゼライン酸セミアルデヒドエチルエステル（Ethyl azelate semialdehyde）　314
アゾルビン（Azorubine）　261
アナフィラキシー（anaphlaxis）　171, 172
アナフィラキシーショック（anaphlaxis shock）　172
アブデルハルデン乾燥器　55
油臭　314
アフラトキシン（Aflatoxin, AF）　3, 42, 85-88, 90-92, 95-98, 100-107, 109-113, 117-119, 123, 129, 130, 143, 157, 166, 177
アフラトキシン G 類　117
油焼け（rusting）　302
アポトーシス（apoptosis）　138, 156
甘ダレ　309

アミノカルボニル反応（メイラード反応）　212, 316
アミノ酸分析（計）　69, 78, 259, 270, 276, 279
アミノプロピルシリル化シリカゲル（NH2）　47, 48, 51, 52, 187
アミノプロピル型順相カラム　325
アミノレダクトン（amino-reductons）　316
アメリカ水道協会（AWWA）　295
アラキドン酸（Arachidonic acid）　243, 301
アリストキア酸（Aristolochic acid）　127
アルギニン（Arginine）　251, 271
アルミナ　46, 50, 77, 79, 90, 91
アレルギー食品　174, 176
アレルギー物質　3, 82, 172-176
アレルゲン（allergen）　170, 171, 175, 176
安全係数　10, 150
安息香酸（ナトリウム；Sodium benzoate）　259, 260, 279
安定同位体　105, 143, 196, 197, 229, 230
安定同位体希釈法　159, 166
アントシアニン（Anthocyanin）　187
アンメリド（Ammelide）　322-324
アンメリン（Ammeline）　322-324

イオンクロマトグラフ（IC）　29, 267, 269, 280
イオン交換　33, 46-52, 76, 78, 129, 158, 325
イオン交換クロマトグラフィー　78-80
イオントラップ型　142, 191, 228, 230, 253
閾値（threshold value）　11, 13, 290, 295, 298, 299, 311
閾値濃度　284, 285, 292, 295, 299, 303, 307, 308, 310, 312, 314, 315, 317
異臭（物質，オフフレーバ）　4, 8, 82, 263-267, 269, 284, 294, 300, 302, 306, 308, 311, 312, 315, 317
イスランジア黄変米　84

イスランジトキシン（Islanditoxin） 84
イソクマリン環化合物 116, 117
イソバレルアルデヒド（Isovaleraldehyde） 308, 317
イソフムロン（Isohumulone） 39, 312
位置異性体 244
一律基準値 179, 180, 192, 193
一価不飽和脂肪酸（モノエン脂肪酸） 243
一斉試験法 182-184, 187, 198
一般飲食物添加物 256
移動相 76-79
意図的因子 2, 5, 82
異物 4, 82, 126, 263-271, 274, 275, 280, 282, 317
イポメアマロン（Ipomeamarone） 315
イマザリル（Imazalil） 180, 258, 259
異味（異味物質） 264, 284, 302, 305-308
イムノアッセイ（immunoassay） 106
イムノアフィニティーカラム（IAC） 100, 104, 105, 129, 143, 158, 159, 166, 167
イムノクロマトキット 103
イムノクロマトグラム 108
イムノクロマト法（ラテラルフロー法） 103, 106-108, 130, 143, 159, 177
芋イタミ臭 315

ウイスキー 252, 281, 284, 314
ウエスタンブロットキット 176
ウエスタンブロット法 176
うま味 67, 68

エイムス試験 156, 165
液-液抽出 27, 34-36, 39, 229, 259
液-液抽出カートリッジ 36
液-液分配クロマトグラフィー 77
疫学（調査，証拠，研究） 97, 126, 128, 247
液相 17, 202, 292, 299, 304
液相分離ろ紙 23
液体窒素 57, 188, 328
エステル交換反応（transesterification） 230, 231
エストラジオール（Estradiol） 165
エストロゲン（Estrogen） 162, 165

エチルバニリン（Ethyl vanillin） 304
エチルメルカプタン（Ethylmercaptan） 302, 303
2-エトキシフェノール（2-Ethoxyphenol） 304
HT-2 トキシン（HT-2 toxin） 86, 89, 130, 134, 135
エビ 3, 170, 172, 173, 175, 176
エピトープ（epitope） 106
エライジン酸（Elaidic acid） 244, 245
エルゴタミン（Ergotamine） 85
エルゴメトリン（Ergometrine） 85
エレクトロスプレーイオン化法（ESI） 129
塩化物イオン 220, 221, 232
塩化物ナトリウム（NaCl） 35, 36, 40, 47, 187, 220, 227-229, 303
遠心分離 31, 35, 104, 142, 186, 187, 234, 259, 274, 324, 325
遠心ろ過 21, 31
塩析（効果；saltig out effect） 35, 227
円筒ろ紙 37, 38

オービトラップ型 253
黄変米事件 84
大麦 128, 136-138, 140, 141, 166, 225, 313
お客様相談室 263, 265
オクタノール／水分配係数（kow log P） 35, 199, 323
2-オクタノン（2-Octanone） 295, 299
1-オクテン-3-オール（1-Octen-3-ol） 295, 299
1-オクテン-3-オン（1-Octen-3-one） 295, 299
オクラトキシン（Ochratoxin;OTA） 3, 86-88, 106, 116, 117, 123-130, 136, 143, 157
オクラトシシン 105
オフフレーバー 294, 312
オルトフタルアルデヒド（OPA） 159
オレイン酸 218, 233, 243, 244, 301

か

加圧ろ過 21, 26, 28, 29
ガードカラム 202

索　引

回収率　50, 62, 63, 152, 184, 185, 193, 195-197, 200, 202, 203, 205, 253, 275, 299
ガイドライン（指針）値　138, 216, 258, 306
化学物質排出把握管理促進法（化管法）　212
化学分析　67
拡散透析　31, 33
確認イオン（識別用イオン，参照イオン）　200, 201, 285, 292, 303, 314, 325
過酸化脂質　3, 4
ガスクロマトグラフ　17, 40, 41, 78, 142, 188, 197, 201, 228, 229, 292, 300, 301, 303, 304
ガスクロマトグラフ用カラム
　-FFAP　285, 292, 293, 295, 303
　-PEG 20M（Cabowax 20M）　228, 229, 285, 292, 293, 295
　-PLOT（ポーラスポリマー）　303-305, 317
　-WAX　228-230, 304, 314, 317
　-WAX系液相　303
ガスクロマトグラフィー（GC）　74, 78, 80, 142, 246, 259, 311
　-法　142, 246
ガスクロマトグラム　7
ガソリン　299, 300
カニ　3, 170, 172, 173, 175, 176, 276
カビ臭　4, 284, 285, 289, 290, 294, 295, 298, 299, 314
ガラスインサート（ガラスライナー）　202
ガラス繊維ろ紙　21, 26, 104, 142
ガラスろ過器（ガラスフィルター）　21, 22, 24, 27
カラムクロマトグラフィー（シリカゲルカラムクロマトグラフィー）　90, 100, 181, 311
カルバミン酸エチル（ウレタン）　3, 4, 36, 82, 223, 250-253
カルボキシメチルセルロースカルシウム（CMC）　258
カロチン（Carotene）　187, 242, 278
カロチノイド（Carotenoid）　278
寒剤（freezing mixture）　275, 328

緩衝液（Buffer）　32, 42, 47, 49, 50, 113, 187, 189, 276
環食第128号　100
乾燥　54-57, 59, 60, 66, 67, 265, 266, 274, 277, 279
乾燥剤　54-57, 66, 274
癌プロモート活性物質　153
甘味料　255, 256, 259-261
気-液分配クロマトグラフィー　78
危害因子（危害要因，ハザード）　2, 4, 8, 10, 82, 86
幾何異性体　244
機器分析　5, 45, 67, 68, 69, 71, 72, 75, 129, 309
キサントフィル（Xanthophyll）　77, 278
キサントプロテイン反応　269
基準値　127, 138, 139, 141, 150, 157, 178-181, 184, 205, 217, 257, 258, 292, 306
奇数炭素鎖脂肪酸　246
奇数炭素数　243
規制状況　248
規制措置　248
規制値　86, 98-100, 127-129, 138, 158, 165, 166, 226, 227, 248, 251, 252, 306
規制動向　249
既存添加物　255
吉草酸（Valeric acid）　303, 315, 316
基本味（原味）　68
逆浸透（RO）膜　21, 22, 27, 30
逆相　47-52, 77-79, 102
逆相分配クロマトグラフィー　77, 78, 80
キャピラリーカラム　78, 202, 260, 293
キャピラリー電気泳動法（Capillary Electrophosesis；CE）　75
キャリヤー（carrier）　106
吸引ろ過　21, 24, 181, 187
急性参照用量（ARfD）　9
吸着クロマトグラフィー　77, 79, 80
牛乳（含；ミルク，乳，粉乳，乳製品）　3, 30, 88, 105, 170, 172, 176, 183, 218, 225, 226, 230, 232, 234, 235, 244, 245, 263, 308, 312, 322
狭義の腐敗　302

338　索　引

夾雑物（物質，成分）　34, 45, 48, 49, 100, 188, 189, 198
行政検査　8, 257
行政的判断（行政処分）　185, 257, 258
共沸混合物　56
共役二重結合　244
魚醤　174, 276, 280, 303
許容一日摂取量（ADI）　9, 11, 179, 184
許容基準量　250, 251
許容濃度　216, 308
許容量　180
均一共沸混合物　66
吟香崩れ　309
金コロイドコンプレックス　107, 109
金属ナトリウム　54, 56

グアヤコール（Guaiacol）　304
薬臭い　303, 304
グラファイトカーボン　47, 51, 52, 187
クリーンアップ　100, 101
クリーンアップスパイク　196, 197
グリシドール（Glycidol）　215, 231-235
グリシドール脂肪酸エステル（Glycidol acid esters）　215, 226, 231-235
グリセリン（Glycerin, グリセロール；Glycerol）　198, 215, 219, 220, 230, 233, 242
グルコース（Glucose）　212-214, 310, 316
グルタミン酸（Glutamic acid, グルタミン酸ナトリウム；monosodium L-glutamate）　67-69, 278, 316
クレーム　263, 265
クロマトカラム（オープンカラム）　28, 34, 39, 41, 90, 101, 187
クロマトグラフィー　67, 74, 76, 78-80
クロマトグラフィー用ろ紙　23
クロルピリホス（Chlorpyrifos）　178, 180
クロロアニゾール類　284, 299
クロロフィル（Chlorophyll；葉緑素）　47, 71, 77, 187, 195, 198, 199, 242, 277, 278
クロロプロパノールエステル類　220
クロロプロパノール類（chloropropanols）　3, 4, 82, 215, 216, 219, 223, 224, 226, 227, 235

蛍光　182
蛍光X線分析法　72, 74
蛍光X線分析装置　267, 268
蛍光検出器　102, 103, 129, 143, 158, 181, 202, 259
蛍光検出法　202
蛍光スペクトル　111, 113
経口投与（経口，経口摂取）　9, 10, 88, 96, 97, 127, 139, 149, 150, 164, 216, 217, 234, 323
蛍光免疫測定法（fluoroimmunoassay）　106
蛍光誘導体化法　102
蛍光誘導体化試薬　158
珪藻土（カラム）　36, 51, 182, 227-229, 259, 303
桂皮酸　305
軽油　299
KBr法　273
α-ケト酪酸　310
ゲル浸透クロマトグラフィー　78
ゲルろ過　76, 78
減圧濃縮　45, 61, 113, 151, 186, 276
減圧ろ過（吸引ろ過）　21, 24, 26-28, 142
検疫所　8, 109, 257, 261
限外ろ過　21, 22, 30, 32, 33, 269, 308
限外ろ過膜（UF膜）　21, 22, 27, 29-31
健康被害リスク　82, 83
原子吸光分析装置　268
原子吸光分析法　72, 74
検出限界（LOD）　109, 221, 227, 228, 231, 253
減衰全反射（ATR）　273
減衰全反射スペクトル法　246
検知閾値　310
玄米　31, 39, 180, 189

硬化油　3, 244, 245, 247
光化学反応器　129
広義の腐敗　302
抗原（antigen）　82, 106, 107, 109, 174, 175
抗原-抗体反応（antigen-antibody reaction）　106, 174, 176, 190
交差反応（cross reaction）　106

索引　　339

麹　　111, 112, 118, 315
麹菌　　109-112, 116-119, 280, 306
麹酸　　117
硬質ろ紙　　23
　No.4-　　24-26, 273
麹ばな（新酒ばな）　　308, 309
高速液体クロマトグラフィー　　78
高速溶媒抽出法（ASE）　　39, 189
酵素結合免疫吸着法　　106, 174
酵素免疫測定法（enzyme immunoassay；EIA）　　106
抗体（antibody）　　106, 107, 109, 174-176
公定法（公定分析法）　　37, 39, 100, 105, 129, 141, 151, 180, 188, 231, 258, 262
高度不飽和脂肪酸　　243
酵母　　251, 302, 304, 305, 307, 308, 311, 314
抗-マウスIgG　　109
香味（フレーバー）成分　　294, 295, 308, 310, 316
向流分配　　34, 40-42, 44, 45, 112, 113
固-液抽出　　34, 35, 37, 38, 39
コーデックス（コーデックス委員会，CAC）　　13, 128, 139, 150, 158, 179, 222, 227, 244, 306
コーデックス総会　　226
国際がん研究機関（IARC）　　13, 86, 97, 127, 137, 140, 149, 156, 165, 212, 215, 231, 250, 324
国際汎用添加物　　256, 257
告示試験法（告示法）　　150, 151, 180, 181, 184, 185
黒斑臭　　315
黒斑病　　315
穀類（穀物）　　38, 102-104, 106, 123, 126-128, 136, 138, 140, 166, 187, 198, 206, 225, 279, 289, 299, 312
五酸化リン　　54, 55, 58, 274
固相　　46-50
固相抽出（SPE）　　34, 45, 129, 142, 182, 187, 190, 199, 285, 295, 314
固相抽出-ガスクロマトグラフ-質量分析法（SPE-GC-MS法）　　292
固相抽出カラム　　50, 259
固相抽出（SPE）法　　45, 259

固相マイクロ抽出（SPME）　　78
固定相（stationary phase）　　44, 76, 77, 79, 101, 115, 116
コブラセル（Kobra Cell^{TM}；KC）　　104
個別試験法　　181, 182, 184, 190, 198, 199, 202, 203
古米臭（青草臭，甘臭）　　311
小麦（小麦粉）　　3, 83, 105, 126-128, 136, 138, 140-142, 157, 166, 167, 170, 172, 176, 180, 214, 216, 219, 223, 276, 280, 323
米　　84, 85, 88, 89, 126, 136, 137, 140, 153, 157, 164, 166, 180, 279, 311
こめ油（こめ）　　233, 234
孤立トランス二重結合　　246
コルク（様）臭　　284, 298
コレステロール（Cholesterol）　　242, 247, 248, 290
混合醸造方式　　224
混合方式　　224
コンタミネーション　　173

さ

サーモスプレーイオン化法　　129
再現性　　23, 199, 200, 203
細孔径（ポアサイズ）含：細孔　　21, 22, 26-31, 46, 48, 59, 199, 273
最小作用量（LOEL）　　9
最小毒性量（LOAEL）　　9
最大基準値　　128, 138, 226, 227
最大残留基準値（MRL）　　205
酢酸　　306, 307
酢酸エチル（Ethyl acetate）　　36, 39, 44, 113, 129, 148, 151, 181, 186, 189, 198, 228, 229, 259, 304, 305, 309
サッカリン（Saccharin）　　259, 282
サドラー　　268
サロゲート（サロゲート物質）　　105, 143, 152, 196, 197
酸化防止剤　　3, 233, 256, 261
酸臭　　302, 306
酸性ウレアーゼ　　251
暫定基準値（暫定的な基準値）　　138, 140, 141, 179, 251
暫定許容値　　138

暫定最大耐容一日摂取量（PM-TDI） 137, 150, 217, 224
酸敗 302
サンプル前処理製品 50
残留基準値 164, 179, 258
残留性有機汚染物質（POPs） 2, 3
残留農薬 3, 8, 9, 11, 31, 35, 39, 82, 83, 151, 167, 178, 180, 185, 187-189, 197, 200, 201, 205, 206, 253, 258, 259, 261, 275
残留農薬迅速分析法 182, 188
三連四重極型液体クロマトグラフ質量分析計 201

ジアシルグリセロール（DAG） 221, 233, 234
ジアセチル（ダイアセチル：Diacetyl） 307
ジアセトキシシスシルペノール
　（Diacetoxyscirpenol；DAS） 134, 135
シアヌル酸（Cyaruric acid） 322-324
ジェオスミン（Geosmin） 4, 289-293, 295, 298, 299
紫外・可視検出器 259, 260
紫外・可視分光分析法 72, 74
紫外部吸収 163
紫外部吸収スペクトル（UV・VISスペクトル） 7, 91, 111-113, 309
ジグリセリド 221
1,3-ジクロロプロパノール（1,3-DCP） 215, 216, 218-224, 226-231
2,3-ジクロロプロパノール（2,3-DCP） 215, 216, 219, 226, 227, 228, 230
脂質 92, 156, 198, 199, 213, 220, 242, 259, 313
四重極型GC-MS-MS 191, 192, 228
四重極飛行時間型液体クロマトグラフ質量分析計（QTOF） 201
自主検査 8
糸状菌 289, 315
指針値 138
シス型 243
シス型不飽和脂肪酸 245
シス-トランスイソメラーゼ 245
自然ろ過（普通ろ過） 21, 24

ジチオカルバメート（Dithiocarbamate）系農薬 184
七面鳥"X"病 90, 91
実施規範 128, 138, 253
実体顕微鏡 266
質量スペクトル 7
質量分析計 7, 41, 75, 188, 193, 201, 231, 268
質量分析法（質量分析） 91, 278, 309
指定外添加物 256, 257, 260, 261
指定添加物 255, 257
シトリナム黄変米 84
シトリニン（Citrnin） 84, 130
シトルリン（Citrulline） 3, 251
シトレオビリジン（Citreoviridin） 84
シナモン（cinnamon） 305
ジネブ（Zineb） 184
脂肪 37-39, 183, 218, 220, 225, 242, 302
脂肪油 242
脂肪酸（Fatty acid） 3, 77, 78, 156, 187, 215, 218, 219, 230, 233, 242, 243, 244, 245, 246, 248, 279, 301, 313, 314
脂肪酸の蔗糖エステル 279
ジメチルジスルフィド（Dimethyl disulfide；DMDS） 309, 312
ジメチルスルフィド（Dimethylsulfide；DMS） 312
ジメチルスルホキシド 62
蓚酸（Oxalic acid） 117
蓚酸カルシウム（Calcium oxalte；蓚酸カルシウム一水和塩） 281, 282
酒石 282
酒石酸水素カリウム（Potassium hydrogen tartrate） 282, 283
酒石酸モノグリセリド（Esters monoglyceride） 220
準公定法 258, 262
順相 46, 48, 49, 50, 51, 79
順相分配クロマトグラフィー 80
使用基準 256, 261
消光 102
衝心脚気 84
醸造 110, 117-119, 224, 282, 307, 309, 310

索　　引　　　　　　　341

醸造食品（醤油，醸造品）　27, 83, 109,
　　110, 302, 306, 307, 310, 312
醸造用ろ紙　27
焼酎　308, 314, 315
消費者庁　172-175, 248
静脈注射（静脈内投与）　127, 139, 140
醤油　33, 110, 111, 117-119, 142, 216, 217,
　　221-224, 226-229, 250-252, 279, 280,
　　300, 310, 311, 315-317
食塩　33, 68, 220, 257, 280
食中毒性無白血球症（ATA）　85, 136
食品安全委員会　6, 9, 11, 97, 128, 205, 218,
　　234, 249, 257
食品衛生学上（的）　97, 117, 134, 135, 178,
　　215, 305
食品衛生法　8, 150, 172, 174, 175, 178, 179,
　　248, 255, 256, 258, 261
食品危害因子　3, 82
食品危害化学物質　2, 4, 5, 67, 235
食品添加物　3, 4, 8, 9, 11, 82, 83, 137, 150,
　　157, 222, 227, 231, 255-257, 259, 261
食品添加物公定書　258, 261
食品基本法　178
食品表示法　256
植物蛋白質酸加水分解物（Acid-HVPs）
　　174, 215-221, 223, 225-229, 231, 235
食物（食品）アレルギー　4, 170-172, 174
食物依存性運動誘発アナフィラキシー
　　171
食用（植物）油　215, 218, 225, 226, 231-
　　235, 242, 244, 245, 300
女性ホルモン　162, 165, 166
シラノール基　46
シリカゲル　41, 46, 48, 50, 51, 54, 58, 77,
　　79, 90, 101, 142, 181, 182, 199, 202, 230,
　　260
シリンジスパイク　197
神経管閉鎖奇形　156
振盪抽出（法）　34, 40, 101, 142, 151, 186,
　　187, 189, 193, 227
シンナムアルデヒド（Cinnamaldehyde）
　　305
水道水　30, 32, 289, 292, 294, 295

水道法　292, 295
スクリーニング　106, 123, 130, 143, 174,
　　176, 203
スチレン（Styrene）　305
ステップワイズ溶出法　34, 39, 41
ステルクリン酸（Sterculynic acid）　301
ストラテジー（strategy）　5, 264-267
ストラバイト（Struvite）　276
ストレッカー分解　316, 317
スパチュラ（スパテル）　26, 29, 54, 273
ズルチン（Dulcin）　255, 260

ゼアラレノン（Zearalenone；ZEN）　86,
　　87, 89, 106, 128, 129, 136, 140, 143, 157,
　　162-166
青酸配糖体　251
精密ろ過　21
精密ろ過膜（MF膜）　22, 28, 29
ゼオライト　59
赤外・近赤外分光法　74
赤外線吸収スペクトル（IRスペクトル）　7,
　　91, 115, 268, 272, 274, 277-279, 281-283
赤外分光光度計（IR, FT-IR装置）　7, 69,
　　246, 267, 271, 274, 276, 279, 280
赤外分光光度計法（IR法）　246, 323
赤外分光スペクトル　7
石油臭　299, 300, 305
ゼザノール製剤　164
セライト（Celite®）　27, 36
セルロース製ろ紙　23, 24
ゼロリスク　10
善玉コレステロール　247

総脂肪　248
相対標準偏差（RSD, CV）　185, 193, 195,
　　203, 253, 292
増粘多糖類（増粘剤）　256, 276, 279
相補的　175, 268
即時型食物アレルギー　171, 172
疎水性ろ紙　23
ソックスレー抽出　37, 38, 39, 189, 190, 228
ソトロン（Sotolon）　311
そば　3, 176
ソルビン酸（Sorbic acid）　260

た

tert-ブチルヒドロキノン　261
ダイオキシン（Dioxin）　3, 4
代替表記　173, 174
大気圧光イオン化（APPI）　105, 143
大豆　88, 118, 142, 164, 172, 180, 191, 193, 216, 220, 221, 223, 231, 233, 242, 276, 279, 280, 301
耐容一日摂取量（TDI）　9, 128, 150, 165, 166, 217-219, 224, 323
耐容週間摂取量（TWI）　10
多価不飽和脂肪酸　243
多環式芳香族炭化水素（PAHs）　2, 3, 127
多機能（ミニ）カラム　102-104, 142, 167
脱臭工程（操作，脱臭）　3, 220, 225, 232, 233, 245
妥当性確認　184
妥当性評価ガイドライン　184, 185, 197
卵　3, 77, 170, 173, 174, 176
炭化物（炭）　268, 280
短鎖脂肪酸（低級脂肪酸）　3, 78, 243
炭酸カルシウム（Calcium carbonate）　283
担体　77, 79
蛋白質同化ホルモン（protein anaboric hormone）　162

チクロ（サイクラミン酸ナトリウム；Sodium cyclamate）　255, 261
着色料　256, 261
中国産冷凍餃子汚染事件　5, 181
中鎖脂肪酸（中級脂肪酸）　243
中性脂肪　242
超音波発生器（sonicator）　189, 324
長鎖脂肪酸（高級脂肪酸）　77, 243
超臨界流体クロマトグラフィー（SFC）　78, 80
超臨界流体抽出（SFE）　39, 189
貯蔵菌類　135
チラミン（Tyramine）　305
チロシン（Tyrosine）　269, 280, 281, 305

通知試験法（通知法）　151, 176, 181, 184, 258

T-2 トキシン（T-2 toxin）　85, 86, 89, 130, 134-136, 143
呈色反応　266, 269-271
低沸点含硫化合物　303
定量イオン（ターゲットイオン）　200, 285, 303, 314, 325
定量限界（LOQ）（定量下限）　140, 150, 181, 185, 213, 223, 224, 234, 246, 253, 258, 261
定量精度　100, 197, 230, 292
データベース　6, 7, 23, 180, 206, 267, 272
デオキシニバレノール（Deoxynivalenol, DON, Rd-toxin, Vomitoxin）　3, 85-87, 89, 99, 129, 134-143, 157, 166
デシケーター（真空デシケーター）　41, 54, 55, 274
テフロン（PTFE）　28, 31, 275
電気透析　33
電子衝撃イオン化（法）　7, 151
電子スピン共鳴（ESR）　7, 72, 74
電子線マイクロアナライザー（EPMA）　267, 268, 276, 277, 280, 282, 283
電磁波　70-74
天然香料（香料）　255, 256
天然色素　259, 260

透過法　271
凍結乾燥　57
透析（法）　21, 30-32, 259, 269
糖蜜臭　311
トウモロコシ（コーン）　83, 85, 88, 89, 103, 123, 126, 136-138, 140, 153, 155-158, 162, 164, 166, 167, 233, 301
トーンプレート（素焼き版）　25, 61
トキシカリウム黄変米　84
特徴香成分　294, 309, 311, 317
特定原材料　172-174, 176
土壌菌類　134
ドライアイス　275, 328
トラブルノート　18, 203
トランス型　243, 244
トランス脂肪酸（trans-Fatty acid）　3, 4, 82, 242-249

索　引

トリグリセリド（トリアシルグリセロール；TAG）　215, 219-221, 230, 232, 233, 242, 246, 301
2, 4, 6-トリクロロアニゾール（2, 4, 6-TCA）　284, 285, 295, 298, 314
2, 4, 6-トリクロロフェノール（2, 4, 6-TCP）　284, 314
トリコテセン（系，骨格）　106, 128, 134-137, 143, 156, 162, 164, 166
9, 12, 13-トリヒドロキシオクタデセン酸（THOD）　313, 314
トリフルオロ酢酸（Trifluoroacetic acid）　101-104
2, 4, 6-トリブロモアニゾール（2, 4, 6-TBA）　285, 289, 298, 314
トリメチルアミン（Trimethylamine）　302-305
トリメチルシリル化　142, 150-152, 167
トロポミオシン（Tropomyosin）　170, 175

な

内部標準物質　190, 197, 203, 230, 235, 246, 324, 325
内部標準法　143, 192, 196, 229, 230, 246
内分泌かく乱作用　165
内分泌かく乱物質（環境ホルモン）　4, 162
納豆（臭）　280, 303, 308
ナノろ過膜（NF膜）　22, 30
生酒（なまざけ）　308
2, 3-ナフタレンジアルデヒド（2, 3-Naphthalenedialdehyde）　158

苦味（苦味成分，苦味物質，苦味料）　39, 68, 256, 315
二酸化硫黄（Sulfur dioxide）　58, 261
日米天然資源開発利用会議（UJNR）　111
日光臭　312
日光着色　312
β-ニトロプロピオン酸　117
ニバレノール（Nivalenol；NIV）　85-89, 134-142
日本酒　110, 111, 115, 250-252, 306-312, 317

乳化液（乳化，エマルジョン）　24, 26-28, 35, 36, 227, 228, 259
乳化剤　220, 242, 256, 279
乳酸（Lactic acid）　213, 303, 304, 306, 308, 310
乳酸菌　251, 304, 306, 307
乳酸発酵　308
尿素（Urea）　251
ニョクマム（nuoc-man）　303
認知閾値　310, 311
ニンヒドリン反応　269

ネオソラニオール（Neosolaniol；NEO）　134, 135
ネガティブリスト制度　179

農薬等　4, 36, 39, 83, 90, 179, 180, 182-185, 187, 189, 190, 193, 195-199, 201, 202, 206
ノーベル賞　69
ノニルフェノール（Nonylphenol）　3, 4
(2E)-ノネナール（2E-Nonenal）　312-314

は

パージ・トラップ-ガスクロマトグラフ-質量分析法（PT-GC-MS法）　292
heart-cutting法　167
パーム核油　242
パーム油　231, 233
肺水腫　85, 88, 155
ハイスループット　75, 130
ハイフェネート　75
白質脳症　85, 88, 155
バクセン酸（Vaccenic acid）　244, 245
薄層板　100, 116
薄層クロマトグラフィー（TLC）　44, 45, 74, 75, 78, 80, 90, 91, 100, 102, 105, 106, 111-113, 115, 162, 166, 231, 259, 260, 278
薄層クロマトグラフ法　129
薄層クロマトグラム　45, 110, 112, 115-117
バクテリア（細菌）　3, 4, 30, 82, 245, 274, 289, 302-305, 315
バクテリオファージ　115, 251
曝露幅（暴露マージン；MOE）　12, 13, 216

バターイエロー　92
麦核アルカロイド（Ergot alkaloid）　85
発癌性（発癌，発癌作用）　12, 13, 82, 85, 86, 89, 92, 97, 98, 100, 126-128, 140, 149, 156, 165, 179, 212, 215-217, 231, 250, 255, 324
発癌性試験　97
発癌物質　11-13, 85, 92, 97, 184, 215, 231
パックドカラム　259
発酵　110, 111, 224, 279, 280, 282, 302, 304, 307, 308, 311, 315, 317, 322
発酵食品　250
パツリン（Patulin）　3, 86, 87, 89, 148-152
バナナ　172, 180, 258
バニリン（Vanillin）　304
ハプテン（haten）　106
パブリックコメント　188
パラオキシ安息香酸エステル類（p-Hydoxybenzoic acids）　260
バリデーション　175, 191, 195, 196
バルカン風土病腎症（BEN）　126, 127
半数致死量（LD_{50}）　10

ピーナッツミール　90, 91
ビール　39, 88, 105, 126, 166, 214, 225, 250, 252, 284, 308, 312, 314
火入れ　280, 308, 309, 312
火落ち　306
火落香（ひおちが）　307
火落菌　115, 306-308
皮下注射（皮下投与）　139, 149
ヒスタミン（Histamine）　3, 4, 170, 305, 306
ビスフェノールA（Bisphenol A）　3, 4, 165
ビタミンB_1　84
ピッツバーグ・コンファレンス（Pittcon）　75
老ね臭（焦げ臭，熟成臭，古酒臭）　309, 311
非破壊検査　266, 268
ピラジン環化合物　42, 112-116, 316, 317

品質保持剤　260

FAO/WHO 残留農薬専門家会議（JMPR）　14, 179
FAO/WHO 合同食品添加物専門家会議（JECFA）　12-14, 88, 127, 137, 150, 166, 179, 216-218, 220, 224, 227, 253, 257
フィターゼ　280
フィチン（Phytin）　279, 280
フィチン酸（Phytic acid）　279
フーリエ変換赤外分光光度計　267
フーリエ変換赤外法　246
フェーリング反応　270
フェニトロチオン（Fenitrothion）　35, 36
フェノール（化合物，類）　57, 58, 187, 284, 302
フェロシアン化物（銅）　31, 257
フォトケミカルリアクター（PR：光化学反応器）　102, 104, 105, 129
フォトダイオードアレイ（PDA）　129, 260
フォローアップミルク　218, 225
不快臭　284, 306, 307, 315
不活性保持体　79
不揮発性アミン　302, 305
不均一共沸混合物　66
腹腔内注射（投与）　115, 127, 139, 149, 164, 165, 216
フコキサンチン（Fucoxanthin）　277
フザリウムトキシン　153, 162, 166
フザレノン-X（Fusarenon-X，4-アセチル化NIV）　85, 134, 135, 137, 139, 140
不精臭　315
フタル酸エステル類　3, 4
沸石　37, 38, 61
ぶどう　4, 126, 128, 281, 294, 295
腐敗　3, 30, 89, 110, 135, 148, 302-304
部分水素添加加工油（硬化油）　244, 245
不飽和脂肪酸　3, 242-244, 312
フミン（humin）　275, 276
フムロン（Humulone）　39
フモニシン（Fumonisin）　3, 83, 85-89, 106, 128, 129, 153-158, 166
フライドポテト　211

索　　引　　**345**

プラスチックス（合成樹脂類）　4, 263, 271, 273
プラズモン吸収　107
フラッシュエバポレーター　65, 66
フラボノイド系色素　187
フラン（Furan）　223, 315
ブランデー　252, 253, 281, 314
フリルフラマイド（AF-2）　255
フローインジェクション分析法（FIA）　75
プロダクトイオン　201
プロピオン酸（Propionic acid）　260
プロピレングリコール（Propyleneglycol）　260
フロリジル（Florisil®；合成珪酸マグネシウム）　46, 50, 142, 182, 186
分液漏斗　23, 26, 34, 35, 40, 42, 44, 45, 56, 66, 67, 190
分液ろ紙　23
分析対象化合物保護剤（APs or Masking Reagent）　196, 197
分析展（ジャシス；JASIS）　75, 76
分配クロマトグラフィー　70, 77-80
分配係数　35, 40-42
分別抽出（法）　34, 39-42, 112, 259, 311
分離分析　74

ベースピーク　200, 201, 285, 292
ペーパークロマトグラフィー（PPC）　23, 24, 71, 74, 77, 79, 80, 90
ペーパークロマトグラム　91
ヘッドスペース-ガスクロマトグラフ-質量分析法（HS-GC-MS法）　292
ペットフード　322, 323
ベッドボリューム（ボイドボリューム）　45, 46
変質（劣化，不可食性）　265, 302
ベンジルアルコール（Benzyl alcohol）　304, 305, 309, 317
ベンチマーク用量（BD）　12
ベンチマーク用量信頼下限値（BMDL）　12, 13, 216
ベンツ[a]ピレン（Benzo[a]pyren）　2-4
変動係数（CV, RSD）　185, 193, 195, 203, 292

変敗　3, 149, 302, 304
防かび剤　256, 258, 259
放射免疫測定法（radioimmunoassay；RIA）　106
放線菌（Actinomycetes）　289, 290
飽和脂肪酸　243, 244, 247, 248
ポーラスポリマー　303
保持時間（R.T.）　18, 196, 202, 304
ポジティブリスト制度　179, 180, 182
圃場菌類　134
保存料　255, 256, 259, 260, 279
ホップ　39, 198
ボツリヌストキシン（ボツリヌス菌）　4, 82
ポテトチップス　214, 225
ボミトキシン　137
ホモゲナイズ　38, 188, 189, 195, 200, 325
ポリアクリルアミドゲル　176
ポリクロナール抗体（polyclonal antibody）　106, 175
ポリマー　28, 46, 51, 52
ボルテックスミキサー（vortex mixer）　62, 189, 190, 193, 324
本格焼酎　307

ま

マイクロウエルプレート（マイクロプレート）　107, 175
マイクロスコープ　266
マイクロ波抽出法　39, 189
マイコーシス（Mycosis；カビ中毒症，真菌感染症）　82
マイコトキシコーシス（Mycotoxicosis）　82, 85
マイコトキシン（Mycotoxin；カビ毒，真菌毒）　2, 3, 8, 9, 82-88, 97, 104-106, 110, 111, 129, 134-136, 140, 143, 153, 156, 157, 159, 162, 164, 166, 167, 189, 261
マイコトキシン研究班（日本マイコトキシン学会）　85, 110, 111
前処理（法）　28, 30, 31, 33, 39, 45, 50, 53, 100, 102, 129, 143, 166, 167, 174, 181, 182, 184, 187, 188, 190, 191, 193, 195-198, 200, 203, 213, 226, 228, 229, 231,

259, 271
マサチューセッツ工科大学（MIT） 90, 91
マスクロ 193
マススペクトル 7, 285-289, 292, 293, 295-297, 313, 314
マトリックス（matrix） 143, 151, 152, 184, 196-198, 201, 202, 205, 253
マトリックス効果 196-198
マトリックスマッチング法（マトリックス検量線法） 197, 201
豆類 102-104, 126, 187, 198, 279
マラチオン（Malathion） 4, 9, 194
マルバリン酸（Malvalic acid） 301
マンネブ（Maneb） 184

味噌 110, 111, 118, 119, 280
ミニカラム 142, 187, 325
味醂（みりん） 111, 305

麦（麦類） 85, 88, 89, 126, 136-138, 279
無作用量（NOEL） 9, 12, 150
無水トリフルオロ酢酸（Trifluoroacetic anhydride） 101, 102
無毒性量（NOAEL） 9, 12
ムレ香 308, 317

メイラード反応 212
命令検査 8, 109
メタミドホス（Methamidophos） 4, 5, 9, 180, 181, 193, 194, 197
メチオナール（Methinal） 312
2-メチルイソボルネオール（2-Methylisoborneol） 4, 290-293, 295, 299
メチオニン（Methionine） 274, 311, 312
メチルブロマイド（Methyl bromide） 312
メチルメルカプタン（Methylmercaptan） 302, 303, 312
メトキシピラジン（Methoxypyrazine） 294, 295, 299, 317
2-メトキシフェノール（2-Methoxyphenol） 304
メバロン酸（Mevalonic acid） 307
メラノイジン（Melanoidin） 316

メラミン（Melamine） 4, 82, 322-325
メラミンシアヌレート（Melamine cyanurate） 324
2-メルカプトエタノール（2-Mercaptoethanol） 276
免疫グロブリンE（IgE） 170, 171
－G（IgG） 107, 109
免疫抑制作用 137
メンブレンフィルター（精密ろ過膜；MF膜） 21, 27, 31, 151, 273, 276

モーリッシュ反応 270
木香（木香臭） 311
モニターイオン 104, 325
モニタリング検査 8, 261
モノアイソトピック質量 94
モノアシルグリセロール（MAG） 219, 223, 232, 233
モノグリセリド 221
モノクロナール抗体 106, 175
2-モノクロロプロパンジオール（2-MCPD） 215, 219, 221, 224, 226, 227, 229, 230
3-モノクロロプロパンジオール（3-MCPD） 215-233, 235
2-MCPD脂肪酸エステル 219
3-MCPD脂肪酸エステル 218-220, 225, 226, 230-233, 235
モノリスタイプシリカゲル 46
モレキュラーシーブ 58-60

や

薬品臭（フェノール臭） 304
椰子油 242

誘導結合プラズマ質量分析計（ICP-MS） 267, 268, 276, 277, 280, 282, 283
誘導結合プラズマ発光分光分析装置（ICP-AES） 74, 267, 268, 276, 277, 280, 282, 283
誘導体化 102, 104, 105, 129, 141, 143, 158, 228, 229, 231, 235, 246, 259, 301, 324
誘導体化試薬
－BSTFA 129, 324
－HFBI 228, 229

索　引

-PBA　228, 229, 231, 235
-OPA　158, 306
-TMCS　142, 324
-TMCS　142
-TMSI　142
UV検出器　143, 151
油脂　3, 4, 14, 189, 190, 218, 225, 226, 230, 233, 242, 245, 246, 248, 301, 302
ユニリーバ　91
溶剤（媒）抽出　34, 39, 67, 112, 142, 189, 199, 265, 304
用量－反応曲線　11, 12
ヨードデンプン反応　270

ら

ライ麦　85, 128
酪酸（Butyric acid）　302, 303, 315, 316
落花生（ピーナッツ）　3, 83, 90, 91, 102, 105, 111, 170, 172, 176, 301
ラテラルフロー法　106, 107, 177
ラマンスペクトル　7, 70, 268, 280, 281
ラマン分光光度計　267, 268
ラマン分光法　72, 74
藍藻類　289

リコピン　242
リスク　5, 10, 11, 83, 165, 224, 247, 323
リスク管理　6, 10-13, 86, 127, 129
リスクコミュニケーション　10, 11
リスク評価　6, 10, 11, 13, 137, 205, 218, 231, 253
リスク分析　10, 11
リノール酸（Linoleic acid）　218, 233, 245, 301, 313, 314
リノール酸エチル（Ethyl linoleate）　314, 315
リノレン酸（Linolenic acid）　218, 243, 245, 301
リボフラビン（Riboflavin）　117, 312
硫化水素（Hydrogen sulfide）　57, 58, 302, 312
量子化学　69, 74
量子力学　69

量子論　69
リンゴ（リンゴジュース, リンゴ酒, リンゴ酸）　31, 89, 148-151, 174, 308, 310
リン酸カルシウム（Calcium phoshate）　277
リン酸マグネシウム（Magnesium phosphate）　277
リン脂質（Phospholipid）　52, 220, 242

ルーペ　266, 272
ルテオスカイリン（Luteoskyrin）　84
ルミクローム（Lumichrome）　117

劣化臭（老化臭, 酸化臭, 厚紙臭）　302, 312, 314, 316

ロイコトリエン（Leukotriene）　170
ロータリーエバポレーター　38, 61-63, 65, 66, 276
ろ過助剤　27
ろ過ボタン　24, 25
ろ紙パルプ　24, 26, 28, 29, 35
濾紙濾過　151

わ

ワイドボア　293
ワイドボアカラム　260
ワイン　88, 126, 128, 157, 250-253, 281, 282, 284, 289, 294, 299, 306, 308, 310

欧文

Actinomycetes　289, 290
A.J.P. Martin　70, 74, 77, 78
AOAC（法）　37, 105, 150, 151, 158, 166, 246, 261, 306
AOAC INTERNATIONAL　105, 246
AOCS法　246
Aspergillus（*Asp.*）　42, 82, 83, 88, 91-93, 111-113, 115-117, 123, 125, 135, 148, 289, 290, 299

Bacillus　302, 304
BHC（HCH）　3, 180
BSE　90, 178
BSTFA　129

Candida　82, 305
CAS　5-7, 135, 194, 206, 227, 245, 250, 276, 298, 323
CE-MS（Capillary Elctrophosesis-Mass Spectrometer）　75
Chemical Abstracts（CA）　7
Clostridium　302, 303
Corynebacterium　302
CV（変動係数，RSD）　185, 193, 195, 203, 292
Cyanobacteria　290

DB 5-MS（DB-5）　230, 324
DDT　3, 180
DMSO（Dimethyl sulfoxide）　23, 59, 62, 63
DNA　11, 12, 71, 174, 176

ELISA（enzyme-linked immuno sorbent assay）　106, 130, 141, 143, 174-177, 190, 204, 213, 306

FAB　278
Fast GC-TOF-MS　193
FDA　15, 158, 179, 246, 323, 324
Fusarium（*F.*）　83, 85, 88, 89, 134, 136-138, 140, 153, 155, 158, 162, 164

GC　78, 166, 167, 181, 182, 195-197, 199, 200, 202, 203, 205, 213, 229, 246, 253, 260, 267, 269, 295, 299, 303, 304, 308, 317
－ECD　142, 167, 181, 182, 188, 201-203, 228, 229
－FID　167, 228, 253, 259, 260, 304
－FPD　181, 182, 188, 201-203, 303
－FTD（NPD, TSD）　181, 182, 188, 201-203, 253, 295, 304, 317
－TCD　78
GC-MS　7, 75, 141, 142, 150, 152, 166, 167, 181, 182, 186-188, 191, 195-198, 200-202, 205, 213, 228, 229, 246, 253, 260, 267, 269, 285, 292, 295, 299-301, 303-305, 308, 311, 314, 317, 324
－CI　201, 231
－EI　7, 151, 201, 260
－NCI（NICI）　151, 201-203, 229
－PCI　152
－SCAN　152, 191-193, 260, 278, 299, 300
－SIM　129, 152, 191-193, 202, 228, 229, 231, 234, 235, 253, 278, 285, 292, 303, 304, 324
GC-MS-MS　7, 75, 188, 191-193, 199-202, 213, 228, 230, 253, 267, 269
－MRM（SRM）　192, 193, 202
GC-TOF-MS　193
GC×GC　78, 142
GC×GC-TOF-MS　142
GFC　33, 80
GPC　80, 182, 188, 190, 199

HILIC　213, 325
HPLC　28, 30, 33, 40, 41, 45, 75, 78, 90, 100, 102-105, 129, 142, 143, 151, 152, 159, 166, 181-183, 188, 199, 202, 205, 213, 259, 260, 267, 269, 271, 276, 278, 279, 303, 304, 306
－FL（HPLC-FL）　129, 130, 158
－UV（UV/VIS）　7, 181
HS-SPME-GC-MS　229
HPTLC　259, 260
HS-SPME　229
HVP　227

3-Hydroxy-4, 5-dimethyl-2(5*H*)-furanone (HDMF)　309, 311
5-Hydroxymethylfurfural (HMF)　151

ILSI　14, 218, 231
ISO 17025　204

John Wiley & Sons 社　7

α-Ketobutyric acid　309

Lactobacillus　307
LC-MS　75, 103-105, 129, 141, 143, 150, 152, 159, 188, 191, 193, 195, 200-202, 205, 213, 234, 260, 267, 269, 278
　-APCI　143, 234
　-APPI　105, 143
　-ESI　105, 129, 143, 260, 325
　-Thermospray (TSP or TSPI)　129
LC-MS-MS　31, 75, 105, 129, 130, 143, 152, 159, 166, 167, 188, 191, 193, 199-202, 213, 260, 267, 269, 278, 324, 325
　-MRM (SRM)　105, 201, 202, 260
LC-TOF-MS　105, 143, 152, 159, 167, 193
LD_{50}　10, 88, 96, 116, 127, 139, 149, 155, 164, 216, 217, 323
log P (o/w)　289

Masking Reagents　196
Merck Index　62
Merck Millipore 社製 Extrelut® 20 (Extrelut® NT20)　36, 228, 229, 303
Methyl Isobutyl Ketone (MIBK)　273
2-Methylbornanol　298
Micrococcus　302
M.S. Tswett　76, 77
MS-MS　205
Mucor　82
MWCO (molecular weight cutt off)　22
Myxobacterium　290

NIST　7, 268, 282, 286-288, 293, 296
NMR　7, 70, 72, 75, 91, 115
β-Nitropropionic acid　117

ODS (C18)　47, 51, 78, 142, 151, 187, 199, 234, 259, 260, 304
One-Stop-Testing　257

PCB　3, 165
PCR　176
PEG200　197
Penicillium (*P.*)　83, 84, 88, 89, 116, 126, 135, 136, 148-150, 284, 289, 290, 299, 314
pH　46-50, 75, 113, 189, 194, 198, 276, 279, 280, 307
pKa　47-49
Proposition 65　251
PSA (Primary-secondary amine)　48, 52, 187, 190
Pseudomonas　302
PTV (Programmable Temperature Vaporization)　230, 235
PubMed　7

QuEchERS 法 (MINI-MU L TI-RESIDUE-METHOD)　167, 189-191, 205

R.L.M. Synge　70, 74, 77
rancidity　302
Rf　91, 101, 111-113, 115-118
RSD (相対標準偏差, CV)　185, 193, 195, 203, 253, 292

SDBS　6, 7, 272, 281, 283, 285, 286, 289, 296, 297, 313
SHIBUYA INDEX　206
SIMS　278
SIM　234
souring　302
Streptomyces　289, 290
stereospecifically numbered (*sn* 1, 2, 3)　219

The Pesticide Manual　35, 206

UHPLC (UPLC, UFLC)　130, 253

著者略歴

佐々木 正興（ささき まさおき）

1964年3月　三重大学農学部農芸化学科卒業
1964年4月　野田醤油㈱（現・キッコーマン㈱）入社　研究所勤務
2003年1月　同社定年退職
2003年2月　技術士事務所開業，現在に至る．
資　格
　　農学博士
　　技術士（農業部門・農芸化学）
　　公害防止主任管理者
　　甲種危険物取扱主任者
　　東京都食品技術センター指定　食品アドバイザー
専門分野：食品化学
主な著書：15冊（共著）
　　「丸善食品総合辞典」　丸善㈱，「食品安全性辞典」共立出版㈱
　　「麹学」および「醸造物の成分」（財）日本醸造協会
　　「食品鑑定技術ハンドブック」㈱サイエンスフォーラム
　　"Encyclopedia of Foods Science, Food Technology and Nutrition"
　　First Edition (Academic Press) and Second Edition (Elsevier Science Ltd.)

食品安全のための 微量化学物質 分析ガイド

2016年9月20日　初版第1刷　発行

著　者　佐々木正興
発行者　夏野雅博
発行所　株式会社　幸書房
〒101-0051　東京都千代田区神田神保町2-7
TEL　03-3512-0165　FAX　03-3512-0166
URL　http://www.saiwaishobo.co.jp

装　幀：㈱クリエイティブ・コンセプト（江森恵子）
組　版　デジプロ
印　刷　シナノ

Printed in Japan.　Copyright Masaoki SASAKI 2016.
無断転載を禁じます.

・JCOPY 〈(社)出版者著作権管理機構 委託出版物〉
本書の無断複写は著作権法上での例外を除き禁じられています．複写される場合は，そのつど事前に，(社)出版者著作権管理機構（電話 03-3513-6969, FAX 03-3513-6979, e-mail：info@jcopy.or.jp）の許諾を得てください．

ISBN 978-4-7821-0403-3　C3058